全国医药高职高专护理类专业"十二五"规划教材

急救护理学

主 编 李一杰

中国医药科技出版社

内 容 提 要

本书是全国医药高职高专护理类专业"十二五"规划教材之一，依照教育部教育发展规划纲要等相关文件要求，紧密结合国家卫生和计划生育委员会执业护士资格考试特点，根据《急救护理学》教学大纲的基本要求和课程特点编写而成。

全书共分 11 章，主要介绍了急救护理学的发展史、院外急救与护理、急诊科护理、重症监护病房的管理与护理、休克患者的护理、多器官功能障碍综合征、理化因素所致急症的救护、常用急救技术及护理、灾害救援医学等内容。为激发学生的学习兴趣，在每章开头增设了明确的"学习目标"，以便学生抓住学习重点，同时书中随机加了知识链接、学习小结等，并在章末辅以课后思考题等内容以激发学生的求知欲望，突出了教材的实用性和可操作性。

本书适合医药卫生高职高专、函授及自学高考等护理类专业相同办层次不同办学形式教学使用，也可作为医药行业培训和自学用书。

图书在版编目（CIP）数据

急救护理学/李一杰主编 . —北京：中国医药科技出版社，2014. 12

全国医药高职高专护理类专业"十二五"规划教材

ISBN 978 - 7 - 5067 - 7050 - 7

Ⅰ. ①急… Ⅱ. ①李… Ⅲ. ①急救 - 护理 - 高等职业教育 - 教材 Ⅳ. ①R472. 2

中国版本图书馆 CIP 数据核字（2014）第 252341 号

美术编辑　陈君杞
版式设计　郭小平

出版　中国医药科技出版社
地址　北京市海淀区文慧园北路甲 22 号
邮编　100082
电话　发行：010 - 62227427　邮购：010 - 62236938
网址　www. cmstp. com
规格　787 × 1092mm $^1/_{16}$
印张　15 $^1/_2$
字数　305 千字
版次　2014 年 12 月第 1 版
印次　2014 年 12 月第 1 次印刷
印刷　航远印刷有限公司
经销　全国各地新华书店
书号　ISBN 978 - 7 - 5067 - 7050 - 7
定价　35. 00 元
本社图书如存在印装质量问题请与本社联系调换

全国医药高职高专护理类专业"十二五"规划教材
建设委员会

编委会

《急救护理学》

主　编　李一杰

副主编　肖华鹏　赵　蕾　范海燕

编　者　(按姓氏笔画排序)

马　杰 (廊坊卫生职业学院)

王　洁 (无锡市人民医院)

王春艳 (廊坊卫生职业学院)

刘　茜 (广西卫生职业技术学院)

刘艳慧 (泰山护理职业学院)

李一杰 (泰山护理职业学院)

肖华鹏 (泰山护理职业学院)

范海燕 (内蒙古赤峰学院附属医院)

赵　蕾 (泰安市中心医院)

寇　哲 (泰安市120指挥调度中心)

翟荣慧 (泰安市中心医院)

编写说明

当前，我国医药高等职业教育教学已步入了一个新的发展阶段，教育部门高度重视，依托行业主管部门规范指导，各学术团体和高等院校也开展了更加深入的医药高等职业教育教学改革的研究。为贯彻落实《国家中长期教育改革和发展规划纲要(2010~2020年)》和全国医学教育工作会议精神，结合我国"十二五"规划关于医疗卫生改革的战略和政策，适应最新颁布的护士执业资格考试新大纲的要求，推动高质量教材进课堂，2012年9月，在卫生计生委人才交流服务中心的指导下，中国医药科技出版社联合中华预防医学会公共卫生教育学会职教分会，在总结"十一五"期间教材建设经验的基础上，组织泰山护理职业学院、广西卫生职业技术学院、北京卫生职业学院、廊坊卫生职业学院、通辽职业学院、济南护理职业学院等十余所院校，启动了全国医药高职高专护理类专业"十二五"规划教材的编写工作。

《国家中长期教育改革和发展规划纲要（2010~2020年)》提出当前我国职业教育应把提高质量作为重点，到2020年，我国职业教育要形成适应经济发展方式转变和产业结构调整要求、体现终身教育理念、中等和高等职业教育协调发展的现代职业教育体系。作为重要的教学工具，教材建设应符合纲要提出的要求，符合行业对于医药职业教育发展的要求、符合医药职业教育教学实际的要求。根据全国医药行业的现状和对护理高技能型人才的需求，医药高职高专教学公共核心知识体系和课程体系的建立、精品课程与精品教材的建设，成为全国医药高职高专院校护理类专业教学改革和教材建设亟待解决的任务。

在编写过程中我们坚持以人才市场需求为导向，以技能培养为核心，以医药高素质实用技能型人才培养必需知识体系为要素，规范、科学并符合行业发展需要为该套教材的指导思想；坚持"技能素质需求→课程体系→课程内容→知识模块构建"的知识点模块化立体构建体系；坚持以行业需求为导向，以国家相关执业资格考试为参考的编写原则；坚持尊重学生认知特点、理论知识适度、技术应用能力强、知识面宽、综合素质较高的编写特点。

本套教材根据全国医药高职高专院校护理类专业教学基本要求和课程要求进行编写，涵盖了护理类专业教学的所有重点核心课程和若干选修课程，可供护理及其相关专业教学使用。欢迎广大读者特别是各院校师生提出宝贵意见。

全国医药高职高专护理类专业"十二五"
规划教材建设委员会
2013 年 6 月

前言 / PREFACE

《急救护理学》是随着急救医学、重症医学和灾难医学的发展而建立的护理学分支学科，是急诊医学的重要组成部分，是一门综合性和实践性很强的学科。

本教材根据《国家中长期教育改革和发展规划纲要（2010～2020年）》、全国医学教育工作会议精神、我国"十二五"规划关于医疗卫生改革的战略和政策，顺应最新颁布的全国护士执业资格考试新大纲的要求及当今急救模式改变的需要，结合国内外急救医学专业的发展，以传统的急救护理学与急危重症护理学为基础，推动高质量教材进课堂的要求进行编写，使急危重症患者的院外、院内急救和监护合为一体，从而突出了急救护理的整体性。遵循"精理论、重实践、强技能、求创新"的总体原则，以服务为宗旨，以就业为导向，着眼于国家和个人发展及造就综合能力的需求，着力提高护理类专业学生的临床操作能力，培养能够适应护理工作一线的高素质实用技能型人才。编写中坚持体现"三基"（基本理论、基本知识、基本技能）、"五性"（思想性、科学性、先进性、启发性、适用性）的教材编写基本原则。基本理论与基础知识以"必需"、"够用"为度，以职业能力培养为目标，满足"四个需要"（岗位需要、教学需要、社会需要、发展需要），力求突出专业特点，淡化、打破传统学科界限，加强实践技能教学，体现高职高专护理教育特色。让学生通过本教材的学习，获得终身可持续学习的能力，努力造就现代护理服务一线迫切需要的高端技能型人才。

全书共分十一章，主要介绍了急救护理学的概念与发展、急救医疗服务体系、院外急救与护理、急诊科护理、重症监护病房的管理与护理、心脏骤停与心肺脑复苏、多器官功能障碍综合征、理化因素所致急症的救护、常用急救技术与护理等内容。同时，咬伤与蜇伤内容，顺应了大旅游对护理人员的要求；针对当前频发的地震、山洪等地质自然灾害，本书还特别添加了灾害救援医学一章，有针对性地介绍了灾害发生后的搜索与营救常识、通讯器材的使用、体能及心理训练的实施、野外生存、救援人文知识等。内容贴近临床，贴近实际，贴近社会，增加了急救护理领域的新知识。每章前提出学习目标，使教师明确教学任务、学生明确学习任务。文中穿插有任务引导、知识链接、案例导入，章节末尾有学习小结、思考题等，让学生带着问题学习，主动参与课堂教学，加强互动性，突出实用性和可操作性，提高发现问题、分析问题和解决问题的能力。

　　本教材在编写过程中得到了中国医药科技出版社、泰山护理职业学院、廊坊卫生职业学院、广西卫生职业技术学院、泰安市中心医院以及各参编者所在单位的领导、专家、教授的大力支持，使教材编写工作得以顺利进行，在此表示诚挚的谢意！另外，在本书的编写过程中，参考了有关急救护理方面的各种书籍及杂志，在此对被引用内容的相关作者谨表敬意。由于时间仓促，编写水平及经验有限，书中难免存在不妥之处，热诚欢迎同行专家、广大师生及读者批评指正，以便再版时修正和改进，不断提高教材质量。

编者

2014 年 10 月

目录 / *CONTENTS*

第五章 心脏骤停与心肺脑复苏 / 75

第六章 休克患者的护理 / 85

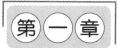

第一章

绪　论

学习目标

掌握：急救护理学的范畴、急救医疗服务体系的概念。
熟悉：急救护理学的概念。
了解：急救护理学的发展史及促成因素、急救医疗服务体系的发展简介及管理。

　　随着人类交通运输方式的多样化、活动范围的不断扩大以及生活节奏的加快，急危重症患者日益增多，急救护理工作的重要性越来越凸显。随着急诊医学研究的不断深入，急救体系的不断完善，急救理论和仪器设备的不断更新，急救护理学的研究范畴也在日益扩大，内容更加丰富，学科日趋完善，在社会医疗服务中发挥着越来越重要的作用。急救护理学已经作为护理专业学生的必修课程，全民普及基本急救技术已大势所趋。

第一节　概　述

一、急救护理学的概念

　　急救护理学是研究各类急性疾病、急性创伤、慢性疾病急性发作及危重患者的抢救与护理的一门科学，是护理学的重要组成部分。其目的是挽救患者生命，提高抢救成功率，减少伤残率，促进患者康复。急救护理学既是护理学的重要组成部分，又是急诊医学的构成之一。

二、急救护理学的发展史

　　急救护理学始于 19 世纪南丁格尔（F. Nightingale）时代。在 1854～1856 年的克里米亚战争中，英国士兵伤亡惨重，南丁格尔率领 38 名护士奔赴战地医院，以忘我的工作精神、精湛的护理技术和科学的工作方法，经过半年的艰苦努力，使伤员病死率从42% 降至 2.2%。南丁格尔和她率领的队伍取得的成效，说明有效的抢救及急救护理技术对患者的救护是非常重要的，她们的出色表现奠定了现代护理学在医学领域的历史地位。

　　南丁格尔于 1820 年 5 月 12 日出生于意大利的佛罗伦萨城，毕业于剑桥大学。由于其在克里米亚战争中的杰出贡献而被推崇为民族英雄。1860 年，她在伦敦建立了世界上第一所正规的护士学校，被誉为现代护理教育的奠基人。1901 年，她因操劳过度双目失明。1907 年，英国国王授予她最高国民荣誉奖，这是英国妇女中第一位受此殊荣者。1912 年，国际护士会确定将南丁格尔诞辰日作为国际护士节。同年，国际红十字会在华盛顿召开的第九届大会上，正式确定设立南丁格尔奖章，作为各国护士的最高荣誉奖，该奖章每两年颁发一次，获奖者每次最多不超过 50 人。

　　分析战伤死亡率下降的原因，人们发现有效的抢救系统及急救护理技术，在抢救成批出现的伤员时的作用是十分重要的，亦能在平时急救和运送患者方面起关键作用。20 世纪 50 年代初期北欧暴发流行性脊髓灰质炎，许多患者因延髓麻痹导致呼吸衰竭。为抢救患者，麻醉科医师携带呼吸器（铁肺）介入病房的抢救，通过气管切开、畅通气道和肺部人工通气进行救治，配合相应的特殊护理技术，使患者病死率明显下降。这是世界上最早的用于监护呼吸衰竭患者的"监护病房"。20 世纪 60 年代，随着电子仪器设备的发展，急救护理技术进入了有抢救设备配合的新阶段，心电示波器、电除颤器、人工呼吸机、血液透析机的应用，使急救护理学的理论与技术得到了相应发展和创新。至 20 世纪 60 年代末，现代监护仪器设备的集中使用，促进了重症监护病房（ICU）的建立。1968 年，美国麻省理工学院倡导建立"急救医疗服务体系"，从医务人员在医院内等待患者和抢救患者，改变为到发病地或事故现场进行抢救处理的现场急救。这一变革显著降低了患者的病死率和致残率，极大地提高了患者的存活率。20 世纪 70 年代更多的国家组织了急救医疗服务体系，训练各行各业的人员作为二线急救组织成员，重视现场抢救，重视急救护理教育。在德国召开的国际医学会议，提出了急救事业国际化、互助化和标准化的方针，要求急救车装备必要的仪器，国际间统一紧急呼救电话号码等。1979 年，美国医学会正式承认急诊医学为一门独立学科，成为医学科学中的第 23 个专业学科。1980 年 7 月美国举行的首次急救护士注册考试，正式确定了急救护士的地位。1983 年《急救护理实践标准》一书问世，标志着急救护理开始进入专业发展阶段。

　　我国现代急诊、急救事业起源于抗日战争和解放战争时期对伤员的战地初级救护和转运。早在 20 世纪 50 年代，我国就在若干大、中等城市建立了急救站和救护站，配合各级医疗单位抢救了大量急危重患者和伤员，培养了一批初具规模的急诊、急救队伍。医院各病房将危重患者集中在靠近护士站的病房或急救室，以便于护士密切观察与护理；将外科手术后患者先送到复苏室，清醒后再转入病房。20 世纪 70 年代成立了心脏监护病房，以后相继成立了各专科或综合监护病房。20 世纪 80 年代初，卫生部先后颁发了"关于加强城市急救工作的意见""城市医院建立急诊科（室）的方案"等文件，提出了建立健全急救组织，加强急救工作，逐步实现急救现代化的一系列意见。此后，急救医学逐步发展成为我国医疗体系的一个重要学科，急救护理体系也应运而生。1986 年中华医学会"急诊医学学会"成立，至此我国的急诊医学开始正式作为一门新的独立学科向前迈进，同时促进了急救护理学在国内的发展。1988 年教育部将《急救护理学》确定为护理学科的必修课程，急救护理学开始了新的发展阶段。中华护理学会及护理教育中心还多次举办了急救护理学习班，为开展急救护理工作及急救护理教育培训了一批人才。根据卫生部的要求，目前全国县级以上的综合性或专科医院都组建成立了急诊科，与相应的急救中心形成急救网络，并规定我国统一的急诊呼救电话为"120"。部分地区已开始试行医疗急救电话"120"、公安报警电话"110"、火警电话"119"及交通事故报警电话"122"等系统的联动机制。一些发达城市还在积极探索海、陆、空立体救援的新模式，以便进一步缩短急救平均反应时间，提高急救效果。2005 年，在《中国护理事业发展规划纲要》中要求分步骤在重点临床专科护理领域，如重症监护、急诊急救、器官移植、手术室护理、肿瘤患者护理等方面开展专业护士培训。根据这一要求，我国培养了一批临床专业化护理骨干，提高了护士队伍专业技术水平。这是我国急诊专科护理建设与发展日趋成熟的重要标志，彰显了急救护理在急诊医疗服务体系中的重要地位和作用。

三、急救护理学发展的促成因素

1. 疾病谱的改变 从 19 世纪开始，随着医学科学的发展和社会文明的进步，环境及饮食卫生的改善，以及生活方式的改变，人类的疾病谱也发生了变化，各种传染性疾病的发病率逐渐降低，慢性病开始逐步取代传染性疾病而成为人类的主要健康问题。不仅在中国，在世界各国，急诊病死率高的均为心脑血管类疾病，无论是这类疾病本身，还是大众对疾病的恐慌心理都迫切要求医护人员对患者提供快速有效的治疗、准确到位的护理。

2. 社会转型的影响 现代社会竞争加强，生活节奏加快，生活压力增大，就业难度大，内心的矛盾冲突一方面影响自身系统，出现许多神经精神、躯体疾病，如急性脑血管疾病等；另一方面也可能影响他人和社会，从而导致各种意外伤害事故发生。

3. 意外伤害事故增多 随着工业化进程加快，交通建筑业的发展，全世界意外伤害事故与日俱增，外伤和多发伤已构成日益严重的医学和社会学问题。随着经济的发展，人均汽车的占有量逐年增加，公路网日益密集，给人们的生活带来极大便利的同时，交通事故所致的伤害也明显增多。我国交通事故率偏高，交通事故死亡人数列世界第一。全世界每年有 50 万人死于交通事故，占总死亡人数的 1%，排在人类死亡原因的第 10 位。中国年交通事故死亡约 10 万人，占总死亡人数的 1.5%，排在死亡原因的第 7 位，每年因交通事故致残约 30 万人。国外的交通事故致死率明显低于我国，如日本的致死率为 0.9%，美国为 1.3%，我国为 27.3%。差别的关键在于是否能够有效及时地展开急救，交通事故伤员在 30 分钟死亡的占 85%，这意味着在 30 分钟之内得到及时有效的急救能够挽救大部分伤员的生命。我国的交通事故伤员如果能够得到及时有效的救治，死亡人数可降低一半以上。此外，家用电器的普及，天然气在城市中的普遍使用，致使家庭意外事故时有发生；还有地震、水灾、火灾、建筑物倒塌、飞机失事、天然气管道破裂等"天灾人祸"更需要一支训练有素的集急救理论与实践于一身的急救专业队伍,进行组织救治患者。意外伤害事故患者的快速安全转运及抢救护理给急诊护士提出了更高的要求。

4. 人口及家庭结构的改变 随着医学科学技术的发展及生活水平的提高,老龄人口不断增加,中国已逐步进入老龄化社会,这必然使得一些发作突然又严重威胁生命的老年性疾病如高血压病、冠心病、脑血管意外的发病率增加;与此同时,目前家庭结构变化的趋势是由大家庭向小家庭发展,独居老人、核心家庭逐渐增多,老年人因缺乏照顾引发的意外事件也有增多的趋势,这就提出了急诊护理家庭化、社区化的问题,也就是说在家中缺乏人员照顾和护送的情况下,如何以最快的方式把医疗与护理措施送到患者家中和现场,使患者能在最短的时间里接受专业人员的诊治、护理和生命支持。发展急诊医学和急救护理学,使疾病得到早期、及时、有效的诊断和护理,阻止其加重和减少各种并发症,关系到社会每一个家庭的切身利益,因而对人民健康水平的改善和提高,有着极其重要的意义。

5. 生活方式的转变 随着人民生活娱乐方式的多样化,人们外出活动及各种运动增加,如节假日的集中出行,尤其是参加一些高风险性运动的人数增加,如攀岩、登山等,使得运动性损伤人员也在增加。

第二节 急救护理学的范畴

一、院外急救

院外急救又称院前急救,是指对遭受各种危及生命的急症、创伤、中毒、灾难事故等患者在到达医院之前进行的紧急救护,包括呼救、现场救护、医学监护运输等环节。院外急救时间紧急、环境条件差、病情复杂多变、体力强度大,急救是否准确、及时,直接关系到患者的安危和预后。因而强调"时间就是生命",要求对直接威胁患者生命的伤情或症状实行迅速而果断地处理,为进一步的诊治和护理创造条件,提高抢救成功率,减少致残致死率。

院外急救是一项服务于广大人民群众的公益事业,需要得到政府和社会各界的重视、支持和帮助,形成有组织、有领导、部门共同合作、社会大力支持的急救格局。同时要加强院外急救的宣传教育和普及工作,提高群众的自救、互救意识和能力,做到院外急救社会化、全民化、家庭化。通过开展急救知识的宣讲和初步急救技能训练的普及工作,可以实现非医务人员与专业医务人员的救护配合,使在场的最初目击者能首先对患者进行必要的初步急救,为进一步诊治和护理赢得时间。

二、急诊科救护

急诊科主要承担急危重症患者的诊治、抢救和留院观察工作,要求配备独立区、合格的急诊急救装备和足够数量训练有素的医护人员,以"急"为核心,以"挽救生命"为首要目的,按急诊医护人员特殊的临床思维和救治模式,迅速果断地处理直接威胁患者生命的伤情或症状。

三、重症监护病房救护

院内重症监护病房救护是指受过专门培训的医护人员在配备有先进监护设备和急救设备的重症监护病房，收治由急诊科以及医院各科室中患有呼吸、循环、代谢等严重疾病或创伤的患者，并对他们进行全面监护和救治。其主要研究范围有：①危重患者的监护和救治技术。②重症监护病房人员、设备的配备与管理。③监护、抢救设备的使用技术。

四、急救医疗服务体系的完善

院外急救、急诊科抢救与 ICU 密切联系，组成一个完善的急救医疗服务体系（EMSS），为急危重症患者提供最好的医疗服务，并可在意外灾难发生时提供应急医疗服务。急救医疗服务体系着力于建设和完善城市及乡村紧急呼救网络。近 30 年来，各国相继建立急救医疗服务体系，努力实现完善、立体、规范、高效的急诊服务。急救护理在急救医疗服务体系服务环节中，具有独立的理论技术、工作范围和职责，是急救医疗服务体系的重要组成部分，在急救医疗服务体系中发挥着不可替代的作用。

五、灾难救护

灾难医学的研究内容包括自然灾难（如地震、海啸、洪水、台风、雪崩、泥石流等）和人为灾难（如交通事故、放射性污染、流行病、武装冲突、恐怖事件等）所造成的后果及救治方法。灾难医学是急诊医学的一个组成部分，也是跨学科的专业，包括急诊内科、外科、传染病学、儿科、流行病学、公共卫生、社会医学、营养学等内容。灾难救助还涉及部队、消防、市政建设部门等等，医疗队只是其中的一个重要组成部分。突发性人员伤亡是许多灾难的共同特征，必须在灾前做好应对灾难发生的各种救护准备，一旦灾难发生，应立即组织人员赶赴现场。

六、中毒患者救护

中毒可分为急性中毒和慢性中毒两类。急诊医学主要研究和诊治急性中毒，尤其是群体中毒。毒物范围很广，包括工业毒物、农药、医用药物、家用杀虫剂、有毒植物或动物、细菌污染的食物，以及军用化学毒剂等。

七、急救护理科研工作和人才的培养

急救护理学是研究危重症患者的病情特点、发展规律以及在抢救监测过程中的护理理论、技能和科学管理的综合性学科，它是将基础医学、危重症医学、急诊医学、心理学、伦理学、管理学等学科知识与护理学高度结合，相互交叉渗透而形成的理论体系。它利用较少的临床数据、最短时间和最佳技能来挽救患者生命，减轻患者痛苦。

我国急救护理事业起步较晚，各地发展不平衡。在重症监护、急救护理等专科领域开展专业护士培训，培养一批临床专业化护理骨干，建立和完善以岗位需求为导向的护理人才培养模式，提高护士队伍专业技术水平，是我国社会和医学发展的迫切需要。合格的急救护理人员应具备多层面的知识与技能，可以独立在急诊一线分诊、评估、协调和抢救患者，可依据各种重要器官疾病和急危重症患者的监测指标，特殊护理程序，及时果断处理各种复杂情况，满足急诊患者对急救护理的个体化需求。除良好的职业道德外，护士的急救意识、应变能力和急救技能，现代化的仪器和先进的监测技术的使用以及对危重患者实施科学系统的监测和救治的能力是培养的重点。同时，为了适应急救医学发展和社会需要，必须加强急救护理学的研究及信息交流工作，促使急救护理学教学、科研与实践紧密结合，以促进人才培养，提高学术水平。

第三节　急救医疗服务体系

急救医疗服务体系（emergency medical service system，EMSS）是由院外急救，急诊科救护，重症监护病房救护和各专科的"生命绿色通道"为一体的急救网络。院外急救负责现场急救和途中运输救护，急诊科和 ICU 负责院内救护，它既适合平时的急救医疗工作，又适合大型灾难或意外事故的急救。一个完整的急救医疗服务体系包括完善的通讯指挥系统、现场救护、有监测和急救装置的运输工具及高水平的医院急诊服务和强化治疗。该系统的组成部分既有各自的工作职责和任务，又相互密切联系，是一个有严密组织和统一指挥的急救网络。实践证明，该体系的建立在抢救患者的生命中发挥着越来越大的作用。

一、急救医疗服务体系的发展

随着社会的发展，交通事故所致的伤害急剧增加，为使危及生命的急危重患者得到及时救治，世界各国都十分注重现场救护与转运，积极培训急救医护人员，完善院外运输装备。目前，在世界上已有不少国家将院外急救、院内急诊科抢救和危重症监护连成一体，形成急救医疗服务体系（EMSS），但各国发展极不平衡，其模式和投入的医疗技术力量均有其本国特色。

德国是目前世界上急救工作最有成效的国家之一。1976 年成立了世界急救、灾难医学学会，其救护车标准列世界前茅，车内装有心电监测、心肺复苏、外伤处理、静脉输液等设备，并配备高灵敏度的通讯装置，具有视屏图像传输功能。1980 年德国开始用直升机运送患者，也称"空中救护车"，它速度快，携带急救仪器、药品齐全，训练有素的急救运护人员在飞机上仍可进行救护。目前有 30 个直升机救护站，覆盖全国面积的 95%，实行 50km 半径空中救护，10 分钟赶赴现场，是世界上空中急救最发达的国家。

英国在 1948 年开始推行"国家卫生服务制"，免费提供医疗服务。在急诊服务中具备由门诊、诊所、健康中心、急救站和医院所组成的急救网。从事急救工作的人员要求经过专业培训，考试合格获得国家卫生部门授予专业职称后，才能从事急救工作。目前英国的急救和转运能力较强，能做到陆、海、空的立体救治和运送。

法国在 1956 年巴黎首先组成了急救系统，并建立了当时世界上第一个 ICU，使当时因脊髓灰质炎大流行的患者得到及时的救治。1965 年发展成急救医疗服务体系，凡参加该体系网络的法国公民，在世界任何地方发生意外，均可向该机构呼救。1986 年正式规定了急救医疗服务体系的特征和使命，开始使用全国性的急诊医疗电话号码"15"，并规定呼叫反应时间为 8 分钟。其救护设备、装备先进，急救车和直升机上的设备相当于一个小型重症监护室，作为可移动的监护病房。

美国 EMSS 的建立晚于欧洲一些国家，但发展快。1942 年美国波士顿可可谷发生火灾，当时成立了烧伤中心，把烧伤患者集中治疗，取得良好效果。1956 年开始建立综合性监护病房，1968 年麻省理工学院倡导建立急救医疗服务体系。1970 年部分城市成立急救医疗服务体系，通过指挥中心，协调院外的现场急救。同年成立急诊护士协会。1976 年国会通过 EMSS 法案，将全国分成 304 个急救医疗服务体系区，形成全方位、多层面急救网，使危重患者能够得到及时有效的救护。目前，美国将警察、消防和医疗救援综合为一体，形成"911"体系。

日本是一个多地震国家，人口密集，经济发达，国家十分重视急救体系的建设。1963 年修订的消防法确定急诊患者运送由消防部门负责，消防部门设有急救队，急救队通常配备一辆急救车和 3 名急救人员，其任务是把患者从现场运送到医疗机构。20 世纪 70 年代日本就已建立了三级急救医疗机构和急救情报系统，并建立了急救医疗教育制度，普及全民急救技术，有一套覆盖全国、设施完备、层次分明的急救医疗服务网。

我国自 20 世纪 50 年代中期开始，在一些大中城市建立了急救站。20 世纪 60 年代初，救护车一般只起到对患者的转运作用。1978 年北京制定《关于救护车的使用规定》，使我国的救护车使用向现代化迈进了一大步。1980 年北京、上海等地正式成立了急救中心，许多城市逐步建立了急救站和急救分站，对急危重症患者和意外灾害事故伤员实施现场急救和转运，急诊医学与急救护理学步入了快速发展时期。1987 年卫生部颁发了《关于加强急诊抢救和提高应急能力的通知》，对各级急救组织提出了通讯灵敏、指挥有效、抢救及时、减少伤亡的工作目标。1994 年《医疗机构管理条例》规定一级医院设立急诊室，二级及二级以上医院设立急诊科。1995 年《灾害事故医疗救援工作管理办法》制定了灾害事故医疗救援的组织、灾情报告、现场医疗救护、患者运送、部门协调、培训急救人员和医疗救护队基本装备等标准。目前，我国已初步建立了以大中城市为核心的城市院外急救网络，全国所有省会城市和大部分地级城市都建立了自己的急救中心。随着经济的发展、急救运输工具的改进、先进仪器的配备及对急救医护人员的培训，我国急救水平逐年提高。

二、建立健全急救组织

城市医疗急救网是在城市各级卫生行政部门和所在单位直接统一领导下实施急救的专业组织。医疗急救网承担现场急诊抢救的全过程工作。城市应逐步建立健全急救中心、医院急诊科（室），并与乡镇卫生院、城市社区服务中心（站）等基层卫生组织相结合，组成医疗急救网。

（一）卫生院、社区服务中心（站）等组织的主要任务

（1）在急救专业机构的指导下，学习和掌握现场救护的基本知识及技术操作。

（2）负责所在地的战伤救护、防火、防毒等知识的宣传教育工作。

（3）一旦出现急危重症患者或意外灾害事故时，在急救专业人员到达前，及时、正确地组织抢救，开展现场自救、互救工作。

（二）急救中心（站）的主要任务

（1）急救中心（站）在市卫生行政部门直接领导下，统一指挥全市日常急救工作。急救分站在中心急救站的领导下，担负一定范围的抢救任务。

（2）以医疗急救为中心，负责对各科急危重症患者及意外灾害事故受伤人员的现场和转送医院途中的抢救治疗。

（3）在基层卫生组织和群众中宣传、普及急救知识，有条件的急救中心承担一定的科研教学任务。

（4）接受上级领导指派的临时急救任务。

（三）医院急诊科（室）

（1）承担急救站转入的急危重症患者的诊治、抢救和留院观察工作。

（2）有些城市的医院急诊科同时承担急救站的任务。

三、急救医疗服务体系的管理

（一）急救医疗的组织体系的任务

（1）扩大社会急救队伍，建立健全急救中心，使患者能得到及时有效的院外救治。

（2）科学地管理急诊科工作，组织急救技术培训。

（3）对突发性重大事故，组织及时抢救。

（4）组织战地救护、灾害医学救护，包括脱离险境、通气、外伤止血、包扎、固定、转运等。

（二）急救医疗服务体系主要参与人员

1. 第一目击者 即参与实施初步急救，并能及时进行呼救的人员。

2. 急救医护人员 一般情况下，每一救护车上应配备 1～2 名合格的急救医护人员，随车参加现场救治和运送途中的救护工作。

3. 急诊科的医护人员 急危重症患者送达后，由急诊科医护人员实施救治。

（三）建立急救医疗服务通讯网络

急救站、救护车、医院急诊科、急救医务人员等，均应配备先进的通讯设备，以利于急救工作顺利及时地开展。

（四）改善城市急救中心（站）条件

卫生部要求，每一城市要成立一个急救中心（站），大城市另可设立急救分站。急救中心（站）必须保持通讯网络畅通，配备有一定数量有救护装备的救护车以及有足够数量的急救医护人员。各级政府和卫生行政部门，应强化急救意识，积极改善城市急救中心（站）条件，使之能为急危重症患者提供快速而有效的急诊医疗服务。

（五）加强急诊科建设，提高急诊科应急能力

（1）严控急救队伍的"入口关"。随着高等教育的快速发展，高学历、高水平的医护人员数量迅猛增加，对新进入急救队伍的人员应严格考核，并对其医德素养也要做全面考核。

（2）通过急救业务目标训练，培养急诊专业医护队伍，组织考核演练，全面提高急诊医护人员的急救意识和业务素质。

（3）建立健全急诊科各项规章制度。

（4）推行急诊工作标准化管理，不断提高急诊科的应急应变能力。

我国地处自然灾害高发区，随着经济的快速发展，工业化、城市化进程加快、交通工具迅猛增长和人民群众生活水平的提高，灾害事故、突发事件时有发生，急性疾病的发生率也呈上升趋势。目前，我国各级医院已普遍设立了急诊科，以急救中心及急救站为主体的院外急救网络也已建立，急救设备、车辆、通讯设施等得到进一步改善，急救人员思想境界和业务素质也不断提高，急救反应时间日趋缩短，能提供及时、便捷的院外急救服务，有效地降低了各种急性疾病以及意外伤害事故的死亡率和伤残率。

 学习小结

急救护理学是研究各类急性创伤、急性病、慢性病急性发作以及危重患者的抢救、护理和科学管理的一门综合性应用学科，遵循"生命第一，时效为先"的急救护理理念。急救护理学以挽救患者生命、提高抢救成功率、减少伤残率和死亡率为目的，以"培养急诊救护能力"为总体目标，是护理专业的临床核心课程。

思考题

1. 急救护理学的研究内容有哪些？
2. 何为急救医疗服务体系？
3. 哪些因素促进了急救护理学的发展？

（李一杰）

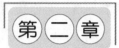

第二章

院外急救与护理

学习目标

掌握：院外急救的概念、特点、任务、原则、患者的分类。
熟悉：急救患者转运与途中护理。
了解：我国院外急救的工作模式。

第一节 概 述

【任务引导】

作为一名医护人员，如果你遇到一起车祸，伤者全身多处出血，脊柱可能有损伤，请问，在现场急救人员未到达时，你该如何采取措施抢救患者？应采取哪些措施？

院外急救又称院前急救（pre-hospital emergency medical care）或临场急救，是指在家庭、机关、学校、工厂等医院之外的环境中对各种危及生命的急症、创伤、中毒、灾难事故等患者进行现场救护、转运及途中监护救治的统称。院外急救是急救医疗服务体系的重要组成部分，是反映一个地区急救水平的重要标志。

一、院外急救的重要性

院外急救是整个城市和地区应急防御功能的重要组成部分。随着人为事故的不断增加及自然灾害的不断发生，患者需要包括医疗救护、消防、交通、公安等组成的城市应急防御体系共同救援，一个协调的救援体系能使受灾造成的损失及影响降到最低限度。而一个具有快速、有效功能的院外急救体系，能大大减少患者的痛苦，把垂危的患者抢救过来，把致死致残率降到最低限度，同时还能大大缩短治愈时间，这一事实不论是平时的还是战时的院外急救都已经证实了。

现代医学告诉我们，猝死患者抢救的最佳时间为4min，也就是说4min之内救治患者最为关键。严重创伤患者抢救的最佳时间为30min，当遇有患者外伤出血、骨折、休克等均需在现场进行抢救，尤其对心搏骤停的患者，能否得到及时的救治和转运是抢救成功的关键。

据文献记载：美国南北战争（1861～1865）时期统计，战斗阵亡44 238人，战伤死亡49 205人，还有疾病死亡的186 298人，死因不明者24 103人，腹部和胸部创伤的伤员几乎全部死亡。那时，战场救护很不健全，没有战争急救指挥中心和急救网络；伤员后送也无计划，且只有在不运送军需品时，才有可能转运伤员；伤员只有在临时设在远离战场的废墟学校或教堂中处理。这些是造成伤员死亡的主要原因。之后，各国从上层到基层都不断加强急救体系的建设，并收到了显著效果。以美国在历次战争中的伤员死亡率为例，伤员救治运送时间逐渐缩短，伤员临时死亡率也大幅度下降（表2－1）。

表2－1 历次战争美国的伤员运送时间和伤员死亡率

	伤员运送时间（小时）	伤员死亡率（%）
第一次世界大战	18	8
第二次世界大战	4～6	4.5
朝鲜战争	2	2.5
越南战争	2	2

上述事实说明，只要加强现场急救，加强医院后续的抢救，改善患者的转送条件，缩短运送的时间，就能收到立竿见影的效果。就现代和平时期而言，做好院外急救工作，既能抢救宝贵的生命，又能节约大量资金，还能鼓舞人们的士气，获得社会的高度赞誉。因此，院外急救工作的成败常常标志着一个国家、一个地区的医疗预防水平，同时，也是一个社会文明的具体表现。

二、院外急救的特点

1. 社会性 院外急救活动涉及社会各个方面，使院外急救跨越了纯粹的医学领域，表现出社会性强的特点。特别是在重大灾难事故发生后，更能体现政府的保障能力。而且，院外急救是一种高投入低经济效益的特殊服务，只能以社会效益为主。因此，院外急救就有很强的社会性。

2. 紧迫性 突发性灾害事故后，患者的情况非常复杂，有些患者一人有两个以上器官同时受损，甚至病情垂危，不论是患者还是家属呼救心情都十分紧迫。有资料统计，心跳呼吸骤停6min，就出现大小便失禁、昏迷、脑细胞发生不可逆转的损害。4min内开始心肺复苏可能有50%被救活。10min开始复苏者100%不能存活。因此，时间就是生命，必须分秒必争，将心跳、呼吸骤停者，采用复苏技术从临危的边缘抢救回来；对大出血、骨折等危重患者，用止血、固定抢救，否则，即会出现"失之毫厘，谬以千里"的严重错误。

3. 突发性 院外急救的对象往往是在人们预料之外突然发生的灾害性事件中出现的患者或伤员，有时是少数的，有时是成批的；有时是分散的，有时是集中的。常见患者多为垂危者，不仅需要在场人员参加急救，往往还需要呼救场外更多的人参加急救。

4. 艰难性 艰难性是指灾害发生时患者的种类多，伤情重，一个人身上可能有多个系统、多个器官同时受累，抢救者需要具有丰富的医学知识、过硬的技术才能完成急救任务。实际上常常出现患者多、要求急、要求高与救护者知识缺乏相矛盾的不利局面。有的灾害虽然患者比较少，但常常是在突然紧急的情况下发生，甚至患者身边无亲人，更无专业卫生人员，只能依靠那些具有基础生命支持技术的过路人来提供帮助与急救。

1976年7月28日凌晨3时多，唐山大地震，瞬间造成了当场24万多人死亡，有70余万人受伤，其中重患者16.4万人，平均每5个幸存的唐山人中就有一个重患者。要使这么多的重患者得到及时急救，所需要的人力、物力相当惊人，而且当时灾害现场大部分的建筑物已经成了废墟，灾区所有机构瘫痪，卫生人员缺乏，因此急救、转运患者的任务十分艰巨。还有2008年5月12日的四川汶川大地震，瞬间死亡、受重伤人数多，交通堵塞，通讯中断，余震频发，连降暴雨，泥石流和坍塌随时可能发生，实行救治极其困难。

5. 关键性　医学急救（包括院外急救）客观要求医疗技术培训要完善，急救医药器材装备，特别是有关急救专业设备要齐全，医院急救应专业化，群众急救应普及化，社区急救组织应网络化，急救指挥系统应科学化，这些都是完成急救达标的关键性问题。

6. 灵活性　院外急救常是在缺医少药的情况下进行的，常无齐备的抢救器材、药品和转运工具。因此，要机动灵活地在患者周围寻找代用品，修旧利废、就地取材获得冲洗消毒液、绷带、夹板、担架等；否则，就会丢掉抢救时机，给患者造成更大灾难和不可挽救的恶果。

三、院外急救的任务

1. 急救知识的宣传普及　急救知识的宣传和普及教育可提高院前急救医疗服务的成功率。普及公民的急救知识，增强公民的急救意识，增强应急能力是全社会的共同责任。平时可通过广播、电视、报刊等对公民普及急救知识，开展现场救护及复苏知识的教育。

2. 平时对呼救患者的院外急救　这是主要和经常性的任务。呼救患者一般分两种类型：①短时间内有生命危险的危重患者，如窒息、心肌梗死、休克等，对这类患者必须现场抢救，目的在于挽救患者的生命或维持基础生命，此类患者约占呼救患者的10%～15%，其中需进行现场心肺复苏抢救的特别危重患者低于5%；②病情紧急，短时间内无生命危险的急诊患者，如急腹症、骨折、高热等，现场处理的目的在于稳定病情、减轻痛苦，防止并发症的发生，此类患者约占呼救患者的85%～90%。

3. 灾害或战争时对遇难者的院外急救　遇特大灾害或战争有大批伤员时，应结合实际情况执行有关抢救预案。无预案时须加强现场指挥、现场患者分类和救护，做到合理分流运送。

4. 执行特殊任务时救护值班　指大型集会、比赛、重要会议等救护值班，要加强责任心，严防擅离职守。

5. 通讯网络中心枢纽任务　一般由三个方面构成：①市民与急救中心（站）的联络；②急救中心（站）、救护车、急救医院的联络；③急救中心（站）与上级领导、卫生行政部门及其他救灾系统等的联络。

四、院外救护的原则

院外急救总的任务是采取及时有效的急救措施和技术，最大限度地减少患者的疾苦，降低致残率，减少死亡率，为医院抢救打好基础。经过院外急救能存活的患者优先抢救，这是总的原则。为了更好地完成这一艰巨的任务，还必须遵守以下7条原则：

1. 先排险后施救 在实施现场救护前应先进行环境评估，必要时，排险后再实施救护。如因触电导致的意外事故现场，应先切断电源排险后再进行救护；如有害气体造成的中毒现场，应先将患者脱离险区再进行救护，以保证救护者与患者的安全。

2. 先复苏后固定 遇有心跳呼吸骤停又有骨折者，应首先进行心肺复苏，直到心跳呼吸恢复后，再进行骨折固定。

3. 先止血后包扎 遇到大出血又有创口者，首先应立即用指压法、止血带法或药物等方法止血，然后再消毒创口进行包扎。

4. 先重伤后轻伤 优先抢救危重者，后抢救较轻者。但当大批患者出现时，在有限的时间、人力、物力情况下，应在遵循"先重后轻"原则的同时，重点抢救有可能存活的患者。

5. 先施救后运送 现在提倡先救后送，指对急危重症患者，须进行现场初步的紧急处理后，才可在严密监护下转运至医院，途中继续实施抢救。过去救治患者，多数是先送后救，"抬起来就跑"。这样常延误抢救时机，致使很多患者丧失了性命。

6. 急救与呼救并重 有多人在现场的情况下，救护与呼救应同时进行，以尽快得到外援。只有一人的情况下应先施救，后在短时间内进行电话呼救。

7. 搬运与救护一致 过去在搬运危重患者时，搬运与救护、监护工作从思想和行动上并不是十分统一的。搬运是由交通部门负责，途中救护是卫生部门来协助，在许多情况下，协调配合不好，途中应该继续抢救却没有得到保障，加之车辆严重颠簸等情况，结果增加了患者不应有的痛苦和死亡。德国分析了20世纪70年代交通事故的伤亡情况，发现其中有2/3是因现场急救和转运不及时、不恰当所致。1970年4月8日日本发生一次煤气爆炸事故，因现场急救和转送不及时造成79人死亡，428人受伤。因此，患者的需要和科学技术的进步决定了搬运和救护应创造条件合二为一。搬运和救护应在任务要求一致、步调协调一致、任务目标一致的情况下进行，这样在运送危重患者时，就能减少患者的痛苦，避免患者死亡，安全到达目的地。

大量急救实践证明，急救者越接近患者，患者受伤后等待时间越会缩短，患者的存活率就越高。

第二节 院外急救的组织体系

一、发达国家院外急救组织体系简介

1. 德国 德国急救车的标准在当代名列前茅，车内装有心电监测、心肺复苏、外伤处理、静脉输液等装备以及多种药品和敷料等。车内还有灵敏度很高的通讯装置。

由于救护车的"标准化"，急救医护人员在车内能为患者做各种急救处理。

德国在 20 世纪 70 年代总结了经验教训，认为交通堵塞常使急救车从医院不能迅速奔赴现场，患者在现场又不能及时送到医院，这样就使得患者不能得到及时的救治。到 1980 年，德国开始运用直升机运送患者，也称"空中救护车"，它具有许多优点，如速度快，随带急救仪器药品齐全。脊柱骨折、脑部伤等危重患者躺在气垫床上，不受震、不受伤害、无痛苦、舒适度好。此事发起是从私人开始的，以后卫生部也相继发展了这一事业，到 1980 年底已发展到 30 个直升机救护站，覆盖全国面积的 95%，实行 50km 半径空中救护，要求 10min 赶赴现场，成为世界上空中急救最发达国家。近 10 年来又出现"轻型救护飞机"，即喷气式救护飞机，速度更快，机内空间宽大，医护人员操作方便。

2. 法国 法国在 1781 年由拿破仑建立了巴黎消防会，1784 年赋予该会在出现灾伤时，担负紧急院外急救任务。1883 年巴黎当局又设立了两匹马拉的急救车"医院"，用于在急救现场与医院间搬运传染病患者。与大多数国家急救系统把"第一时间送患者到医院"作为首要任务不同，法国急救的原则是把医院送到现场。现场施救被法国急救界认为是最重要的措施，只有在患者状况允许时才会被送到医院。事故发生时，消防急救中心和警察呼救中心派出的急救车一般先到现场，他们在初步施救时都会和紧急医疗救护中心保持联系，介绍患者的情况。如果情况紧急，患者无法运送，则紧急医疗救护中心调派专业医护人员乘坐载满急救设备的救护车抵达现场施救，医护人员一般包括一名专业医生、一名麻醉师、一名专业护士，就连司机也必须要经过专业培训才能上岗。经过现场施救，患者病情稳定后，才用车辆甚至直升机等将患者送到医院进一步救护。

3. 美国 1965 年美国因意外伤害者高达 5 200 万人，其中 10.7 万人死亡，40 万人永久残废。其中大多数为交通事故。因此，1966 年美国颁布了《公路安全法案》并重视培训现场急救技术队伍，取得了较好的效果。1968 年麻省理工学院提议在医学院内建立"急救医疗服务体系"。1970 年纽约市将分散在各医院的急救车集中管理，司机进行了严格训练，每辆车配备了训练有素、能胜任急救工作的医务人员。成立了地区性急救医疗服务体系，全市设有中央通讯指挥站，统一急救呼号，主要承担院外急救。1972 年，美国国会举行建立急救医学体系的听证会，美国医学会正式承认急诊医学是医学领域中的一门新学科。1973 年美国总统颁布了关于加强各州、各城市的急救医疗站、建立完整的急诊医疗体系法案。同年美国又颁布了《急救医疗系统法》，根据各类医院不同情况，将医院急救分为三级：综合急救部（负责地区中心的急救工作）、大型急救部（承担大规模的急救工作）、一般急救部（负责一般急救任务）。

4. 其他 1921 年莫斯科成立了原苏联第一个急救站，到 1969 年苏联已有急救车 13 万辆。日本 1970 年规定急救车标准，每车必须能容纳 3 名医护人员，5 名以上患者，还必须备有 47 种以上的仪器、药品。

二、我国院外急救组织体系简介

由于我国各地的经济实力、城市规模、急救意识、服务区域等差异较大，院外急救组织管理形式各有特点，院外急救模式大致可分为以下五种模式。

（一）北京模式（独立型）

北京模式有独立的急救中心。以具有现代化水平和专业配套设施的独立的北京市急救中心为典型，实行院前–急诊科–ICU急救一条龙的急诊医疗体系。北京市急救中心在新建社区和近郊区兴建急救网点。患者经院外急救后转送到急救中心或各大医院急诊科继续治疗。

具体流程为：患者及家属拨打120→急救中心→事故现场急救→转运到中心监护室，多数运往其他医院。

（二）上海模式（单纯型）

上海模式以上海市的医疗救护中心为代表。医疗救护中心在市区和郊区都设有救护分站，院外急救系统拥有救护车队，组成急救运输网。一出现需急救患者，中心站立即指派就近分站人员车辆到现场急救，然后监护运送患者到协作医院继续治疗。

具体流程为：患者及家属拨打120→救护中心调度室→派就近分站出车到现场救护→运送至协作医院。

（三）广州模式（指挥型）

广州模式以广州市的急救通讯指挥中心为代表。广州市建立全市统一的急救通讯指挥中心，负责全市急救工作的总调度，以若干医院的急诊科为相对独立的急救单位，按医院专科性质和区片划分分片出诊。

具体流程为：患者及家属拨打120→急救指挥中心→该区域医院急诊科→救护车、医生、护士→现场救护→途中监护→回本院继续治疗。

（四）重庆模式（依附型）

重庆模式是以依附于一所医院为主的急救模式，以重庆市为代表。其特点是附属于一所综合性医院。该模式具有强大的急救中心，形成了院外急救、医疗监护运送、院内急救、ICU等完整的急救医疗系统。能够使院前、院内急救有机结合，有效地提高了患者的抢救成功率。

具体流程为：患者及家属拨打120→市、县救护中心（综合医院）→该院院外急救部派救护车→现场急救→监护运送到本院院内急救部继续治疗。

（五）香港模式（附属消防型）

香港模式院外急救的组织隶属于消防机构，共同使用一个报警电话号码"999"。其急救流程为：患者及家属拨打999→指挥中心→急救车及警察赶赴现场进行急救→途中监护与处理→运送至附近医院。

以上各城市院外急救模式虽然各有不同，但所有的急救服务体系都拥有现代化的通讯设备、先进的急救技术、快捷的转运工具和健全的急救网络。

三、院外急救设施和出诊程序

（一）急救设施

1. 通讯设备 专用急救电话"120"、手机、计算机与网络、传真机、通信卫星导航等。

2. 交通工具 救护中心应配备一定数量的救护车，或根据需要配备直升机等。救护车应定位、定人、定职、专车专用，24 小时值班。普通型救护车由医师、护士、驾驶员各一名组成。

3. 基本急救设施 救护车上须配备急救的基本医疗设备和药品。如供氧装置、心电监护仪、除颤仪、起搏装置、气管插管器械、呼吸机、吸引器、静脉输液器、各种急救药物等。

（二）出诊程序

1. 接受呼救 院外急救的指挥权归"急救指挥中心"，可以在任何一部电话上拨打免费急救专线号码向急救中心呼救。急救中心接到呼救后应询问患者姓名、性别、年龄、病情或伤情、所处确切方位、接车人及地点、联系电话等；如为重大事故，应详细询问事故规模、原因、受伤人数、伤情特点、现场情况、具体方位及联络方法等。

2. 发出指令 中心调度人员接到呼救后，立即向离现场最近的救护车、急救站、综合医院发出指令。

3. 奔赴现场 接到指令后，救护车必须在 1～3min 内开动。如呼救范围在 5～10km 以内，必须 10～15min 到达现场。

4. 现场急救 救护人员到达现场后，迅速为患者进行初步诊断和处理。内容包括：初步检查、畅通呼吸道、吸氧、心肺复苏、止血、包扎、骨折固定等。若为心、脑血管急症患者要及时应用药物并实施监护；若为成批患者，首先要进行的是现场检伤分类，并立即向指挥中心报告情况，以便迅速分散转送到医院。现场急救应尽快完成，以便为下一步救护赢得时间。

5. 安全转运 经过现场急救后，一旦病情允许，马上由救治人员护送到接收医院。转运途中应继续检查、处理伤情和病情监护，并与接收医院及时联系，汇报患者的病情、生命体征、处理措施等，以便医院能做好充分准备接收患者。

四、急救指挥系统计算机网络化管理

"120"急救指挥调度系统采用现代通讯技术和计算机技术，将呼救受理和指挥调度有机地结合起来，实现 120 急救指挥的准确化、快速化和全程信息化。整个系统具有高可靠性。系统采用开放式结构。

"120"急救指挥调度系统主要由以下几部分组成：①交换机系统；②计算机服务器系统；③数字录音录时系统；④计算机信息系统；⑤不间断电源系统；⑥无线通信系统；⑦系统故障报警和声光控制装置；⑧GPS 卫星定位系统；⑨大屏幕投影系统；⑩避雷系统和接地系统。

"120"急救指挥调度系统主要的功能有：

（1）显示救护车的动态变化 可在屏幕显示三种动态变化：站内待命－执行任务－空车返站。调度室的计算机与卫星导航系统联网并在救护车上安装接收器，可避免交通阻塞而影响救护车顺利到达事故现场。

（2）自动记录呼救电话、地址、对话录音 提高调度效率，避免在放车时间上发生矛盾。

（3）指导放车 信息输入后，计算机自动显示救护车动态，遇呼救，计算机依据

编制的程序提供最佳的调度方案供调度员参考放车。

（4）急救资料存储 可输入急救出车次数、人次、里程、病种分类、轻重程度、疗效、收费、油料消耗等以备查阅。

（5）危重患者病情资料存储或提供医疗咨询。

第三节 院外急救患者的分类

【任务引导】

如果你是一名急救人员，现场多辆汽车连环相撞，有的患者全身多处出血，有的患者颈椎可能有损伤，有的患者意识不清，有的患者只有轻伤，请问，你该优先处理那些患者？

一、现场分类的意义

灾害发生后，患者数量大，伤情复杂，重危患者多，急救和转运常出现尖锐的四大矛盾：①急救技术力量不足与患者多需要抢救的矛盾；②重患者与轻患者都需要急救的矛盾；③轻重患者都需要后运的矛盾；④急救物资短缺与需求量多的矛盾。解决这些矛盾的办法就是对患者进行分类。

院外急救分类的重要意义在于提高急救效率，将现场有限的人力、物力和时间，用在抢救有存活希望患者的身上，提高患者存活率，使需要急救的轻、重患者各得其需，使急救和后运工作有序不紊地进行，从而降低患者的死亡率。

二、现场分类的要求

1. 边抢救边分类 分类工作是在抢救困难、时间紧急的情况下进行，不能因分类而耽误抢救。

2. 选派专人负责 应选派经过训练、经验丰富、有组织能力的技术人员来承担分类工作。

3. 遵循分类原则 分类应按先危重，后轻伤的原则进行。

4. 保证分类准确 分类工作应尽量做到快速、准确、无误。

三、现场分类的判断

现场患者分类，应抓重点、讲时效，以优先急救对象为前提，首先根据伤情来判断，应在 1~2min 内完成。

1. 呼吸是否停止 用视、听、感觉来判定。

（1）视 观察胸廓的起伏，或用棉絮贴在患者的鼻翼上，看是否有摆动。如吸气胸廓上提，呼气下降或棉毛有摆动即是呼吸未停。反之，则呼吸已停止。

（2）听 侧头用耳尽量接近患者的口鼻部，听是否有气体进出。

（3）感觉 在听的同时，用脸感觉有无气流呼出。

2. 脉搏是否停止 用触、视、量来检查。

（1）触 成人触摸桡动脉有无搏动及强弱。婴儿应摸颈动脉有无搏动及强弱。

（2）视 头部、胸腹、脊柱、四肢、内脏是否有损伤、大出血、骨折等。

（3）量 测量血压，收缩压不小于90mmHg。

四、现场患者急救的标记

现场一般分为4个急救区，每个急救区的患者均佩戴分类卡：

第Ⅰ急救区——红色：病情严重、危及生命者。

第Ⅱ急救区——黄色：病情较重、无危及生命者。

第Ⅲ急救区——绿色：受伤较轻，可行走者。

第Ⅳ急救区——黑色：死亡患者。

分类卡包括颜色由急救系统统一印制，背面有扼要病情介绍，随患者携带。此卡常被挂在患者左胸的衣服上，如没有现成的分类卡，可临时用硬纸片自制。

另外还有一种珀思（Perth）患者临场分类标签正日益得到人们的承认，因为它可以按任何所需顺序折叠标有优先顺序颜色的卡片，这就使分类级别的升、降成为可能，无论它的前面标有哪种颜色，背面都有人体略图（图2-1）。

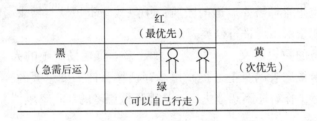

图2-1 珀思（Perth）伤病员临场分类卡

五、现场急救区的划分

现场处在大批患者环境时，最简单、最有效的急救应有以下四个区，以便有条不紊地进行急救（图2-2）。

1. 收容区 患者集中区。

2. 急救区 接受红色和黄色标记的危重患者，并做进一步抢救。

3. 后送区 接受能行走或较轻的患者。

4. 太平区 停放已死亡者。

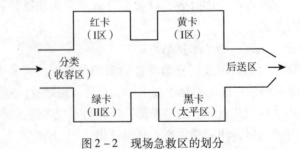

图2-2 现场急救区的划分

第四节　院外急救技术的应用

一、通气

患者的鼻咽腔和气管被血块、泥土或呕吐物等堵塞或昏迷后舌根后坠可引起窒息。需立即设法重建气道，恢复通气。开放气道的方法有：

1. 指抠口咽法　一手拉出舌头，一手示指伸入口腔咽部，将血块等堵塞物抠出。

2. 击背法　患者上半身前倾或半俯卧，一手支撑其胸骨前，以另一手掌用力击其背部，促其咳嗽，将呼吸道内堵塞物咳出。

3. 垂俯压腹法　从背侧用双臂环抱患者上腹部，使其上半身前倾，双手用力向内冲击压腹，将堵塞物压出。

4. 托颌牵舌法　昏迷患者舌根后坠堵塞声门，应以一手托起下颌，使头后伸，另一手牵出舌尖，恢复通气。

5. 环甲膜穿刺或切开　上述方法无效情况紧急时，可用粗针头刺入环甲膜，另建气道；或以尖刀切开环甲膜，恢复通气。

6. 气管插管或气管切开　昏迷患者无自主呼吸或气道堵塞严重者，可行气管插管或气管切开，呼吸机辅助呼吸。

二、体位

1. 意识清楚、面色正常的患者　①垫低枕头，找平坦的地方，让患者躺倒；②面色正常者，只要盖棉毯保暖就行；③意识清楚，无休克症状者，可让患者保持原有姿势，不宜多搬动。

2. 心脏、胸部感觉异常的患者　①用棉被垫在患者背后，让患者呈平卧姿势；②面朝椅背坐下，让脚伸出，头搁在坐椅背上，这一姿势可以帮助减轻呼吸困难。

3. 面色异常、有休克症状、下肢出血的患者　①用棉被垫高下肢部和头部，去中凹卧位；②可配合使用抗休克裤。

4. 处于昏睡状态的患者　让患者侧身躺下，轻轻将脚弯曲，把自然弯曲的左手腕压在患者右手心上，将下颌放置在左手腕上面，使下颌突出，舌伸出，从而有利于保持呼吸道通畅。

三、暴露

在院外现场处理猝死、创伤、烧伤等患者时，为便于抢救和治疗，应根据受伤部位的不同，采用解开纽扣、腰带或卷起袖口、裤管的方法暴露伤处。

1. 脱上衣法　解开衣扣，将衣服向肩部方向推，背部衣服向上平拉。脱衣袖时先脱健侧，后脱患侧。患者情况紧急或衣服较难脱时，可直接剪开。

2. 脱长裤法　患者呈平卧位，解开腰带及扣，从腰部将长裤推至髋下，保持双下肢平直，不可随意抬高或屈曲，将长裤平拉下脱出。确认下肢无骨折时可屈曲，小腿抬高，拉下长裤。

3. 脱鞋袜法 托起并固定住踝部，以减少震动，解开鞋带，向下再向前顺脚方向脱下鞋袜。

4. 脱除头盔法 患者有头部创伤且因头盔妨碍呼吸时应去除头盔，疑有颈椎创伤时应十分慎重，必要时与医生合作处理。方法：将头盔的侧边向外侧扳开，解除夹头的压力，再将头盔向后上方托起，即可除去。

四、止血

患者失血量达到总血量20%以上时，会出现明显的休克症状；当失血量达到总血量40%时，可危及生命。因此，对失血患者现场应及时采取措施止血。

1. 出血性质的判断

（1）毛细血管出血　呈点状或片状渗出，色鲜红，可自愈。

（2）静脉出血　较缓慢流出，色暗红，多不能自愈。

（3）动脉出血　呈喷射状，色鲜红，可危及生命，多经急救尚能止血。

2. 院外止血法

（1）一般止血法　创口较小的出血用生理盐水冲洗、75%乙醇消毒后包扎止血。有毛发部位应先剃除毛发，再清洗、消毒后包扎止血。

（2）加压包扎止血法　毛细血管出血、静脉出血及前臂和足部动、静脉出血，均可用绷带纱布加压包扎止血。四肢静脉出血可抬高患肢，如仍不能止血，可将肘、膝屈侧加一棉垫或绷带卷，使之极度屈曲后捆扎即可止血。

（3）指压止血法　为最简单的止血方法，用手指压迫肢体近端动脉，然后予以加压包扎，可适当抬高患肢，控制出血。

止血方法详见有关章节。

五、包扎

常用的包扎材料有绷带、三角巾等，还可以就地取材，如毛巾、头巾、手帕、衣服、领带等。

1. 伤口包扎的目的

（1）保护伤口，减少伤口感染及再损伤。

（2）局部加压、止血，预防或减轻局部肿胀。

（3）固定伤口上的敷料、夹板。

（4）扶托患肢，使其舒适、安全。

2. 伤口包扎的要求

（1）快　发现、暴露伤口快，包扎动作敏捷。

（2）准　包扎部位要准确。

（3）轻　动作要轻，以免增加伤口疼痛和出血。

（4）牢　包扎牢靠，松紧适宜。过紧，妨碍血液循环；过松，会造成脱落或移动。打结要避开伤口及不宜压迫的部位。

3. 伤口包扎的注意事项

（1）不能用污染物品直接接触伤口，以免加重伤口污染。

（2）伤口表面禁止用碘酊涂擦。碘酊刺激性大，可引起剧烈疼痛甚至休克，损害组织，影响伤口愈合。

（3）不可用未消毒的水冲洗伤口，以免把表面污物冲入伤口深部，造成深部感染。

（4）如果伤口刺入较长异物时，不可拔出，以免引起大出血加重伤情，应做保护性包扎。

包扎方法详见第十章。

六、固定

对骨折、关节严重损伤、肢体挤压伤和大面积软组织损伤等患者现场固定可以临时减轻痛苦，减少并发症，有利于患者的转运。

1. 固定的原则

（1）凡疑有骨折的患者，按骨折处理。

（2）除非现场不安全或患者有生命危险需紧急转移，否则均应在现场紧急固定。

（3）大出血时，先止血包扎，再固定。

（4）对危重患者，先抢救生命再固定。

（5）固定时，避免盲目复位。

（6）严禁将外露的骨折断端送回到伤口内。

（7）包扎松紧适当。四肢骨折固定时要露出手指或脚趾，以便观察血液循环情况。

（8）夹板不可与皮肤直接接触。

（9）夹板的长度、宽度，要与骨折肢体相适合，其长度一般超过上下两个关节。

2. 固定的材料 木制或金属夹板、可塑性或充气式夹板，紧急情况时可就地取材，如：树枝、木棍等，也可将上肢与胸壁、下肢与对侧健肢固定在一起以临时固定。

固定方法详见有关章节。

七、保存离断肢体

随着工业、交通等事业的发展，以及大型机械化运作的增加，肢体离断伤的发生率也不断增加。离体组织（手指、肢体、头皮等）应该尽快回植到人体内，一般缺血时间在12h以内可以存活。为了延长保存时间，需要将离体组织低温保存。保存有两个要点：干燥和冷藏。干燥就是不要直接将离体组织浸泡在新洁尔灭、乙醇等渗盐水、葡萄糖液或已融化的冰水中，否则时间过久、组织水肿或脱水，离体组织就失去再植存活的可能；冷藏就是温度不可过低，应保持在0℃~4℃、有冰有水的混合物里。此外，如果放置在冰箱内，必须存放在冷藏箱内，不可以放置在冷冻柜内。正确的处理方法是：将断离肢（指）用无菌纱布或干净布包裹3~5层并装入塑料袋内，袋口扎紧，以防冰水进入，再将塑料袋放在装有冰水混合物的器皿内，周围温度在0℃~4℃为宜，和患者一起尽快送至医院。

第五节　急救患者转运与途中护理

　　患者进行初步救护后，必须迅速安全地将患者送到医院或救护站进一步治疗，称转运患者或搬运患者。转运的目的是使患者迅速脱离危险地带，纠正当时影响患者的病态体位，以减少痛苦，减少再次伤害，安全迅速地送往理想的医院治疗，以免加重患者病情。

一、转运、搬运患者的要求

　　（1）转运前应先进行初步的急救处理，如止血、固定、包扎、止痛等，然后再转运患者，除非患者有生命危险或急救人员无法及时到达现场。

　　（2）转运时要根据伤情灵活地选用不同的搬运工具和搬运方法，并且在人员、器械准备妥当时再搬运患者。

　　（3）按伤情不同，注意搬运的体位和方法，动作要轻而迅速，避免震动，尽量减少患者痛苦，并争取在短时间内将患者送往医院进行抢救治疗。

　　（4）在火灾现场的浓烟中搬运患者，应在离地面约30cm以内匍匐前进，这个高度烟雾稀薄，不容易被浓烟呛住。

二、常用的搬运方法

（一）徒手搬运法

1. 单人搬运法　由一个人进行搬运。常见的有扶持法、抱持法、背法，适用于伤势比较轻的患者（图2－3）。

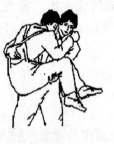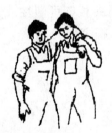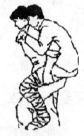

抱持法　　　　　　　扶持法　　　　　　　背法

图2－3　单人搬运法

2. 双人搬运法　由两个人进行搬运。常见的有椅托式、轿杠式、拉车式、椅式搬运法、平卧托运法（图2－4）。

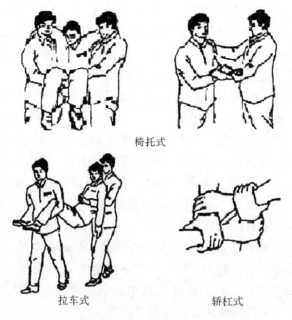

椅托式

拉车式   轿杠式

图 2-4 双人搬运法

（二）器械搬运法

将患者放置在担架上搬运，同时要注意保暖。在没有担架的情况下，也可以采用椅子、门板、毯子、衣服、大衣、绳子、竹竿、梯子等制作简易担架搬运（图 2-5）。

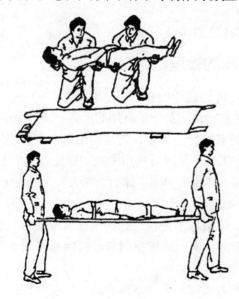

图 2-5 器械搬运法

（三）车辆运送

如果从现场到转运终点路途较远，则应组织、调动、寻找合适的现代化交通工具，运送患者。车辆转运受气候影响小，速度快，能及时送到医院抢救，尤其适合较长距离运送。轻者可坐在车上，重者可躺在车里的担架上。患者应头朝前，脚朝后，并固定牢靠，使患者感到舒适为宜。途中转运，既要迅速又要安全，尽量避免剧烈颠簸。昏迷、呕吐患者应头偏向一侧，脊椎伤患者下垫硬板。若患者病情变化，应立即急救。

（四）危重患者的搬运

1. 脊柱损伤　对于脊柱骨折的患者，一定要用木板做的硬担架搬运。应由3~4人同时搬运，一人托住肩胛部，一人托住臀部和腰部，另一人托住两下肢，必要时再有一人托住头部，搬运时步调一致。患者放到担架上以后，要使其平卧，腰部垫一个衣物折叠成的软垫，然后用3~4根布带把患者固定在木板上，以免在搬运中滚动或跌落，造成脊柱移位或扭转，损伤血管和神经，造成下肢瘫痪。搬运颈椎骨折患者时，应由一人稳定头部，其他人以协调的力量平直地抬到担架上，头部左右两侧用衣物、软枕头加以固定，防止左右摆动。

2. 颅脑损伤　颅脑损伤患者应解开患者的衣襟，搬运时要重点保护头部，患者在担架上应采取半俯卧位，头部侧向一边，以免呕吐时呕吐物阻塞气道而窒息。若有暴露的脑组织应予以保护。搬运时应由2人以上搬运，搬运前头部垫一软枕头，膝部、肘部要用衣物垫好，头颈部两侧垫衣物使颈部固定。

3. 胸部伤　患者取半卧位或坐位，注意通畅气道和给氧。

4. 腹部伤　患者取平卧位、屈曲下肢，宜用担架或木板搬运。

5. 呼吸困难患者　取坐位，最好用折叠担架（或椅）搬运。

6. 昏迷患者　取平卧位、头转向一侧或侧卧位，以保持呼吸道通畅，避免呕吐物误吸导致窒息或吸入性肺炎。

7. 休克患者　取平卧位，去枕，脚抬高。

三、不同转运工具的转运特点

（一）担架（木板）转运途中的护理

担架和木板是灾难急救转运病员中最常用的工具，结构简单、轻便耐用。

1. 担架转送患者的特点　舒适平稳，转运途中对患者影响小，适于各类患者，不受地形道路等条件限制，工具不足时可利用木板、树枝、竹竿等就地取材，临时制作。缺点是非机械化，速度慢，占用人力多，体力消耗大，气候恶劣时受影响。

2. 担架转送患者的护理

（1）患者在担架上，一般取平卧位，恶心呕吐时取侧卧位，颅脑损伤、昏迷时头偏向一侧，必要时将舌牵出，胸、肺部损伤有呼吸困难者用支架或被褥将背部垫起或半卧位。

（2）担架行进中，患者头部在后，下肢在前，以便后面的运送人员随时观察病情变化，如面色、表情、呼吸是否平稳，有无缺氧等。

（3）使用止血带的患者，应每1~2h松解1次，每次持续2~3min，松解止血带时要用力按压住出血的伤口，以防发生大出血造成休克。

（4）颅脑损伤者应注意观察双侧瞳孔是否等大等圆，对光反射是否灵敏，如有异常，并出现头痛、呕吐、颈部抵抗、心率变慢等，说明有出血或脑水肿、颅内压增高征象。

（5）担架行进途中担架员的步调要协调一致，平稳，防止摆动、颠簸。用两条保险带将患者胸部和下肢与担架固定在一起，以防摔伤。

（6）为防止压伤和褥疮发生，应每隔 3～4h 应翻身或调整体位一次，在骨突出部拍打按摩，以促进血液循环，并在该处加垫海绵、纱布等加以保护。

（7）为防止患者和担架员疲劳，途中应定时休息，并查看患者的体温、脉搏、呼吸、血压及进行必要的护理（如绷带纱布更换，注射、服药，协助患者排便，进食、饮水、调整体位等）。

（8）要注意各种管道的护理，护送插有输液管、气管插管及其他引流管道的患者，必须保持管道通畅，防止坠下、脱出、移位、扭曲、受压和阻塞。

（9）注意防雨、防暑、防寒。

（二）汽车转运患者途中的护理

1. 汽车转运患者的特点

优点：快速、机动、受气候条件影响小。

缺点：道路不平时颠簸较重，难以在行驶中实行抢救；部分患者晕车、恶心、呕吐、消耗体力而加重病情。

2. 汽车转运中的护理

（1）合理安排车辆，危重、输液、吸氧、抢救的患者乘救护车或带有急救设备的客车，轻患者用大客车或卡车，有生命危险的暂缓转送。

（2）采取正确体位，重患者取平卧位，胸部伤呼吸困难者取半卧位，颅脑损伤和呕吐者头偏向一侧，长骨骨折患者将伤肢两侧用棉垫垫好、固定，放置在合适位置。

（3）严密观察伤情，护理人员应勤问勤查，注意患者面色、表情、呼吸和呕吐物、分泌物、引流液颜色、伤口敷料浸染程度等。

（三）飞机转运患者的护理

1. 飞机运送患者的特点

优点：速度快，效率高，平稳舒适，不受道路、地形影响。

缺点：随着飞行高度的上升，空气中的氧含量减少，每升高 1 000m，氧分压下降 18～20mmHg。心肺功能不全患者会加重病情。另外，飞机的升降所带来的气压变化会使开放性气胸的患者纵隔摆动，加重呼吸困难；而腹部手术的患者则可引起或加重腹部胀气、疼痛，缝合伤口裂开。飞机的噪音、振动、颠簸亦可引起患者晕机、烦躁、恶心、呕吐等。

2. 飞机运送患者的护理

（1）患者在机中摆放的位置

大型客机：横放二排，中间留有过道。

直升机：自上而下逐层安置担架，危重患者最好放在下层以便于抢救。

休克患者：头朝机尾方向，以免飞行中脑缺血。

（2）气管插管患者，应配用雾化器、加湿器以保持空气湿润，防止气管分泌物黏稠结痂阻塞气道。及时向气管内滴入 1～2ml 生理盐水或抗生素，反复滴入吸出，以保持清洁湿润。气管插管的气囊注入气量适当减少，避免在空运中气压降低气囊膨胀压迫黏膜导致缺血坏死，待飞机着陆后再适当补充。

（3）外伤致脑脊液外漏者，因空气中气压低会增加漏出量，可用多层无菌纱布加以保护，严防逆行感染。

（4）头颅面部外伤伤及中耳及鼻旁窦者，空气可能由此进入颅腔造成气颅引起颅内感染，可向鼻腔滴入麻黄素等血管收缩剂以保持中耳腔与外界相通。

（5）昏迷眼球外露干燥患者，定时滴眼药水或覆盖纱布加以保护。

（6）保护患者所带各种导管。

（7）做好机舱内检疫消毒工作。

（四）轮船转运患者的护理与处置

1. 轮船运送患者的特点

优点：平稳、舒适、容量大。

缺点：速度慢、通道窄、噪音大、易引起晕船。

2. 轮船转运的护理

（1）危重患者不宜采用船运方式。

（2）患者批量大时应防止拥挤导致意外落水，应分类检伤，编号入舱，规定上下船路线，专人巡查。

（3）晕船者服用茶苯海明。

（4）昏迷、呕吐者头转向一侧，防止误吸窒息。

（5）保持船舱清洁，防止传染病的发生。

四、转运、搬运途中监护

（一）病情监测

1. 生命体征 包括检查瞳孔、血压、脉搏、呼吸、体温。

（1）瞳孔 瞳孔是否等大等圆、对光反射是否灵敏、是否固定、有无压眶或角膜反射等。

（2）血压 常规测量肱动脉压。如果患者双上肢受伤，应测量腘动脉压，其压力值比上肢动脉压高 20～30mmHg（2.6～4kPa）。血压过高需立即控制，血压过低说明有大量出血或休克。

（3）脉搏 测量脉率及脉律。常规触摸桡动脉，桡动脉触摸不清，提示收缩压 <80mmHg；猝死患者触摸颈动脉或股动脉；缺氧、失血、疼痛、休克时均致心率加快、变弱；心率 >120 次/分是病情严重的表现。

（4）呼吸 测量呼吸频率，深浅度和节律有无改变，有无呼吸困难，被迫呼吸体位、发绀及三凹征等。

（5）体温 用体温计测量腋下温度。观察或触摸患者肢体末梢血液循环情况，有无皮肤湿冷、发凉、发绀或花纹出现。肢端冰凉或皮肤花纹出现提示微循环不良，是休克的主要表现之一。

在进行生命体征检查的同时，可通过与患者对话判断其意识状态、反应程度等。

2. 头部体征

（1）口 口唇有无发绀，口腔内有无呕吐物、血液、食物或脱落牙齿。观察有无因误服腐蚀性液体而致口唇烧伤或色泽改变。经口呼吸者，观察呼吸频率、深浅度，口腔有无异味。

（2）鼻 鼻腔是否通畅，有无呼吸气流；双侧鼻孔有无血液或脑脊液流出，鼻骨是否完整或变形。

（3）眼 观察眼球表面及晶状体有无出血、充血，视物是否清楚等。

（4）耳 耳道有无异物，有无液体流出，听力是否正常。如有血液或脑脊液流出，则提示存在颅底骨折。

（5）面部 面色是否苍白或潮红，有无出汗。

（6）头颅 注意头颅大小、外形，头皮有无外伤。

3. 颈部体征 观察颈部外形与活动，有无损伤、出血、血肿压痛，有无颈项强直。触摸颈动脉的强弱和脉律，注意有无颈椎损伤，以及观察气管是否居中。

4. 脊柱体征 检查时，用手平伸向患者后背，自上向下触摸，检查有无肿胀或畸形。在未确定是否存在脊髓损伤的情况下，切不可盲目搬动患者，应将患者充分固定后方能检查脊柱背部。

5. 胸部体征 检查锁骨有无异常隆起或变形，有无压痛，以确定有无骨折并定位。检查胸部有无创伤、出血或畸形，两侧胸廓是否对称。双手轻轻在胸部两侧施加压力，检查有无肋骨骨折。

6. 腹部体征 观察腹部外形有无膨隆、凹陷，腹式呼吸运动情况，有无创伤、出血，有无压痛、反跳痛或肌紧张等。

7. 骨盆体征 骨盆挤压分离试验：双手分别放在患者髋部两侧，轻轻施加压力，检查有无疼痛或骨折存在。观察外生殖器有无损伤。

8. 四肢体征 检查有无畸形、伤口、肿胀或压痛等。

（二）维持呼吸功能

转运途中应加强呼吸道管理，包括吸氧、清除痰液及分泌物，保持呼吸道通畅。应用呼吸兴奋剂和扩张支气管药物，进行口对口人工呼吸或呼吸机通气。对重度气胸的患者进行穿刺排气或胸腔闭式引流。目前认为，充分吸氧保证血氧含量对预防患者发生缺氧性损伤至关重要。

（三）维持循环功能

对心跳呼吸骤停者立即给予胸外心脏按压。根据需要，可给予心电监测、电除颤、心脏起搏和药物治疗等。

（四）建立静脉通路

对抢救大出血、休克等危重患者尤为重要。应尽可能选用静脉留置针，优点是能保障快速而通畅的液体通道，妥善固定后又不易脱出或刺破血管。输入药物时护士必须执行三清一核对的用药原则，即听清、问清、看清药物的名称、剂量、浓度与医生核对，用过的空安瓿应暂时保留，以便核对。

（五）心理护理

急危重症患者普遍存在恐惧心理，因此护士应热情体贴，和蔼亲切，言语温柔，给予适当的病情介绍，以减轻或消除患者的恐惧心理。

五、转运、搬运途中的注意事项

（1）在搬运转送患者之前，要先做好患者的全身检查和完成初步的急救处理，以保证转运途中的安全。

（2）搬运行进中，动作要轻，脚步要稳，步调要一致，避免剧烈摇晃和震动。若遇脊椎受伤患者，应用硬板担架搬送，并将其身体固定在担架上。切忌一人抱胸，一人搬腿的双人搬抬法，避免加重脊髓损伤。

（3）运送患者时，随时观察呼吸、体温、出血、面色变化等情况，妥善安置患者，注意变换姿势，注意保暖。

（4）在人员、器材未准备完好时，切忌随意搬动。

 学习小结

院外急救是指在医院之外的环境中对各种危及生命的急症、创伤、中毒、灾难事故等患者进行现场救护、转运及途中监护救治的统称，是急诊医疗服务体系的重要组成部分。院外急救时必须遵守先排险后施救、先复苏后固定、先止血后包扎、先重伤后轻伤、先施救后运送、急救与呼救并重和搬运与医护一致这7条原则，正确给患者分类，采用正确的急救技术处理患者，并及时安全地转运患者，尽可能地挽救患者的生命。

思考题

1．何谓院外急救？急救原则是什么？

2．简述我国院外护理急救的主要模式。

3．简述院外护理急救的主要任务。

4．院外急救时，如何将患者分类？

5．采用不同交通工具进行患者转运时应注意什么？

（李一杰）

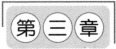

急诊科护理

学习目标

掌握：急诊科各级护理人员的工作职责及主要制度。
熟悉：急诊科的护理工作特点及主要仪器设备的管理。
了解：了解急诊科的布局及部门设置。

急诊科（Emergency Department，ED）是急诊医疗服务体系的一个重要组成部分，在社会整体医疗工作中起到重要的作用。急诊科是医院急危重症患者最集中、病种最多最复杂、抢救和管理任务最重的科室，是实施院内急救的最主要场所。急诊科工作水平的高低，直接体现了医院的管理水平和医疗护理质量。

第一节　急诊科的设置

根据卫生部的要求，500 张床位以下的医院设急诊室（emergency room），500 张床位以上的医院设急诊科。急诊科的床位数应与全院总床位数及急诊就诊总人数成正比。急诊科应位置独立、布局合理、标识醒目、设备齐全，以方便患者就诊为原则。根据急诊工作的特点，主要的设置大致如下。

一、急诊科的布局要求

1. 急诊科的位置　急诊科应独立或相对独立成区，位于医院的一侧或前部，以方便患者就诊和最大限度地缩短就诊前时间为原则。急诊科应有单独的进出口，便于车辆出入和接送患者。

2. 急诊科的平面布置　急诊科的各功能部门布局应以减少交叉穿行、减少院内感染及节省时间为原则。急诊各科室及通道要求光线明亮、空气流通、温度适宜、通道宽敞，以便于抢救、监护及观察患者。

3. 急诊科的标识　急诊科标识必须醒目、突出，有明显的指路标识，夜间应有指示灯标明急诊科位置，方便患者寻找。

二、急诊科的部门设置

1. 预检分诊室（triage room） 预检分诊室应设在急诊科的入口处，是急诊患者就诊的第一站，因此标志要醒目，室内光线要充足，面积要足够，出入要方便，便于进行预检分诊。分诊室应设有诊查台、候诊椅、对讲呼叫装置、信号灯等装置，以便及时通知医生进行抢救。备齐常用的医疗器械，如血压计、听诊器、体温计、手电筒、压舌板等，以及患者就诊登记本和常用的化验单等，另外最好有一定数量的洗手消毒设备。预检员一般由有经验的护士担任，具体负责分诊和挂号工作。对分诊的正确率要进行统计，定出相应的要求、标准。

2. 急诊诊断室（emergency consulting room） 一般综合性医院应设立内科、外科、骨科、儿科、妇产科、眼科、耳鼻喉科、口腔科、皮肤科等分科急诊室。室内除备有必要的检查用具和设备外，还需按各科特点备有急诊所需的器械和抢救物品，并做到定期清洁消毒、定期检查其功能是否完好。儿科急诊室要与成人急诊室分开设置，应设有单独的出入口，避免交叉感染。急诊诊断室的医生由专职与各科派值班医生轮流担任相结合，护士应设专职人员。

3. 急诊抢救室（emergency treating room） 又称急诊抢救大厅，是急诊科设置中最重要的部门，急、危、重症患者经分诊后立即进入抢救大厅，故抢救大厅应设在靠近急诊科的入口处，单间面积不应少于$50m^2$，便于工作人员及时实施各种抢救技术及抢救仪器的摆放和使用。门要高大，有单独的出口与急诊监护室等连接，以便搬运患者。大厅内要备有各种抢救设备、物品和急救药品，一般设抢救床 1~2 张。抢救床最好是多功能的，吊塔最好设干、湿塔，吊塔上除各种管道齐全外各种抢救设备一应俱全如：呼吸机、多功能监护仪、心电图机、除颤仪、起搏器、血糖仪、输液组、简易呼吸器等。

4. 急诊重症监护室（emergency intensive care unit，EICU） 一般紧邻抢救大厅，三级甲等医院必须设 6 张以上监护床，每张床占地面积达 15~20m^2 以上。室内设有中心监护站，床边应备有各种急救设备、物品和急救药品，由专职医护人员对危重患者进行 24 小时不间断的监护，如心血管功能、呼吸功能、肝功能、肾功能及脑压监护等，发现异常及时处理和抢救。

5. 急诊观察室（emergency observing room） 观察床位一般可按医院总床位数的5%设置。观察室患者一般留观24h，原则 3~5 天内离院，由专职医护人员负责，留院观察的对象为暂时不能明确诊断、病情危重的患者，或抢救处置后需要等候床位进一步住院治疗的患者。

6. 治疗室（therapeutic room） 治疗室包括准备室、注射室、急诊输液室，位置应设在各科诊室的中心部位。治疗室内应有无菌物品柜、配液台、治疗桌、肌内注射和静脉穿刺盘等，室内还应有空气消毒和照明设备以及脚踏式洗手池。

7. 清创缝合室清创室（operating room） 清创缝合室位置应紧靠外科诊查室，设有诊查床、清创台。清创缝合所用的各种用物，如各种消毒液、敷料、清创缝合包、洗手池、落地灯以及其他照明设备、消毒设施等。有条件的医院可同时设有急诊手术室（emergency operating room）。

8. 隔离室 隔离室应设在分诊室附近，一旦发现有传染病可疑者，应立即隔离，并通知专科医生会诊。确诊后转送专科病房或医院，并注意消毒及疫情报告。

9. 洗胃室 有条件的医院可设置洗胃室，用于中毒患者洗胃、急救，室内备有 2 台洗胃机，以备洗胃机故障时能替换进行。

10. 综合检查室 与急诊科密切相关的 X 线、B 超、CT、急诊挂号室、收费室、化验室、药房等均集中在急诊区域内，做到基本的辅助检查与处置不出急诊区便可完成。

三、急诊绿色通道

急诊绿色通道即急救生命绿色安全通道，是指对急、危、重症的患者一律实行优先抢救、优先检查和优先住院的原则，医疗相关手续按情补办。在我国目前医疗人力资源相对不足的情况下，建立急救绿色通道更能及时有效地抢救患者。进入急救绿色通道的患者范围，原则上所有生命体征不稳定和预见可能危及生命的各类急、危、重患者均应纳入急救绿色通道，但具体把那些患者纳入急救绿色通道各医院有所不同，应根据医院的医疗人力资源、医疗配置、医疗水平、急救制度、患者结构等因素而定。

1. 急救绿色通道的硬件要求

（1）方便有效的通讯设备 根据地区不同情况，选用对讲机、有线或移动电话、可视电话等通讯设备，设立急救绿色通道专线，不间断地接收院内、外的急救信息。

（2）急救绿色通道流程图 在急救大厅设立简单明了的急救绿色通道流程图，方便患者及家属快速进人急救绿色通道的各个环节。

（3）急救绿色通道的醒目标志 急救绿色通道的各个环节，包括预检台、抢救通道、抢救室、急诊手术室、急诊化验室、急诊药房、急诊影像中心、急诊留观室和急诊输液室等均应有醒目的标志，可采用绿色或红色的标牌和箭头。

（4）急救绿色通道的医疗设备 一般应备有可移动的推车或床、可充电或带电池的输液泵、常规心电图机、多功能（心电、血压、经皮血氧饱和度等）监护仪、固定和移动吸引设备、气管插管设备、除颤起搏设备、简易呼吸囊、面罩、机械通气机等。

2. 急救绿色通道的人员要求

（1）急救绿色通道的各个环节 24h 均有值班人员，随时准备投入抢救，并配备 3~4 名护士协助工作。院内急会诊 10min 内到位。

（2）急救绿色通道的各环节人员均应能熟练胜任各自工作，临床人员必须有两年以上的急诊工作经验。

（3）急救绿色通道的各环节人员应定期进行座谈，探讨出现的新问题及解决办法，不断完善急救绿色通道的衔接工作。

（4）设立急救绿色通道抢救小组，由医院业务院长领导，包括急诊科主任、护士长和各相关科室领导。

3. 急救绿色通道的相应制度

（1）急救绿色通道的首诊负责制 由首诊医护人员根据病情决定启动急救绿色通

道，通知相关环节，并及时报告科主任和护士长或相关院领导，科主任和护士长应随叫随到，组织抢救工作。首诊医护人员在绿色通道急救要随时在场并作好各环节的交接，在适当的时候由患者家属和陪同人员补办医疗手续。

（2）急救绿色通道记录制度　纳入急救绿色通道的患者应有详细的登记，包括姓名、性别、年龄、住址、就诊时间、陪护人员及联系电话、生命体征和初步诊断等。患者的处方、辅助检查申请单、住院单等单据上须加盖"急救绿色通道"的标志，保证患者抢救运输的畅通。

（3）急救绿色通道转移护送制度　首诊医护人员在转移急救绿色通道患者前必须电话通知相应环节人员，途中必须有急诊科首诊医护人员陪同并有能力进行途中抢救，交接时应明确交代注意事项和已发生或可能发生的各种情况。

（4）急救绿色通道备用药管理制度　急诊科应备有常规抢救药物，并有专门人员或班次负责保管和清点以保证齐全可用。抢救急救绿色通道患者时可按急需先用药，后付款。

第二节　急诊科的管理

一、急诊科的人员管理

急诊科是医院临床学科的一级科室，应根据各医院的急诊任务轻重及医院人员总编制情况确定急诊科的编制。一般人员编制包括：主任、副主任、主任医师、急诊专业医师、医技人员和科护士长、护士长及急诊专业护士。根据需要配备一定数量的导诊人员及保洁员。急诊医师必须具有 3 年以上的临床经验，责任心强，服务态度好，经医务处（医教部）审核后方可参加急诊工作。凡值急诊班的医师应做到服从急诊科领导，随叫随到，能够及时参加急诊抢救工作，进修医师和实习医生不得单独值急诊班，实行急诊医师轮转的急诊科（室）应以半年至 1 年轮转为宜，急诊护士应具有一定的临床经验，且专业知识扎实、技术熟练、责任心强、具有团队精神。要注意新老搭配，保证急诊科医疗护理专业结构的合理性和工作的连续性，保证急诊工作质量。

二、急诊科的设备管理

（一）贵重仪器及设备的管理

现代化的急救监护设备在急诊工作中发挥着越来越重要的作用，而相应的使用规则和管理也趋于完善。使仪器处于 100% 的完好状态，既充分发挥仪器设备的功能，又能延长使用寿命，是急诊护理管理的目标。

1. 仪器的管理要求

（1）医院医疗设备处对急诊科设备在计算机中应有明细账。急诊科也有分账户，记录要清楚、符合。尤其对万元以上设备均有摄影贮存。

（2）除科护士长负责管理外，另设一名总务护士负责管理清点、联络检修、定时维修等事宜。

（3）各室的仪器设备做到定位、定人、定时、定班负责经常清洁检测，如有损坏立即报告，以便及时排除故障，使之保持在随时备用状态。

（4）所有仪器设备均应制定出仪器操作规程，写出书面卡挂在仪器旁，以便于操作使用。

（5）操作人员应经过培训，正确掌握使用方法、适应证注意事项。未经过培训的人员不得随意使用仪器。

2. 仪器的维修和保养

（1）医院的仪器修理室定人、定科、定型、定期的负责维修和保养。

（2）科室如有仪器故障，由总务处主要负责联络，修理人员到科室或送到修理室进行检修。

（3）检修后的仪器必须工作正常后方可投入使用。

（4）保养要做到"五防一上"：防潮、防震、防热、防尘、防腐蚀，定期上油。

（二）消耗品和固定设施的管理

1. 消耗医疗用品的管理

由于急诊患者的质和量是不可预测的，所以消耗性物品的领取也是不可预测的。鉴于这种特点要做到：

（1）采取整分合的原则。采取基本基数科内固定，各急诊单元以各自任务的侧重不同领取相应物品并固定基本数量，一旦某单元物品不够。其他单元可集中起来支援，以利抢救。

（2）总务护士到供应科领取和保管物品。每天下午负责各急诊单元的物品发送工作，并登记。

2. 固定设施的管理 固定设施主要指急诊的木制物品、管道系统、电路系统等，为保证工作正常运转，做好这部分物品管理很重要。

（1）各单元的主班负责每天检查管道系统的正常与否，对中心氧气和负压吸引管道的检查尤为重要。

（2）如有异常通知总务护士，让相关科室来及时检修。

（3）要定期维修和更新。

三、急诊科的主要制度

（一）预检分诊制度

（1）急诊预检分诊必须由熟悉业务知识、责任心强、临床经验丰富、服务态度好的护士担任。

（2）预检护士必须坚守工作岗位，临时因故离开时必须由护士长安排能胜任的护士替代。

（3）预检护士应热情主动接待每一位前来就诊的患者，简要了解病情，重点检查体征，并进行必要的初步检查及化验并记录，尽量予以合理的分诊，遇有分诊困难时，可请有关医生协助，以提高预检分诊质量。

（4）根据患者病情轻重缓急，安排病情危重者优先就诊。遇有急、危、重伤患者应立即通知有关科室值班医生作紧急处理；然后补办就诊手续。

（5）遇有严重工伤事故、交通事故及其他突发事件、大批伤病员来院，应立即通知护士长、科主任及医务科组织抢救工作。对涉及刑事、民事纠纷的伤病员，及时向有关部门报告。

（6）注意传染病的预检，对患传染病的患者或疑似传染病者均应到隔离室就诊，以防交叉感染与传染病的扩散，并做好传染病的登记工作。

（7）掌握急诊就诊范围，对患者及家属做好解释工作，对婴幼儿、老年患者应酌情予以照顾。

（二）急诊科工作制度

（1）对急诊患者的诊断、紧急处理等应有高度的责任感，认真严肃。迅速准确。避免发生各科室互相推诿现象。

（2）急诊室内各分科诊疗室的一切物品必须做到"五定一保持"，即定时核对、定人保管、定点放置、定数量、定期消毒，保持良好的备用状态。

（3）急诊工作人员必须坚守岗位，随时准备抢救患者，如需暂时离开，必须告知有关人员。非固定在急诊室的其他各科急诊值班医生，每天接班后应到急诊室签到，并注明所在地点，便于一呼即到。若需离开固定地点，应随时将去向通知急诊室值班护士。

（4）急诊科护士在治疗时应严格查对，按医嘱中所要求的药品名称、剂量、用药途径进行治疗，严防差错事故发生。

（5）严格执行交接班和查对制度。对急诊观察患者，应床旁交班，避免将处理未毕的事项交他人处理，遇特殊情况必须离开时，应交代清楚。

（6）对传染病或疑似传染病的患者，应按消毒隔离制度执行。

（7）做好急诊室的各项统计工作。

（三）首诊负责制度

（1）凡第一接待急诊患者的科室和医师称为首诊科室和首诊医师。首诊医师发现涉及他科或确系他科患者时，应询问病史、进行体检，写好病历，并进行必要的紧急处理后，才能请有关科室会诊或转科，不得私自涂改科别，或让患者去顶检处改科别。

（2）凡遇有多发伤、跨科疾病或诊断未明的患者，首诊科室和首诊医师首先承担主要诊治责任，并负责及时邀请有关科室进行会诊，在未明确收治科室前，首诊科室和首诊医师应负责到底。

（3）如患者确需转科，且病情允许搬动对，由首诊科室和首诊医师负责联系安排。如需转院，且病情允许搬动时，由首诊医师向医务处汇报，落实好接收医院后方可转院。

（4）涉及两科以上疾病患者的收治，由急诊科组织会诊或由医务科协调解决，各科室均应服从。

（四）急诊抢救室制度

（1）急诊抢救室是抢救危重患者的场所，设备应齐全，制度应严格，做到能随时投入抢救工作。抢救中有关各科室必须积极配合。患者需转入病房时，应及时接纳，严禁推诿。急诊抢救室有呼救权和转诊权。

（2）各类仪器保证性能良好，随时备用。急救室物品一律不准外借，值班护士每班交接，并有记录。

（3）参加抢救的医护人员要严肃认真，动作迅速而准确。抢救过程中的指挥者应为在场工作人员中职务最高者；医师、护士在场时应以医师指挥为主。各级人员必须听从指挥，既要分工明确，又要密切协作。

（4）抢救工作中遇有诊断、治疗、技术操作等方面困难时，应及时请示上级医生，予以迅速解决。一切抢救工作应做好记录，要求准确、清晰、扼要、完整，并且必须注明执行时间。

（5）医师和护士密切配合、共同完成所担负的任务。口头医嘱要求准确、清楚，尤其是药物的使用，如药品名称、剂量、给药途径和时间等。护士在执行口头医嘱前要求复述一遍，避免有误，并及时记录在病历上，事后由医师补写医嘱及补开处方。

（6）各种急救药物的安瓿、输液空瓶、输血空瓶等均应集中放在一起，以便统计与查对，避免医疗差错。

（7）遇有大批患者需同时进行抢救时，应立即报告科主任及院领导，以便及时组织抢救。

（8）患者经抢救后，应根据情况留在监护室或观察室进一步处理，待病情稳定后送有关科室继续治疗，护送患者前应电话通知接收单位。

（9）急诊抢救室除工作人员外，一切非工作人员未经许可禁止入内。急诊抢救室的物品使用后要及时清理、补充，保持整齐清洁。

（10）对已出院治疗的急救患者要定期追踪随访，不断总结抢救经验。

（五）急诊留院观察制度

（1）留院观察对象

①病情需要住院，但无床位且一时不能转出，病情允许留院观察者。

②不能立即确诊，离院后病情有可能突然变化者。

③某些病症如高热、哮喘、腹痛、高血压等经治疗后需暂时观察疗效者。

④其他特殊情况需要留院观察者。

（2）传染病、精神患者不予留院观察。

（3）快走留院观察的患者。由接诊医师通知观察室护士和医师。对危重患者，接诊医师应当面向观察室护士和医师详细交代病情。

（4）留院观察患者必须建立病历，负责观察室的医师应及时查看患者，下达医嘱，及时记录患者病情变化及处理经过。

（5）值班护士应及时巡视病房，按医嘱进行诊疗护理并及时记录，患者病情变化时及时向值班医师报告。

（6）对于危重患者，值班医师应及时向患者家属交代病情，取得家属的理解，必要时需请家属签字。

（7）值班医师和护士下班前应巡视一遍患者，对危重患者要做好床头交班，并写好交班记录。

(8) 留院观察时间视患者病情而定，一般为24h，最多5天，特殊情况例外。对可以离院的患者，医护人员应及时动员其离院。

(9) 留院观察患者离院时，值班医师需开好诊断证明、处方，并详细交代注意事项。值班护士须向患者交代清楚出院手续。

（六）急诊监护室工作制度

(1) 急诊监护室是抢救并监护危重患者的场所，必须保持清洁、安静，非有关人员未经批准不得入内。

(2) 监护室的急救仪器、监护设备要按操作规程使用。使用前要熟悉仪器性能和注意事项，使用后应妥善保管，并定时检查维护。

(3) 监护室的急救药品、物品、仪器一律不得外借，以免影响抢救工作。贵重仪器要建立使用登记卡，遇有故障要迅速报告护士长及科主任，并通知专业人员进行检修。

(4) 监护室值班医护人员对监护的患者，要按时详细认真地进行交班工作，每班要有详细书面记录。护士应严格按医嘱对危重患者进行监护，发现病情变化及时报告医师。

(5) 监护人员在工作中不得擅离职守，如需暂时离开必须有人替换。

（七）急诊医嘱处理常规

由于急诊多为急、危、重患者，病种多，抢救工作量大，在处理患者时临时医嘱多，口头医嘱多，所以护士在执行医嘱时要严格遵守相关规定，以免发生差错事故。

(1) 一般急诊医嘱处理，急诊患者就诊时间不集中，流动性大，所以护士在工作中要严格执行"三查七对"制度。护士执行医嘱后，应及时签名，注明执行时间，并观察执行医嘱后患者病情变化。对非抢救患者，护士不执行口头医嘱。

(2) 抢救时医嘱处理，抢救患者时，为争取时间，医生以口头形式下达医嘱，为确保准确无误，护士听到口头医嘱后应复述一遍，并将准备的药品或物品与第二人核对，确信无误后，方可使用。如现场抢救无法做到与第二人核对，护士应将各种药物的安瓿、输液空瓶、输血空袋等用完后暂行保留，以便统计与查对。

（八）出诊抢救制度

(1) 凡接到所承担区域内呼救信号时，应由急诊科派出救护车奔赴现场抢救。

(2) 抢救车内应配备急救箱、必要的抢救仪器，有条件者应配备心电监护等装置。出诊医生、护士、担架员随车出诊。

(3) 根据患者情况就地抢救或运送途中抢救。

（九）涉及法律问题的伤病员处理制度

(1) 对于自杀、他杀、交通事故、殴斗致伤及其他涉及法律问题的伤病员，医护人员应本着人道主义精神，积极救治，同时应增强法制观念，提高警惕。

(2) 预检护士应立即通知急诊科主任、医务处，并上报公安部门。

(3) 病历书写应实事求是、准确清楚，检查应全面仔细，病历要注意保管，切勿遗失或被涂改、毁损。

（4）开具验伤单及诊断证明时要实事求是，并经上级医师核准。对医疗工作以外的问题不随便发表自己的看法。

（5）若是服毒患者，须将患者的呕吐物、排泄物留下进行毒物鉴定。若是昏迷患者，需与陪送者共同检查其财产，有家属在场时应交给家属（要有第三人在场），若无家属由值班护士代为保管，但应同时有两人签写财物清单。

（6）涉及法律问题的伤病员在留院观察期间，应有家属或公安人员陪守。

（十）急诊科护理管理质量控制标准

（1）急诊分诊准确率达90%。

（2）留院观察患者确诊率达90%。

（3）基础护理合格率>90%。

（4）护理技术操作合格率>95%。

（5）急诊病历和护理记录合格率>95%。

（6）急救器材、药品齐备，完好率100%。

（7）常规物品消毒合格率100%。

第三节 急诊科的护理

一、急诊科护理的工作特点

1. 发病急骤、时间性强 需急救的患者多为遭受突发意外伤害、突然发病或病情突变者，其病情急、危、重且变化迅速。及时进行有效的救护是抢救成功的关键。这就要求护士要有高度的责任感和敬业精神，分秒必争，迅速处理，争取抢救时间。

2. 随机性大、可控性小 急诊患者的就诊时间、就诊人数、病种及其危重程度均很难预料，尤其是遇到意外伤害，如交通事故、灾害、传染病、急性中毒事件等，患者常集中就诊。因此，抢救设备、药品随时处于备用状态，要求急诊护士必须具有应急、应变能力，完善各种应急措施，以使失误减少到最小。

3. 病谱广泛、专业性强 急诊患者疾病谱广泛、病种复杂，病情危、急、重，尤其是疑难病例及复合伤常常涉及多系统、多脏器、多学科的护理知识及技能，因此只有自我素质高，护理技术强，跨学科、跨专业领域知识水平较高的护理人员，才能胜任急诊工作。

4. 向心拯救、多方协作 由于急诊患者疾病谱广泛，往往需要多个学科的协调参与。急、危、重症患者抢救时需要数名医护人员甚至是数科医护人员共同完成抢救任务；此外，灾难医学中的一些情况发生时，如空难、水灾、地震及某些群体发病时，数量多，病情重，需要医院、公安、交通、消防等多个部门协同完成，以合理分流疏散，尽快转运，提高医疗机构的利用率。避免因延误病情导致伤残、死亡。这就要求急诊护士有高度协作精神，懂得协调艺术。

5. 任务繁忙、责任重大 急诊工作的服务对象是需要快速救护处置的危重、急症患者，急诊医护人员长期处在紧张繁忙的环境中，劳动强度大、精神高度紧张，因而要求选派技术水平高、身体健康、操作敏捷的医护人员担任。

6. 连续工作、服务性强　急诊科周而复始、连续不断的工作方式使患者随时可以获得医护帮助。急诊科是向广大患者开放的医疗工作第一线，是医院的窗口，社会接触面广，医疗中常涉及多种社会因素，而且易成为新闻热点，被公众关注。这就要求急诊医护人员要有很强的组织纪律性和明确的岗位责任制。尤其是护士，要重视与患者及其家属的沟通与交流，懂得心理护理的艺术，使患者满意的同时也为医院带来良好的社会效益。

二、急诊科护理的工作流程

完善急诊护理工作流程是加强急诊护理内涵建设、完善急诊医疗体系的一个重要内容，包括急诊接诊、分诊、急诊护理处理三个方面，这些环节紧密衔接，构成了急诊护理工作流程的基本程序。设置学科、高效的急诊护理工作流程，可以使急诊护理管理工作达到规范化、标准化、程序化，最大限度地降低急诊患者的伤残率、死亡率。

（一）急诊接诊

1. 急诊接诊是指医护人员对到达医院急诊科的急诊患者，以最短的时间，用最精湛的医学技术，迅速对患者的病情做出一个较明确的判断。要求预检护士要热情接待，将患者迅速接诊到位。主要通过自己的眼、耳、鼻、口、手等感觉器官诊查及观察患者的症状、体征，从而判断病情，以便快速予以救治。

2. 急诊分诊分诊是急诊护理工作中重要的专业技术，所有急诊患者均要通过预检分诊护士的分诊后，才能得到专科医生的诊治。如果分诊错误，则有可能延误抢救治疗时机，甚至危及患者的生命，因此要求急诊预检分诊护士，必须由熟悉业务、责任心强的护士来担任。

（1）分诊定义　分诊是指根据患者主诉及主要症状和体征，分清疾病的轻、重、缓、急及隶属专科，进行初步诊断，安排救治程序及分配专科就诊的技术。

（2）分诊方法　简要了解病情，重点观察体征，除注意患者的主诉外，要用眼、耳、鼻、手进行辅助分析判断。用鼻去闻，有无异样的呼吸气味，如酒精味、烂苹果味、大蒜味。用耳去听，听患者的呼吸、咳嗽有无异常的杂音；用眼去看，看患者的面色，有无苍白、发绀、颈静脉怒张。用手去摸，测脉搏，可了解心率、心律及周围血管充盈度；可探知体温，毛细血管充盈度；触疼痛部位，可了解疼痛范围及程度。

（3）病情等级　分清患者的轻、重、缓、急，决定就诊次序，可以使患者都得到及时救治。一般在分诊时将患者分成Ⅳ级。

Ⅰ级：危急症，如果得不到紧急救治，很快会危及生命，如心跳呼吸骤停、剧烈胸痛、持续严重心律失常、严重呼吸困难、重度创伤大出血、中毒、老年复合伤等。

Ⅱ级：急重症，有潜在危及生命的可能，如心脑血管意外、严重骨折、腹痛持续36小时以上、突发剧烈的头痛、开放性创伤、儿童高热等。

Ⅲ级：亚紧急症，一般急诊急性症状不能缓解的患者，如高热、寒战、呕吐、闭合性骨折等。

Ⅳ级：非紧急症，可等候，如轻、中度发热、皮疹等。

（二）急诊处理。

1. 一般急诊患者处理 由分诊护士送到相关科室就诊，视病情分别将患者入住专科病房、急诊观察室或带药离院。病情复杂难以确定科别的，按首诊负责制度处理。

2. 危重患者处理 病情危急的患者立即送入抢救室进行紧急抢救，之后进入急诊重症监护病室进行治疗。在紧急情况下，在医生来到之前，抢救护士可酌情予以急救处理，如吸氧、建立静脉通道、心肺脑复苏、吸痰、止血等。凡是抢救患者都应有详细的病历和抢救记录。病情平稳允许移动时，可转入病房；不稳定者可入监护室继续抢救；需要手术者，应通知手术室作准备，不能搬动的急需手术者，应在急诊手术室进行，留监护室继续抢救治疗。

3. 成批伤病员处理 遇有成批伤员就诊及需要多专科合作抢救的患者，应通知上级部门，协助调配医护人员参加抢救，复合伤患者涉及两个专科以上的，应由病情最严重的科室首先负责处理，其他科室密切配合。

4. 患者转运处理 对急诊患者需要辅助检查、住院、转 ICU、去急诊手术等。途中均应有医护人员陪送监护，并做好交接记录。

5. 患者的生化检查 均统一由护工送检。需作 X 线、B 超、CT 等检查应有专人陪送。

6. 严格执行各项制度 严格执行床边交接班制度、查对核对制度、口头医嘱复述制度、伤情疫情报告制度。

三、急诊护理人员的工作职责

（一）急诊护士长工作职责

（1）在护理部主任、急诊科主任领导下，负责本科室护理行政工作及业务管理工作。

（2）制定急诊科的护理工作目标、工作计划，检查护理质量，按期做好总结，并向科领导和护理部汇报工作情况。

（3）组织安排、督促、检查护理人员配合医生做好急诊抢救工作。

（4）检查督促护理人员认真执行各项规章制度和技术操作规程，复杂的技术要亲自操作或指导护士操作，把好质量关。

（5）加强对护理人员的业务训练，提高急诊抢救的基本知识和技术水平，并负责实习、进修人员的教学工作。

（6）督促护士及保洁员保持环境卫生，做好消毒隔离工作，防止交叉感染。

（7）各类物品、仪器和药品的管理，做到有计划领取、定点放置、定人保管，并经常检查补充、消毒更换。

（8）做好护理人员的职业道德教育，加强护士的责任心，提高护士职业素质和服务质量。

（二）总务护士长工作职责

（1）在护士长领导下，负责急诊科的管理及各项物资保管工作。

（2）协助护士长做好每日各班物品的发放工作，并负责急诊科各种物品的请领、报损和补充工作。

（3）负责护士更衣室、休息室被单、工作服清洁、更换工作，负责患者被服清点工作。

（4）负责抢救器械、物品的检查补充工作，保持各种器械物品处于良好的工作状态。

（5）负责消毒器械、空气培养登记及月底工作量统计工作。

（三）预检护士工作职责

（1）预检是接待患者的第一站，必须做到主动、和蔼、热情、耐心。

（2）对患者进行预检分诊要按规定进行，做到：一问、二看、三检查、四分诊、五请示、六登记，并做到仔细耐心、迅速准确。

（3）合理安排就诊顺序，既要照顾到先后次序，又要分清轻重缓急，并做好预检分诊登记。对于急、危、重患者应立即启动绿色通道。可疑传染病，应隔离就诊。

（4）遇特殊情况，如大批伤员、中毒患者来就诊，涉及法律问题的伤病员前来就诊时，对患者快速检伤、分类、分流处理，并立即报告上级部门。

（5）保证预检处物品的检查、消毒、供应工作。

（四）抢救室护士工作职责

（1）对急诊患者应做到以下几点：

①听到救护车警笛声，立即出门迎接，并向随车医生和家属了解患者的病史和症状。

②如系危重患者，直接护送患者到抢救室。

③立即通知值班医师，在值班医师未到之前，遇特殊危急患者根据抢救预案，可行必要的急救处理，随即向医师报告

④准备急救所需器材、物品、药品，在急救过程中，应迅速准确地协助医师进行抢救工作。

（2）负责内、外科及专科患者的抢救、治疗、护理工作，并负责监护患者的病情观察、治疗和护理工作。

（3）负责抢救室各种抢救仪器、药品、物品、抢救包的检查、清点、整理、清洁消毒和补充工作。

（4）负责各种消毒液的更换配制，各种皮试液配制和揩手毛巾的更换消毒工作。

（5）患者需要急诊手术者，应提前通知手术室并做好手术前准备。

（6）做好抢救文书记录，并妥善保管。

（五）观察室护士工作职责

（1）向患者及家属解释留院观察的必要性，介绍观察室的环境与规章制度。

（2）在对留院观察患者进行护理治疗时，认真执行查对制度，严格无菌操作。

（3）经常巡视观察室，了解患者的治疗、护理、心理及饮食情况。严密观察和记录留院观察患者的病情变化，发现异常及时报告。

（4）加强危重患者的基础护理工作。认真进行口腔护理、会阴护理及皮肤护理。

（5）对插有导管的患者，如导尿管、胃肠减压管、输液管等，应经常检查导管的

通畅性，并观察引流液的量和性质，发现异常及时处理。

（6）对患者死亡或为传染病患者离室后所用的物品应按消毒隔离常规处理。

学习小结

　　急诊科是诊治急、危、重症患者的重要场所，一切医疗护理过程以"急"为中心。对病情紧急的患者及时诊治、处置，对危重患者，应立即进行及时有效的抢救。对患者实行分科式急诊，并实行集中式抢救、监护、留观察，好转或病情稳定后酌情决定送院内相应的科室进一步治疗。

　　急诊科护理工作任务繁重，具有患者集中、疾病谱广和突发性特点，应健全岗位职责、规章制度和技术操作规范。要做到评估、诊断、计划、实施、评价的顺利进行，提高救护质量，同时运用有效的交流方式，加强沟通，建立良好的护患关系。

思考题

1. 简述急诊科护理工作的特点与任务。
2. 在分诊过程中如何进行资料收集与处置？
3. 你认为如何将护理程序应用于急诊护理工作中？

（范海燕）

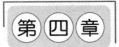

重症监护病房的管理与护理

学习目标

掌握：ICU的概念及护理工作。
熟悉：重症监护技术。
了解：ICU的发展史和ICU建设要求。

第一节 ICU 概述

一、概念

ICU（intensive care unit）译为重症医学科、重症加强治疗病房、重症监护病房、加强医疗病房，是重症医学学科的临床基地。对由各种原因导致一个或多个器官与系统功能障碍危及生命或具有潜在高危因素的患者，及时提供系统的、高质量的医学监护和救治技术，是医院集中监护和救治重症患者的专业科室。ICU 应用先进的治疗设备与技术诊断，对病情进行连续、动态的定性和定量观察，并通过有效的干预措施，为重症患者提供规范的、高质量的生命支持，改善生存质量。重症患者的生命支持技术水平，直接反映医院的综合救治能力，体现医院整体医疗实力，是现代化医院的重要标志。

二、ICU 的发展史

ICU 的思想源于护理先驱南丁格尔，在 1854～1856 年间的克里米亚战争中，她将重伤员进行集中救护，发现病死率明显下降。1863 年她撰文中写道："在小的乡村医院里，把患者安置在与手术室相通的小房间，直至患者恢复或至少从手术的即时影响中解脱，这种情况已不鲜见。"南丁格尔把重症患者集中起来进行救治，提高治疗效果和降低死亡率的理念奠定了 ICU 发展的基础。二次世界大战中大量战伤和失血性休克的抢救，促使欧洲各地纷纷建立创伤中心和休克病房，使创伤和休克的基础研究与临床治疗获得巨大发展，形成了早期的外科 ICU（SICU）。1952 年夏季，丹麦首都哥本哈根流行脊髓灰质炎，很多患者延髓性呼吸麻痹，当时，呼吸肌麻痹就意味着死亡，哥本哈根医学院附属医院的医生们尝试通过借助建立人工气道和人工通气的方法救活了即将死亡的患者，随后他们就把重症患者集中起来，组织动员了大量医护人员和医疗资源，集中对呼吸衰竭的患者进行加强监护和治疗，使得患者的死亡率显著下降，这是世界上最早的用于监护呼吸衰竭患者的"监护病房"。救治效果的改善，提高了人们对 ICU 重要性的认识，促进了 ICU 在临床的推广。20 世纪 60 年代初，北美由于冠心病急性心肌梗死发病率和死亡率的增高，为现代 ICU 的建立提供了客观需要。随着电子工业的飞速发展以及监护仪器和新诊断设备的问世，促使许多医院建立了专门对急性心肌梗死患者实施心电图监测和血流动力学监测的病房，称为 CCU（coronary care unit or cardiac care unit）同时，外科学、麻醉学的发展尤其是心脏直视手术的开展，使得大手术后对患者的脏器功能必须进行监测和支持，即成立了外科 ICU。随着科学技术的迅速发展和医学专业的详细分工，各个临床专科相继建立专业特色的 ICU。

我国的 ICU 起步较晚，发展较为缓慢。20 世纪 70 年代有少数几所教学医院设立了冠心病监护室或心脏病监护病房。1982 年北京协和医院成立了手术后 ICU，属于外科系统管理，1984 年正式成立了作为独立专科的综合性 ICU。1997 年 10 月中国危重病学会在北京成立，2008 年被国家批准为标准二级学科。我国卫生部发布的等级医院评审条款中明确将 ICU 的建立定为标准之一。随着我国经济的发展和科学技术的进步，社会及人们生存健康需求的增加，ICU 必将发挥更大的作用。

三、ICU 的分类

ICU 大体划分为综合性 ICU 和专科性 ICU 两种类型。

（一）综合性 ICU

又称重症医学科。是临床二级学科，属于医院独立的医疗单元，我国要求三级和有条件的二级医院要设立综合性 ICU。是医院内唯一跨学科集中人力物力对危重患者集中监护，治疗的场所。其特点是集中有限的仪器设备和经过集中专门训练的医护人员，为急危重患者得到高质量的治疗和护理。

（二）专科性 ICU

是为各专科设置的 ICU，隶属各专业科室负责。承担着本专科危重患者监测、治疗和护理的任务。如：内科 ICU、外科 ICU、儿科 ICU、新生儿 ICU、妇产科 ICU、神经内科 ICU、神经外科 ICU、心血管内科的 CCU、呼吸内科的 RICU。

四、ICU 建设

（一）ICU 的位置

ICU 病房应在特殊的地理位置，与患者来源最多的科室相邻近，方便重症患者转运、检查、治疗的区域。专科 ICU 则应设立在本专科病房内。还应考虑与主要的相关科室如化验室、手术室、血库、急症室、放射科、电梯相邻近。在横向设计无法实现接近时，楼上楼下的纵向接近也可以。最好设置在病房楼的高层以减少污染和更好的通风。

（二）ICU 病房要求

ICU 病房建筑装饰遵循不产尘、不积尘、耐腐蚀、防潮防霉、容易清洁和符合防火要求的原则。病房设计应为多张床位的开放式大房间和单间两种。患者床周围有充足的空间，方便医护人员对患者进行各种操作、检查、质量和抢救，每床占地面积为 $15 \sim 18m^2$，床间距不少于 1.5m，床头离墙的距离保留 50cm，便于急救如气管插管，还应配有负压隔离病房 1~2 间，在人力资源充足的条件下可多设计单间，单间面积为 $18 \sim 25m^2$，单间的设立可有效减少交叉感染的机会和患者之间的干扰，利于患者康复。具备良好的通风和采光条件，有条件者最好装配空气净化系统，可将经过过滤的空气以合理的气压分布和气体流向送进病房，独立控制病室内温度（24 + 1.5）℃和湿度 55%~65% 左右。病房内安装足够的感应式洗手设施和手消毒装置，便于床旁操作，防止交叉感染。有合理的人员流动和物流在内的医疗流向，最好通过不同的进出通道实现，以最大限度减少各种干扰和交叉感染。除了患者的呼叫信号、监护仪器的报警声外，电话铃声、打印机等各种仪器发出的声音等均属于噪音。在不影响正常工作的情况下，这些声音应尽可能减少到最小。根据国际噪音协会的建议，ICU 白天的噪音最好不要超过 45dB，傍晚 40dB，夜晚 20dB。地面覆盖物、墙壁和天花板应该尽量采用高吸音的建筑材料。建立完善的通讯系统、网络与临床信息管理系统、广播系统。

（三）ICU 规模

ICU 的病床数量根据医院等级和实际收治患者的需要，一般以医院病床总数的 2%~8% 为宜，可根据实际需要适当增加。每个 ICU 管理单元以 8~12 张床位为宜，过多不便管理，交叉感染的几率大，过少则造成人员浪费。床位使用率 65%~75% 为宜，超过 80% 则表明 ICU 的床位数不能满足医院的临床需要，应该扩大规模。

（四）ICU 设备

1. ICU 必配设备

（1）每床配备完善的功能设备带或功能架，提供电、氧气、压缩空气和负压吸引等功能支持。每张监护病床装配电源插座 12 个以上，氧气接口 2 个以上，压缩空气接口 2 个和负压吸引接口 2 个以上，各管道接口颜色与口径要有区别，以免误接。医疗用电和生活照明用电线路分开。ICU 最好有备用的不间断电力系统（UPS）和漏电保护装置。配备床旁监护系统，进行心电、血压、脉搏血氧饱和度、有创压力监测等基本生命体征监护。为便于安全转运患者，每个 ICU 单元至少配备便携式监护仪 1 台。配备适合 ICU 使用的病床及防压疮气垫。

（2）三级医院的 ICU 应该每床配备 1 台呼吸机，二级医院的 ICU 可根据实际需要配备适当数量的呼吸机。每床配备简易呼吸器（复苏呼吸气囊）。为便于安全转运患者，每个 ICU 单元至少应有便携式呼吸机 1 台。输液泵和微量注射泵每床均应配备，其中微量注射泵每床 2 套以上。另配备一定数量的肠内营养输注泵。

（3）其他设备　心电图机、血气分析仪、除颤仪、血液净化仪、连续性血流动力学与氧代谢监测设备、心肺复苏抢救装备车（车上备有喉镜、气管导管、各种接头、急救药品以及其他抢救用具等）、体外起搏器、纤维支气管镜、电子升降温设备等。医院必须备有足够的设备，随时为 ICU 提供必需的床旁 B 超、X 光、生化和细菌学检查等仪器设备。

2. ICU 选配设备

除上述必配设备外，有条件者，视需要可选配以下设备：简易生化仪和乳酸分析仪、闭路电视探视系统，每床一个成像探头、脑电双频指数监护仪（BIS）、输液加温设备、胃黏膜二氧化碳张力与 pHi 测定仪、呼气末二氧化碳、代谢等监测设备、体外膜肺（ECMO）、床边脑电图和颅内压监测设备、主动脉内球囊反搏（IABP）和左心辅助循环装置、防止下肢 DVT 发生的反搏处理仪器、胸部震荡排痰装置。

（五）人员配置及要求

ICU 工作人员的数量和专业取决于 ICU 的类型和规模，必须掌握重症医学知识和基本操作技术、具备独立工作能力的专职医护人员，才能完成紧张而繁重的救治任务。

1. 医生 ICU 医生与病床数之比 0.8～1∶1，有主任医师、副主任医师、主治医师及住院医师等不同层次的人员。ICU 主任应具有主任医师职称，除负责 ICU 的业务和管理工作外，还应具有较高水平的科研能力，以提高 ICU 的科研和救治水平。ICU 医生经过严格的专业理论、急救技术及规范化知识培训，掌握重要脏器和系统的病理、生理以及药理知识，掌握特殊监测技术，如心肺复苏术、人工气道的建立与管理、血流动力学监测、机械通气技术、动静脉置管技术和胸、腹穿刺术等。

2. 护士 ICU 护士与病床数比为 2.5～3∶1（有的发达国家已达 5～7∶1），其中副主任护师或主任护师一名，主管护师、护师、护士三者的人数比例为 1∶2∶3，护士长 1～2 名，负责病房护理管理工作。ICU 护士应正规护士学校毕业并从事临床护理工作 2 年以上，或经过至少 6 个月以上 ICU 培训者。ICU 护士的素质要求：具有爱岗敬业、有强烈的责任心和奉献精神，具有勤于思考、动作敏捷、冷静沉着，有独立工作和应急处理问题的能力和良好的身体素质。善于继续学习，更新知识，有一定的外语基础和心理学知识，能与患者进行非语言交流，能通过患者的肢体语言来观察其需求。有较高的业务技术水平，能熟练掌握气管插管、心肺脑复苏、深静脉置管和监测技术，正确使用呼吸机、电除颤仪、临时心脏起搏器，能识别正常和常见异常心电图，能正确诊断和处理一般心律失常。

五、ICU 特点

患者病情重而且变化快，抢救工作频繁，收治患者的时间不受限制，医疗费用高，介入性操作多、容易发生交叉感染。人员配备数量多，要求医护人员综合素质高、知识面广、工作积极主动、严谨求精、各种技术操作熟练，遇事沉着冷静、反应敏捷。

六、ICU 的技术手段

（一）监测技术

（1）临床症状和生命体征的监测。

（2）血流动力学监测。

（3）呼吸力学监测。

（4）肝肾等重要脏器功能的监测。

（5）床旁影像学监测。

（6）血液系统功能监测。

（7）病原学监测

（二）治疗技术

（1）心脑复苏。

（2）氧气疗法、机械通气技术。

（3）胸部物理疗法、吸引技术、气道湿化和雾化吸入。

（4）人工气道的建立与管理。

（5）床旁血液净化疗法。

（6）电除颤和心脏起搏术。

（7）静脉药物与液体治疗技术。

（8）肠内肠外营养支持技术。

第二节　重症监护病房护理工作

一、收治范围及途径

（一）ICU 的主要任务

对危重症患者发生器官功能障碍时提供高质量、高科技的临床治疗与护理，准确的分析判断病情，争取救治时机，减少并发症，提高抢救成功率。包括：

（1）急性、可逆、已经危及生命的器官功能不全，经过 ICU 的严密监护和加强治疗短期内可能得到康复的患者。

（2）存在各种高危因素，具有潜在生命危险，经过 ICU 严密的监护和随时有效治疗可能减少死亡风险的患者。

（3）在慢性器官功能不全的基础上，出现急性加重且危及生命，经过 ICU 的严密监护和治疗可能恢复到原来状态的患者。

（4）慢性消耗性疾病的终末状态、不可逆性疾病和不能从 ICU 的监护治疗中获得益处的患者，一般不是 ICU 的收治范围。

（二）接收患者的途径

（1）术后患者直接从手术室入 ICU。

（2）患者由急诊科直接收入。

（3）院外患者经专家会诊后转入、院内患者经会诊后由其他科室转入。

（三）转入患者护理工作

患者进入 ICU 后，护士要立即连接多功能心电监护仪，监测血氧饱和度、心率、心律、呼吸、血压等生命体征，如有异常应采取相应的处理措施，配合抢救。保持呼吸道通畅给予吸氧；牙关紧闭者放置开口器；需气管插管者立即气管插管；必要时机械通气；经鼻或口气管插管患者需交接气管插管插入的深度，并听诊双肺呼吸音情况。观察患者生命体征，神志、瞳孔、对光反射、语言、肢体活动情况，皮肤有无破损、压疮、皮肤色泽、温度、湿度及末梢循环情况等；保持输液通畅，观察输液部位有无渗出，准确核对药物的种类、速度、浓度；严格交接各引流管，查看引流管是否通畅、明确标记，观察引流液的性质、量、并妥善固定；双方护士交接完毕后在危重患者交接本上签字。

详细记录患者入科情况，收集资料，制订护理计划，并实施。根据医嘱用药，进行相关检查，采集标本及时送检。

二、转出的指征

（一）ICU 对患者的收容与转出需有明确的规章制度，否则，将影响 ICU 资源的合理利用。

经过 ICU 的监护和加强治疗，具有以下指征即可转出 ICU：

（1）危重患者经过监护和加强治疗已度过危险期，病情稳定，生命体征平稳，不再需要行有创监测。

（2）患者已渡过疾病的急性期，进入恢复期。

（3）慢性病急性发作经过治疗，病情稳定，恢复原来状态者。

（4）各种大手术后，生命体征平稳，并发症得到纠正，无明显生理功能紊乱者。

（5）各种昏迷患者神志清醒，能自主排痰者。

（6）经过加强治疗不再需要进行机械通气，已拔除气管插管的患者。

（7）脑死亡者，因无望或某种原因放弃治疗的患者。

（二）转出患者护理工作

患者符合转出指征时，有医生下达转出医嘱，护士要做好各项转运准备工作：

（1）在特别护理单上记录患者的生命体征：体温、脉搏、心率、心律、血压。

（2）检查所用药物：调整好各种血管活性药物的速度。

（3）调整好各种管道，防止途中脱落、牵拉，可暂时夹闭各引流管道以免搬运途中引流液逆流体内。

（4）选择好转运途径必要时准备好电梯，将心电监护仪放于床上。

（5）在转出途中要注意保持良好的通气状态，严密观察病情变化，力求稳、准、快地转回病房；

（6）转回病房后和病房护士进行以下内容的交接：

①该患者的诊断、目前的治疗及病情情况。

②现存的护理问题和采取的护理措施，主要护理要点。

③皮肤的完整性、有无压疮、破损。

④所用药物及输液管道是否通畅、有无渗出。

⑤各引流管道的来源及引流情况。

⑥患者的心理状态。

⑦物品的交接：包括病历和患者的物品。以上内容要记录在危重患者交接班本上以备查。

（三）终末消毒处理

（1）床单元用紫外线灯照射 60min 或床边消毒机消毒 30min 后将患者床上可清洗

的物品撤掉放于污物袋中送洗涤中心，按一般患者或传染病患者的消毒处理办法进行处理。床体用含有效氯 1000mg/L 的消毒溶液彻底擦拭。

（2）一次性氧气湿化瓶、氧气管、一次性呼吸机管道、吸痰管、毁形后放入黄色塑料袋毁形后焚烧处理，可重复使用的呼吸机管道放入含有效氯 500～1000mg/L 的消毒溶液中浸泡 30min，用无菌蒸馏水冲净、晾干、密封保存备用，特殊感染患者使用过的用环氧乙烷消毒备用。

（3）患者所用的呼吸机、监护仪外面用清水擦洗干净，将病床铺成暂空床备用。

三、ICU 各项规章制度

制度是抢救工作顺利进行的保障。ICU 必须建立健全各项规章制度，制定各级各类人员的工作职责并认真落实，规范诊疗常规，严格执行。

（一）ICU 工作制度

（1）ICU 工作人员必须履行各自的职责，严格遵守 ICU 的各项规章制度，坚守岗位，已排好的班次未经领导允许不得私自调换。

（2）严格执行无菌技术操作及查对制度，严防差错事故的发生。一般情况下不执行口头医嘱，紧急抢救时可执行口头医嘱，并立即请医生补齐医嘱。

（3）ICU 内各种仪器及抢救车内物品定位放置、定量储备、定时补充、定时消毒，专人保管维修。

（4）一切仪器在工作期间，未经允许不得擅自搬动，如患者需要，应由有关人员调试后并向经管护士交班。

（5）ICU 保持清洁、安静、舒适，除探视时间，患者家属及其他与 ICU 无关的人员禁止进入，禁止在患者床旁谈论与病情无关的话题，认真执行保护性医疗制度。

（6）上班时间不准闲谈、不接与工作无关的电话，接听电话时应简单、迅速，以免影响工作。

（7）对转出患者要提前与有关科室联系，并负责将患者安全转送到科室，做好交接班工作。

（8）严格执行 ICU 交接班制度。

（二）ICU 抢救制度

（1）危重患者的抢救工作应由科主任和护士长组织、指挥抢救工作，科主任或护士长不在时有值班医生和护理人员负责抢救工作，所有参加抢救人员要听从指挥，严肃认真，分工协作。行动敏捷，有条不紊、分秒必争。

（2）抢救工作中遇有诊断、治疗、技术操作等方面的困难时，应及时请示上级医师或医院领导，迅速予以解决。一切抢救工作必须做好记录，要求准确、清晰、完整，并准确记录执行时间。

（3）在抢救过程中，医护要密切合作，口头医嘱护士必须复述一遍，确认无误后方可执行；保留安瓿、输液、输血空瓶，核对无误后弃去，抢救结束 6h 内据实补写医嘱并签名。

（4）抢救物品使用后及时归还原处，及时清理补充，并保持整齐清洁。

（三）ICU 交接班制度

（1）值班人员要认真履行职责，交班时病室整洁、安静、舒适、安全。

（2）坚持床旁"三交、四清、三洁"，即口头交、书面交、床旁交，病情清楚、医嘱清楚、用药清楚，患者皮肤清洁、衣物清洁、床单清洁。

（3）交班时应保持各类管道通畅，符合护理要求，各输液管道通畅，速度适宜，符合无菌操作，输液计划按时完成，各引流管通畅，妥善固定，记录准确，护理正规，气管插管或切开者呼吸道通畅，切口处清洁、干燥。

（4）抢救药物、器械和其他用物备齐、定量、定点放置，处于良好备用状态。

（5）各类物品清点整齐、账物相符、记录完整。白班应为夜班做好物品准备工作，以便于夜班工作。

（6）交班中发现患者病情、治疗及护理器械等不相符时，应及时查询。接班时间发现问题应由交班者负责。

（四）ICU 急救药品管理制度

（1）急救车定点放置、专人管理。

（2）急救车建立"2卡"、"1本"，即急救药品一览卡、急救物品一览卡、急救药品及物品交接记录本。

（3）有急救药品及物品放置示意图，标记清楚，有胸外按压板。

（4）急救物品按无菌物品、一般物品分层放置。

（5）急救药品及物品有备用基数。

（6）保持急救车清洁、急救药品、物品、仪器齐全适用，用后及时领取、补充，及时检查维修并有记录，签名。

（7）药品、物品账目相符、班班清点、检查有记录，签全名。

（8）护士长每周检查一次，有记录。

（9）科室护理人员熟悉急救药品作用原理，熟练使用急救仪器设备。

（五）ICU 查对制度

1. 操作查对制度

（1）严格执行"三查九对"制度（操作前、操作中、操作后查对；对床号、姓名、药名、剂量、用法、时间、浓度、有效期、过敏史）。

（2）操作前严格查对药品质量、名称、标签是否清楚、有无变质、过期。

（3）严格执行操作规程。

（4）药品备好后，须有两人核对后使用，有"未核对"、"已核对"标牌。

（5）使用易过敏药物前，应详细询问过敏史，多种药物同时应用时，注意配伍禁忌。

（6）使用毒性、麻醉药品应两人核对，用后保留安瓿，以备查对，并做好记录。

（7）使用药物溶媒时，瓶签上要注明开瓶日期和时间，超过24h后不再使用。

2. 医嘱查对制度

（1）医生开写医嘱后，护士检查无误后正确处理在各执行单上。

（2）执行医嘱做到"五不执行"：口头医嘱不执行（抢救患者除外）、医嘱不全不执行、医嘱不清不执行、用药时间剂量不准不执行、自备药无医嘱不执行。

（3）抢救患者执行口头医嘱时，护士应复述一遍。与医生核对无误后方可执行，安瓿保留至抢救结束，以备记录。抢救结束6h督促医生据实补齐医嘱并签字。

（4）护士执行医嘱时，要及时填写执行时间并签名，做到医嘱班班核对，每天小查对，每周总查对，并签名。发现问题及时补救。

3. 输血查对制度

（1）护理人员到输血科取血时，取血与发血的双方必须共同核对患者的姓名、性别、年龄、住院号、科室、床号、血型、血液的有效期、配血试验结果以及保存血的外观。

（2）护士准备输血前检查采血日、血液有无凝血块或溶血及血袋有无破损。

（3）查对输血单与血袋标签上的供血者的姓名、血型及血量是否相符。

（4）输血前两人核对患者床号、姓名、住院号、血型无误后方可输入。

（5）输血后再次核对以上内容，并将血袋标签取下粘贴在配血单上保存。

（6）血袋保留24h，以备必要时送检。

（六）ICU消毒隔离制度

（1）布局合理　分治疗室（区）和监护区。治疗室（区）内应设流动水洗手设施，有条件的医院可配备净化工作台；监护区每床使用面积不少于9.5m²，每天进行空气消毒。

（2）患者的安置　应将感染患者与非感染患者分开，特殊感染患者单独安置。诊疗护理活动应采用相应的隔离措施，控制交叉感染。

（3）工作人员进入ICU要穿专用工作服、换鞋、戴帽子、口罩、洗手，患有感染性疾病者不得进入。

（4）严格执行无菌技术操作规程，认真洗手或消毒，必要时戴手套。

（5）注意患者各种留置管路的观察、局部护理与消毒，加强医院感染监测。

（6）加强抗感染药物应用的管理，防止患者发生菌群失调；加强细菌耐药性的监测。

（7）加强对各种监护仪器设备、卫生材料及患者用物的消毒与管理。

（8）严格探视制度，限制探视人数；探视者应更衣、换鞋、戴帽子、口罩，与患者接触前要洗手。

（七）贵重仪器保管、维修制度

（1）ICU内所有抢救仪器设备有专人管理，仪器定点、定位放置。

（2）保管人每月对仪器设备进行检查，未使用的电子仪器定期充电：梅雨季节半月1次，其他季节每月充电。

（3）仪器外借时，必须在仪器登记交接本上记录仪器的名称、外借时间并签名，归还时要写明归还时间及仪器性能，并由ICU值班人员签名。

（4）要爱护仪器设备，使用后妥善处理，如有损坏或故障，立即报告仪器保管人员，及时维修。维修时需在贵重仪器维修卡上登记。

四、ICU各级各类人员职责

（一）护理持续质量改进小组职责

1. 执行标准　执行护理部制定的质量标准。

2. **实施管理** 对负责项目进行日常质量指导、控制和持续质量改进管理工作。

3. **培训指导** 负责本项目相关理论培训和临床实践指导工作。

4. **提供资料** 每季度向护理质量管理委员会提交负责项目监控结果数据及分析资料，并提出改进意见。

5. **提供决策** 为医院护理质量管理提供决策。

6. **召开会议** 对小组工作中存在的问题，及时召开小组会议，商讨解决方案。

（二）分层次护士职责

N0 护士 参加工作 1 年内的护士。

职责要求：负责患者入院出院的处置、环境介绍、晨晚间护理、健康教育；能够熟练掌握基础护理的知识和技能，完成部分基础护理等非技术和非专业性工作；协助患者的生活护理、整理床单位、处理排泄物；物品清洁消毒处理、生命体征测量、巡视病区保持病室整洁、协助急救工作、术前及术后的一般宣教、无创护理操作等。

N1 护士 工作 3 年以内的护士，获得护士执业证书。

职责要求：负责病情相对较轻患者的全面护理工作，包括处理和落实各项医嘱和治疗；护理记录书写；出入院护理等。能够熟练掌握基础护理的知识和技能，协助急救工作；术前及术后的一般宣教、无创护理操作等；完成术前及术后常规护理、常见病的病情观察要点；患者的生活护理、病情观察及健康教育；参与临床带教工作。

N2 护士 工作 3～5 年的护士或完成 3 年规范化培训，达到专科要求的核心能力标准，具备一定的教学能力。

职责要求：负责病情较重患者的全部护理工作，落实护理措施，解决护理问题；参与培训及带教工作，并定期参与组织护理查房、疑难病例讨论；掌握本专业护理理论及技术，有较强的抢救能力。

N3 护士 10 年内护士、具有本科及以上学历的护士或主管护师。

职责要求：负责病情较重患者的全部护理工组；带领初级护士对分管患者进行评估、制定护理计划，组织实施并评估实施效果；组织对危重患者的抢救、检查、审核下级护士的护理记录；协助护士长做好持续质量控制，修改完善护理工作流程；组织或主持护理查房、护理会诊和护理个案讨论；承担实习、进修教学任务，参与护理科研；可担任教学老师，是护士长的助手和后备人选。

N4 护士 10 年以上、具有本科及以上学历的具有高级职称的护士或专科护士。

职责要求：负责疑难危重患者的护理，指导制定本科急、重、疑难患者的护理计划，主持科内危重患者的病例讨论，指导下级护士工作。侧重病房的管理和临床实习及带教。协助护士长完成本科的护理质量管理及持续改进。参加院内护理会诊、护理查房、参与医院护理质量监督，参与医院或护理部组织的各种形式讲座。

（三）小夜班护士职责

（1）清点患者人数，阅读护理交接班提示本，查看重点患者与记录。

（2）清点毒、麻药及物品，并记录、签名。

（3）认真听取交班，危重患者床头交接班，巡视患者，查看引流及输液是否通畅。

（4）负责核对、分发小夜班口服药、注射针剂，做好各种治疗及护理工作。

（5）密切观察危重患者生命体征，认真做好各项记录，发现问题及时报告医师处理。

（6）核对医嘱、化验单、检查单及分发标本容器，并通知次日晨取血、特殊检查及手术患者禁食。

（7）及时巡视病房，观察病情，发现问题及时处理。

（8）及时处理并执行临时医嘱。

（9）整理办公室、治疗室，使之保持清洁整齐，做到物归原处。

（四）大夜班护士职责

（1）清点患者人数，阅读护理交接班提示本，查看重点患者与记录。

（2）清点毒、麻药及物品并记录、签名。

（3）认真听取交接班，危重患者床头交接班，巡视患者，查看引流及输液是否通畅。

（4）负责核对、分发大夜班口服药、注射针剂，做好各种治疗及护理工作。

（5）经常巡视患者，密切观察危重患者的生命体征及病情变化，发现问题及时报告医生处理。

（6）负责及时处理并执行临时医嘱。

（7）负责治疗室紫外线照射消毒。

（8）倾倒各种引流液、更换引流瓶、引流袋并做好记录，及时总结出入量。

（9）协助取血，留取各种标本。

（10）为当日上午 8 点的手术患者做好术前准备。

（11）整理办公室、治疗室，使之保持清洁整齐，做到物归原处。

（12）负责早晨交班。

五、ICU 的感染管理

医院感染是指住院患者在医院内获得的感染，包括在住院期间发生的感染和在医院内获得出院后发生的感染，但不包括入院前已开始或入院时已存在的感染。ICU 是医院感染易感人群和危险因素集中的场所，感染发生率高，在 40%～80%，是普通病房的 5～10 倍，与疾病种类、住院天数有关，必须严格管理才能有效预防和控制感染。

（一）感染的原因

经过大量临床调查与分析证实，引起医院感染的因素有三个方面，即：易感人群因素、医源性因素和环境因素，这三方面的因素相互作用，而使医院感染呈现不同的情况。

1. 易感人群因素　在 ICU 内危重患者基础疾病严重，病情复杂且多变，各器官功能及营养状况差，非特异性免疫及特异性免疫功能降低，使其易受感染。

2. 医源性因素　现代诊疗技术、侵入性检查治疗和使用各种药物是院内感染的常见医源性因素。如：各种插管、机械通气、抗生素的应用、麻醉药、镇静药和镇痛药、免疫抑制剂的应用。

3. 环境因素　由于 ICU 内危重患者较密集，操作频繁，人员流动多，极易造成环境污染，引起细菌播散。

4. 其他因素 医院内感染重视不够、ICU 滞留时间长、交叉感染。

（二）ICU 感染的控制

由于 ICU 是急危重患者最集中的地方，患者基础疾病多，自身机体免疫力下降，感染发生率高，严重威胁着患者和医护人员的健康，因此，ICU 必须加强感染控制和监测，以减少院内感染的发生。洗手是防止医院感染传播的最重要的措施之一，大量流行病学调查表明，在 ICU 内，医院感染通常是直接或间接手传播的，这个传播途径往往比经空气传播更具有危险性。正确的洗手是保持手部卫生、防止耐药菌定植和扩散的有力措施。严格进行病室、器械、物品清洁消毒。

（三）ICU 环境卫生学监测

ICU 内应有感染管理监测员，每月进行一次环境卫生学监测，包括病房、换药室、治疗室的空气、物体表面和医护人员手的监测，此外，还应对所使用的紫外线灯、消毒液进行监测。当医院内感染流行怀疑与医院环境卫生有关时，应及时进行监测。空气细菌菌落总数≤200cfu/m³；ICU 物体表面细菌总数≤5cfu/cm²；ICU 医护人员手细菌菌落总数≤5cfu/cm²。

六、ICU 护理文书的书写与管理要求

护理文书是由护士书写、记录患者在某段时间内接受医疗机构的护理过程的书写记录。

（一）ICU 护理文书的意义

ICU 护理文书包括体温单、医嘱单、患者入院护理评估单、危重患者护理记录单及与护理流程有关的其他记录单。护理文书书写记录是患者在住院期间病情及治疗经过的真实记录，是护理人员针对护理对象所进行的一系列护理活动的真实反映，护理记录具有一定的法律效力。真实的护理记录是对患者的负责，也是护理人员自我保护的一种手段。

（1）向其他医务人员传达患者的有关信息。

（2）作为护理计划和连续性工作的依据。

（3）作为检查及评估护理工作的来源。

（4）作为业务评估依据。

（5）作为护理科研与资料的来源。

（二）ICU 护理记录的要求

（1）用蓝黑、碳素墨水笔记录，规范使用医学术语，文字工整，字迹清晰，表述准确，语句通畅，标点正确。

（2）书写应当使用中文，通用的外文缩写和无正式中文译名的症状、体征、疾病名称等可以使用外文。病历书写一律使用阿拉伯数字书写日期和时间，采用 24 小时制记录。

（3）病历书写过程中出现错字时，应当用双线划在错字上，保留原记录清楚、可辨、并注明修改时间，修改人签名。不得采用刮、粘、涂等方法掩盖或去除原来的

字迹。

（4）病重（病危）患者护理记录应当根据相应专科的护理特点书写。

（5）眉栏内容包括患者姓名、性别、年龄、科别、住院病历号（或病案号）、床位号、页码、记录日期和时间。

（6）详细记录出入量。

①食物含水量和每次饮水量应及时准确记录实入量。

②输液及输血：准确记录相应时间液体、血液输入量。

③出量：包括尿量、呕吐量、大便、各种引流量等，除记录液量外，还需将颜色、性质记录于病情栏内。

④根据排班情况每班小结出入量，大夜班护士每24h总结一次（7:00），并记录在体温单的相应栏内。各班小结和24h总结的出入量需用红双线标识。

（7）详细记录体温、脉搏、呼吸、血压等生命体征，记录时间应具体到分钟。

（8）病情栏内客观记录患者病情观察、护理措施和效果等。记录时间应当具体到分钟。手术患者还应记录麻醉方式、手术名称、患者返回病室时间、伤口情况、引流情况等。

（9）签名栏内护士签全名。

（10）根据患者情况决定记录频次，病情变化随时记录，病情稳定后每班至少记录1次。

第三节　常用监护技术

在重症监测治疗病房，收治的均是危重患者，各种监测项目繁多，以便给诊断和治疗提供可靠的参数和依据。但并非所有监测项目同时进行，一拥而上，而是根据不同病种，不同病情，有目的地进行选择，以避免给患者增加不必要的痛苦和经济负担。据此，将其分为一、二、三级监测，分述如下。

一级监测适用于两个以上脏器衰竭患者，这种患者病情重、死亡率高。其监测项目除包括常规项目及受损脏器功能监测外，对其他脏器功能亦应进行全面检测，以病情的进展，随时检查，随时记录。并需每日测体重，计算热、氮平衡，观察每小时甚至每分钟尿量，必要时可做连续颅内压监测。这种患者，病情变化快，而且复杂，对护理的要求更高。

二级监测适用于具备一个脏器衰竭的指征，需进行受损脏器支持治疗者。其监测项目包括并增加ICU常规监测项目的频度。根据受损脏器，重点选择相应的监测项目，如血流动力学监测，呼吸功能监测，肝、肾功能监测，脑功能监测等诸项指标。并根据病情，随时检查，随时记录。对可能继发的其他脏器功能改变，也应采取针对性的监测手段，以便于及时采取保护和治疗措施。必要时做造影、超声及CT等检查，以协助诊断和治疗。这种患者对护理要求高。

三级监测适用于经过积极治疗，已脱离危险的恢复期患者和大手术后的患者，生命指征平稳，但仍需要在ICU观察治疗者。其监测内容属ICU常规监测项目，包括：

心电、无创血压、脉搏、呼吸、体温、尿量、液体出入平衡，每日或隔日测血、尿、便常规，血生化、血糖、血气、肝功、血肌苷、尿素氮及床旁胸片等。

一、体温的监测

体温是指身体内部胸腔、腹腔和中枢神经的温度，由糖、脂肪、蛋白质三大营养物质氧化分解而产生。正常人由大脑皮质和下丘脑体温调节中枢通过神经体液调节产热和散热，维持体温的相对恒定。危重患者可因体温调节功能失常、循环障碍、内分泌代谢失常和水与电解质平衡紊乱等而发生体温过高或过低，体温过高或过低对患者均有不利影响，轻则延迟康复，重则危及生命。因此应加强体温的观察与监测，便于根据情况及时采取有效的防治措施，以确保患者尽快转危为安。

（一）测温部位

测温的部位可分为中心和体表两部分，机体内部的温度称为中心温度，因血液循环丰富，受环境因素影响小，故测温准确可靠，被认为是真实体温。而体表各部位温差很大，取其平均值仍有临床意义。

1. 腋窝　是传统使用的测温部位。上臂紧贴胸壁成人工体腔，探头置腋 A 部，温度近中心温。腋温比口温低 0.3℃ ~ 0.5℃，腋温 + 0.55℃ 相当于直肠温。腋窝测温方便、无不适，较稳定，是体温监测常用部位。

2. 口腔　置舌下测，一般患者用。如张口呼吸，饮食可致误差。麻醉和昏迷患者及不合作者不适用。

3. 直肠　直肠是体温监测的首选部位，是传统测量深部体温的部位，与中心温度相差1℃左右，有时受粪便、腹腔冲洗液和膀胱镜检冲洗膀胱的影响。温度计应放置于肛门深部，小儿插入 2 ~ 3cm，成人 6 ~ 10cm，测得结果较准确，主要反映腹腔脏器的温度。

4. 鼻咽部和深部鼻腔　将测温探头置于鼻咽部或鼻腔顶部，反映脑温。降温时能对体温变化做出迅速反应。缺点：影响呼吸，易鼻衄，可造成出血倾向，患者达到肝素化不宜用。

5. 食管　置食管下1/3近心房，测温与血温近，能较迅速可靠地反映中心温度或主动脉血液的温度，并能迅速显示大血管内血液温度的变化，常用于体外循环期间降温和复温过程中中心温度监测。

6. 鼓膜　血供丰富，与下丘脑近。监测鼓膜温度可精确反映脑温，是目前测量中心温度最精确的部位。

7. 其他部位　膀胱温度是用特殊设计温度计探头置于 Folly 氏导尿管中测得的温度。肌肉测温是将测温装置的细针刺入三角肌，已证明恶性高热时，肌肉温度的升高先于其他部位的温度，有诊断价值。

（二）临床意义及护理

人体的体温调节是通过自主神经系统而实现的，体温调节中枢在丘脑下部。对危重患者进行体温监测，有助于疾病诊断及治疗效果的判断，对脑复苏的患者了解降温与复温的程度，有助于脑功能恢复效果的判断。

1. 体温升高 正常人体温为 37℃±0.4℃。当体温超出正常范围，即认为是体温升高，即称发热。是患病时机体的一种病理性反应或生理防御反应。体温过高时，患者出现谵妄、烦躁不安甚至惊厥，机体氧耗增加，对呼吸、循环及肝肾功能产生不利的影响。

（1）低热为 37.5℃～38℃。若持续在一个月以上，称为长期低热。常见的低热原因有慢性炎症、内分泌疾病等引起的器质性低热，以及妊娠及天气过热导致的功能性低热。

（2）中等度热为 38.1℃～39℃。

（3）高热为 39.1℃～41℃。高热的病因有感染、恶性肿瘤、结缔组织 - 血管性疾病等。

（4）超高热为 41℃以上。见于体温调节中枢功能障碍，如中暑、脑外伤、脑肿瘤、输血输液的致热原反应、麻醉药引起的恶性高热。

2. 护理要点

（1）密切观察患者体温及热型和伴随的症状，绝对卧床休息。因高热时，新陈代谢增快，消耗多；加之进食少机体弱，以减少机体消耗。

（2）对疑为传染病者应先行隔离，以防交叉感染。

（3）入院后尽早留取大、小便标本及血培养送检。

（4）饮食：给予高热量、高维生素、可消化流质或半流质饮食；发热时鼓励患者每日饮水 3000ml 以上，小儿按 80～100ml/（kg·d）计算。对不能进食可按医嘱静脉输液，补充水、电解质及营养物质。昏迷患者给予鼻饲流质饮食。

（5）一般体温升高患者每 4h 测量 T、P、R 一次，待体温恢复正常三日后可改可为每日测量二次。体温达 39℃时给予物理降温，行温水或酒精擦浴，降温后 30min 复测体温并记录于体温单上。

（6）长期体温升高患者多有口腔黏膜干燥或口腔炎，应口腔护理 2～3 次/d，以保持口腔清洁卫生。

（7）体温上升期应注意保暖并给予热饮料，高热期患者若出现烦躁不安或发生惊厥，应给予镇静药物并加强安全防护措施。体温骤退者，注意保暖，防出汗过多而导致虚脱。对出汗较多的患者应勤换内衣裤，加强皮肤护理，保持被褥干燥，防止褥疮发生。

3. 体温降低 正常人体温相对恒定，维持在 36.5℃～37.5℃，当体温低于 36℃称为体温降低或低体温。老年患者、婴幼儿、手术麻醉患者及危重患者是低体温的高发人群，低体温对机体极为不利，可诱发和加重疾病。另一方面，利用低温对机体影响的某些特性，使降低体温成为一种医疗手段，尤其对重要器官的保护具有重要的意义。

（1）体温降低的分级 临床上低温程度的分级并不完全一致，一般分为轻度低温：36℃～34℃；中度低温：34℃～28℃；深低温：<28℃。体温过低时多表现为四肢和躯干发凉、表皮出现花斑、寒战等。体温过低时，机体的应激反应及呼吸、循环、肝功能、肾功能受到抑制。危重患者、极度衰竭的患者失去产生足够热量的能力，导致体温过低。严重创伤的患者常发生体温过低，且中心体温和创伤程度呈负相关；休克

伴体温过低时，死亡率明显升高。

（2）体温降低的预防和处理　体温过低患者需持续监测体温变化，至少每小时测量一次，直至体温回复至正常且稳定。护理体温过低患者还需提供合适的环境温度，给予毛毯、棉被、热水袋等，防止体热散失，给予热饮，加强营养支持、维持循环稳定、病因治疗、提高机体温度。

（3）亚低温疗法　亚低温疗法在临床上又称冬眠疗法，它是利用对中枢神经系统具有抑制作用的镇静药物，使患者进入睡眠状态，再配合物理降温，使患者体温处于一种可控性的低温状态。亚低温治疗常用于心肺复苏后患者、颅脑损伤及重型颅脑手术后患者、低温麻醉患者、高热惊厥或超高热患者、感染中毒性休克早期患者及颅内感染等患者。

常采用人工冬眠或物理降温作为治疗措施，使体温降至预定范围，以降低组织代谢，提高组织对缺氧的耐受性，减轻重要器官因缺血、缺氧导致的损害。低温广泛应用于阻断循环的心血管大手术，将低温和体外循环结合，用于心脏直视手术。低温降低脑代谢及氧耗量，并降低颅内压，减轻脑水肿，常用于心搏骤停后脑复苏及颅内大手术。对甲状腺功能亢进危象引起的高热、麻醉期间的恶性高热、中暑等，均可采用降温措施来控制体温。

亚低温疗法的分类　人工亚低温可以分为三类：①轻度低温：中心体温为30℃～34℃；②中度低温：中心体温为28℃～30℃；③重度低温：中心体温在28℃以下。但目前公认的亚低温是使直肠温度维持在31.5℃～34.5℃。

亚低温治疗的原则　一般来说，对有亚低温治疗指征的患者，应尽早、尽快实施亚低温治疗，使患者进入冬眠状态，只有这样才能有效降低机体各重要器官（尤其是脑）结构、功能上的损害程度。冬眠深度不应过深，以患者进入睡眠状态为宜，冬眠过深容易出现呼吸、循环意外。亚低温治疗持续时间不宜过长，一般为3～5天，最长为5～7天，患者度过危险期后即可停止。

二、呼吸功能监护

机体为维持生命活动需要不断地从外界中摄取氧气并把自身产生的二氧化碳排出体外。机体与环境之间进行的这种气体交换过程称为呼吸。呼吸功能监护是重症监护过程中极为重要的一个环节。其目的是了解患者缺氧及二氧化碳潴留程度，以便及时调整吸氧浓度和机械通气的参数，评估治疗效果和判断预后。

（一）一般监测

1. 正常呼吸生理变化　正常成人呼吸频率16～20次/min，呼吸运动呈腹式和胸式的混合形式，节律均匀，呼吸频率和深浅度可随年龄、性别、活动、情绪等诸多因素而发生变化。幼儿比成人呼吸快，老人呼吸稍慢，活动和情绪激动时呼吸加快，休息和睡眠时呼吸减慢。

2. 观察呼吸

（1）频率　当成人呼吸＞24次/min时称为呼吸增快，当成人呼吸＜10次/min时称为呼吸缓慢。

（2）节律 ①潮式呼吸：是一种周期性的呼吸异常，开始呼吸浅慢以后逐渐加快，达到高潮后又逐渐变浅变慢，然后呼吸暂停，5~10s后又出现上述状态的呼吸，如此周而复始，呼吸运动呈潮水涨落样称为潮式呼吸。②间断呼吸：呼吸与呼吸暂停现象交替出现。有规律的呼吸几次后突然停止呼吸，间隔一个短时间后又开始呼吸，如此周而复始，多出现在呼吸停止前。

（3）声音 ①鼾声呼吸：气管或支气管内有较多的分泌物蓄积，呼吸时发出的粗糙鼾声。常见于深昏迷患者；②蝉鸣样呼吸：吸气时有一种高亢调的音响，多因声带附近有异物，使空气进入发生困难所致。常见于喉头水肿痉挛、喉头异物等患者。

（二）肺通气换气功能监测

1. 潮气量（VT） 平静呼吸时，每次吸入或呼出的气量。正常成人为500ml（5~10ml/kg）左右。于患者年龄、性别、体表面积和机体代谢情况有关，个体差异大。

2. 分钟通气量（MV） 每分钟吸入或呼出的气量，潮气量与呼吸频率之积，6~10L/min。当其值大于10L时示通气过度，小于3L时为通气不足。

3. 肺泡通气量（VA） 通气量中进入肺泡能够有效进行气体交换的部分称为肺泡通气量，又称有效通气量。等于潮气量减去无效腔量后再乘呼吸频率，平均为4.2L/min。肺泡通气量不足可致缺氧及二氧化碳潴留、呼吸性酸中毒，通气量大多致呼吸性碱中毒。解剖或生理无效腔的增大，皆可致肺泡通气减低。

4. 功能残气量（FRC） 平静呼气后肺内残留的气量。功能残气量在生理上起着稳定肺泡气体分压的缓冲作用，减少了呼吸间歇对肺泡内气体交换的影响，即防止了每次吸气后新鲜空气进入肺泡所引起的肺泡气体浓度的过大变化。当功能残气量减少时，使在呼气末部分肺泡发生萎缩，流经肺泡的血液就会因无肺泡通气而失去交换的机会，产生分流。功能残气量减少见于肺纤维化、肺水肿、肺切除后的患者。功能残气量增大见于小气道过早闭合等。残气量明显增加，提示慢性阻塞性通气障碍，如肺气肿，肺心病等。

5. 肺活量（VC） 指平静呼气末吸气至不能吸为止，然后呼气至不能呼出时所能呼出的所有气体容量。反映肺通气储备能力的指标，65~75ml/kg。

6. 肺顺应性 指单位压力变化所致的容量的变化。正常人肺的顺应性100ml/cmH$_2$O。肺气肿、肺纤维化、肺充血等可使肺顺应性减低。

7. 肺通气/血流比值（VA/Q） 指每分肺泡通气量和每分肺血流量之比，正常为0.8左右。呼吸衰竭时，VA/Q值增大，表示血流灌注不足（无效通气）；比值减小则表示通气不足（无效灌注），影响肺内气体的交换和弥散，引起缺氧。

（三）动脉血气分析监测

通过血气分析可以了解机体的呼吸功能和酸碱平衡状态，指导抢救危重症和机械通气的应用，目前已成为ICU的一项常规监测手段。

1. pH 指体液内氢离子浓度的负对数，是反映体液总浓度的指标，受呼吸和代谢因素共同影响。动脉血pH正常为7.35~7.45，静脉血pH较动脉血低0.03~0.05；若pH<7.35为酸血症；pH>7.45为碱血症；但pH正常并不完全代表无酸碱平衡紊乱。

2. 动脉血氧分压（PaO$_2$） 是指物理溶解于动脉血中氧产生的张力。正常值是

80～100mmHg，临床上根据动脉氧分压将缺氧分为轻、中、重三度，PaO_2 为 60～80mmHg 时为轻度低氧血症，40～59mmHg 时为中度低氧血症，<40mmHg 时为重度低氧血症。当吸入空气时，PaO_2<60mmHg 则为呼吸衰竭。

3. 动脉血二氧化碳分压（$PaCO_2$）　指血浆中以物理溶解的 CO_2 所产生的压力，是衡量酸碱平衡呼吸因素的唯一指标。正常值是 35～45mmHg，$PaCO_2$>45mmHg 提示呼吸性酸中毒，$PaCO_2$<35mmHg 提示呼吸性碱中毒。

4. 动脉血氧饱和度（SaO_2）　指动脉血中血红蛋白在一定氧分压下和氧结合的百分比，正常值为 93%～100%。主要受动脉血氧分压、血红蛋白氧离曲线（受某些理化因素的影响）的影响。作为判断缺氧和低氧血症的客观指标，但它不如氧分压灵敏，并发贫血和或血红蛋白降低时，即使存在一定程度的缺氧，动脉血氧饱和度可能正常。

5. 动脉血氧含量（CaO_2）　指每 100ml 动脉血中所含氧的毫升数，包括物理溶解的氧和以化合状态存在的氧，本指标真实地反映了动脉血内氧的含量，是诊断缺氧和低氧血症的较可靠指标。动脉血氧含量的正常值为 8.55～9.45mmol/dl(19～21ml/dl)。

6. 经皮血氧饱和度（SpO_2）　将血氧饱和度探头夹在手指、脚趾或耳垂等处即可测出经皮血氧饱和度，它是一种无创的连续的动脉血氧饱和度的监测方法，经皮血氧饱和度的正常值 >94%。经皮血氧饱和度与动脉血氧分压的高低、碳氧血红蛋白的多少及末梢循环状况等有关。持续经皮血氧饱和度监测有助于及时发现危重患者的低氧血症，可以指导危重患者的机械通气模式和吸入氧浓度的调整。

7. 实际 HCO_3^-（AB）　患者实际血浆中 HCO_3^- 含量。AB 参考值：（25±3）mmol/L。AB 受代谢和呼吸因素的双重影响。AB 下降为代谢性酸中毒或呼吸性碱中毒代偿。AB 升高为代谢性碱中毒或呼吸性酸中毒代偿。AB 正常，不一定为正常应结合病情具体分析。

8. 标准 HCO_3^-（SB）　指全血在标准条件下（即血红蛋白的氧饱和度为 100%，温度为 37℃，PCO_2 为 5.33kPa），测得的血浆中 HCO_3^- 的含量；正常值（25±3）mmol/L。正常人 AB＝SB，AB 与 SB 的差值反映呼吸因素对酸碱平衡的影响程度。

AB>SB：诊断为呼酸；AB<SB 诊断为呼碱。AB＝SB：同时低于正常值下限，提示失代偿期代酸。AB＝SB：同时高于正常值上限，提示失代偿期代碱。

9. 碱剩余（BE）　正常范围 0±2.3mmol/L。临床判断代谢性酸碱紊乱的指标。BE<−2.3mmol/L 考虑代谢性酸中毒或呼吸性碱中毒肾脏代偿，BE>2.3mmol/L 考虑代谢性碱中毒或呼吸性酸中毒肾脏代偿。

（四）临床观察

危重患者呼吸功能监护内容包括了解病史，进行体格检查，以及观察呼吸频率与节律、呼吸道通畅情况、患者意识与精神状态、心率与节律、血压、皮肤颜色、尿量等。

1. 神志　重度二氧化碳潴留（动脉二氧化碳分压 >80mmHg，pH<7.20）可致精神萎靡、头痛、嗜睡、多汗等症状，严重时由于脑血管重度扩张、脑体积增大而出现意识障碍、扑翼样震颤、视乳头水肿及昏迷等。慢性二氧化碳潴留如伴有严重缺氧、酸中毒、感染等则易出现肺性脑病，而急性缺氧可引起兴奋、烦躁、头痛，甚至抽搐。

2. 血压　轻度缺氧和二氧化碳潴留使内脏血管收缩、静脉回心血量增加及心率加快等，均可使心排量增加、血压升高。严重持续缺氧和二氧化碳潴留则可损害心血管功能而使血压下降。另外，血压升高提示通气不足，血压下降提示通气过度，应适当调节机械通气量。

3. 心率与心律　心率的变化除了与心脏本身的疾病有关外，也与呼吸功能密切相关。低氧血症和高碳酸血症等可使心率增加，缺氧也可使心律失常发生。严重缺氧，动脉血氧分压 < 27mmHg、动脉血氧饱和度 < 50% 时，可出现心率减慢、传导阻滞和心跳停止，支气管哮喘发作严重时可出现奇脉。

4. 皮肤、黏膜　缺氧时皮肤、黏膜发绀。二氧化碳潴留时皮肤潮红、多汗，眼结膜充血、水肿。

5. 呼吸困难　指呼吸频率、节律和深浅度的异常。主要是气体交换不足，机体缺氧导致。表现为：患者烦躁、自感胸闷、呼吸费力、不能平卧，口唇、甲床发绀、鼻翼扇动等。

（1）吸气性呼吸困难　当上呼吸道部分梗阻时，气流进入肺部不畅，肺内负压极度增高，患者吸气费力，出现三凹征（胸骨上窝、锁骨上窝、肋间隙），常见于喉头水肿或气管、喉头异物等患者。

（2）呼气性呼吸困难　当下呼吸道部分梗阻时，气流呼出不畅，患者呼气费力，呼气时间明显长于吸气时间。常见于哮喘患者。

（3）混合性呼吸困难　吸气和呼气均感费力，呼吸频率快而表浅，常见于肺部感染等患者。

6. 呼吸道通畅情况

（1）当患者出现吸气性呼吸困难时，应排除是否因舌后坠、下颌松弛后退、分泌物、反流物、鼻胃管刺激迷走神经反射而引起的喉痉挛。

（2）当患者出现呼气性呼吸困难时，应排除各种原因引起的支气管痉挛、水肿、狭窄，检查有无痰液阻塞，自发性气胸、急性左心衰、胸腔积液等。

（3）痰液检查　观察痰液性质、颜色、量及黏稠度。

7. 人工气道的管理　人工气道是将导管经口、鼻或气管切开插入气管内建立的气体通道。以纠正患者的缺氧状态，改善通气功能，有效地清除气道内分泌物，进行机械通气治疗，是抢救急危重患者的重要措施之一。建立人工气道后，呼吸道加温、加湿丧失，纤毛运动功能减弱，造成分泌物排除不畅。如果人工气道管理不当，不但影响人工气道的使用效果，引发并发症，甚至导致患者死亡。妥善的人工气道管理是保证呼吸衰竭治疗成功、提高抢救成功率的关键。

（1）建立方法

①气管插管（经口插管与经鼻插管）：经口插管者应从门齿测量，成人一般为20~26cm。一岁以上小儿使用公式计算：气管插管深度 = 年龄（岁数）/2 + 12。经鼻插管者应从外鼻孔测量，深度比口插管增加 2~3cm。记录插管外露长度（自门齿至插管末端的距离）并严格交接班。

②经口气管插管

优点：易于插入，适用于急救；管腔大、易于吸痰。

缺点：容易移位、脱出；不宜长期使用；不便于口腔护理；可引起牙齿松动、脱落，口腔出血。

③经鼻气管插管

优点：易于耐受，留置时间较长；易于固定；便于口腔护理，患者可经口进食。

缺点：管腔小，吸痰不方便；不适于急救；易发生出血、鼻骨折；可合并鼻窦炎中耳炎等。

④气管切开（开放性气管切开术和经皮穿刺气管切开术）

优点：减小解剖无效腔，减少呼吸功的消耗；管腔短，口径大，便于吸除气道内分泌物和插入支气管镜；不影响吞咽功能，患者可自由进食，可长期保留或终身带管。

缺点：创伤较大，可发生切口出血或感染，需要特殊护理，经常更换敷料；操作复杂，不适用于紧急抢救；痊愈后颈部留有瘢痕，可能造成气管狭窄。

插管后立即听诊双肺呼吸音是否相同，观察胸廓运动是否对称管内，拍胸片，插管位置应位于左，右支气管分叉即隆突上 2～3cm 处。

（2）湿化疗法 是指应用湿化器将溶液或水分散成极细微粒（通常为分子形式），以增加吸入气体中的湿度，呼吸道和肺吸入含足够水分的气体，达到湿润气道黏膜、稀释痰液、保持黏膜纤毛正常运动和廓清功能的一种物理疗法。其方法有：①主动加热湿化器：加热装置与湿化罐和为一体，水容器内放入加热盘或加热杆，湿化罐与加热盘分开，罐内放一铝制灯芯，也称灯芯式湿化器。吸气或呼气回路里放置一条加热丝，湿化罐出口和气道开口处各放置一个温度传感器。温度：32℃～35℃；②人工鼻：是仿制骆驼鼻子而制，有数层吸水或亲水材料制成的细孔网纱结构。一端连与人工气道，另一端与呼吸机管路连接。患者在呼气时，将相当于体温和饱和湿度的气体进入人工鼻并在其内侧面凝结，并释放以蒸汽状态保存的热量，吸气时，外部干燥空气进入人工鼻得到湿化和温热，进入肺内；③雾化加湿器：将水滴撞击成微小颗粒，悬浮于吸入气流中一起进入气道达到湿化目的。与温度无关，起不到气道加温的作用。1～5μm 直径的雾滴大部分沉积在小气道内，主张用小雾量、短时间、间歇雾化法 每2～4h 雾化 5～10min。不宜接于呼吸机上；④气道内间断滴注：用一次性注射器抽吸湿化液间断注入气道，达到湿化的目的；⑤微量泵持续注入：用一次性注射器抽吸湿化液使用微量注射泵，连接延长管头皮针插入气道内，持续泵入湿化液。

（3）人工气道湿化液的选择及湿化标准 气道湿化液为生理盐水加敏感抗生素、地塞米松、糜蛋白酶。一般湿化液 200～500ml/d，吸痰时要观察痰液的黏稠度，根据痰液的性质找出每日湿化的最佳量。人工气道患者应根据气道湿化标准来调整气道湿化程度，以利于患者痰液排出。①湿化满意：分泌物稀薄，能顺利通过吸引管，导管内没有结痂，患者安静，呼吸道通畅；②湿化不足：分泌物黏稠（有结痂或黏液块咳出），吸引困难，可发生突然的呼吸困难，发绀加重；③湿化过度：分泌物过分稀薄，咳嗽频繁，需要不断吸引，听诊肺部和气管内痰鸣音多，患者烦躁不安，发绀加重。人工气道患者应根据气道湿化标准来调整气道湿化程度，以利于患者痰液。

（4）吸痰时机 适时吸痰，患者咳嗽或有呼吸窘迫时，呼吸机气道压力监测持续报警时，氧分压或氧饱和度突然降低时，清醒患者自诉有痰时，肺部听诊有痰鸣音。

（5）吸痰管选择　根据气管导管的内径大小选用合适的吸痰管，其外径不超过气管导管内径的1/2。成人一般选用12F～14F号一次性硅胶管。若吸痰管过粗，产生的吸引负压过大，可造成肺内负压，而使肺泡陷闭，患者感到憋气。若过细则吸痰不畅。

（6）吸痰方法　①严格无菌操作，动作轻柔，迅速快捷；②吸痰前向患者解释吸痰的注意事项，如吸痰时会有憋气等非常短暂的不适感，向患者讲明吸痰时需咳嗽配合，以利于下呼吸道痰液的清除；③检查吸痰装置是否完好，吸引负压不超过 -50mmHg（-6.7kPa），以免负压过大损伤黏膜；④吸痰时的手法：阻断吸痰管的负压，将吸痰管插入气管导管直到有阻力感或估计吸痰管接近气管导管末端，此时应将吸痰管后退1～2cm，开放负压边吸引边鼓励患者咳嗽，然后向上提拉进行左右旋转式吸引。吸痰动作要轻柔、快捷、力求吸痰彻底又不损伤黏膜，以免引起患者气管黏膜出血；每次吸痰时间不超过15s，以免发生低氧血症。行机械通气的患者，吸痰前后应给予100%的氧气吸入2min；⑤危重患者和痰量较多的患者，吸痰时不宜一次吸净，必要时间隔3min以上再吸引；对于痰液黏稠不易吸出者，吸痰前向气道内注入3～5ml生理盐水后再吸引，必要时可重复2～3次；⑥对气管插管的患者，应先吸净口咽部的分泌物，再吸引气管内的分泌物，以免口咽部分泌物在放松气囊时下行进入气管而发生感染。绝对禁止用抽吸过口鼻腔的吸痰管抽吸人工气道，避免将细菌植入下呼吸道；每个患者的吸痰装置及用物应个人专用，并做好消毒隔离；⑦吸痰期间应密切观察生命体征的变化：如在吸痰过程中出现频繁严重的心律失常，或出现气道痉挛、发绀、烦躁不安等异常情况，应停止吸痰，立即行机械通气，并提高吸氧浓度。

（7）吸痰并发症　①气道黏膜损伤：因气道黏膜脆弱，若吸痰管太粗，负压太高，吸痰在某个部位停留时间太长，吸痰时未能旋转吸痰管等易造成黏膜损伤出血；②低氧血症：因负压吸引常需停止供氧；在吸除痰液的同时，也带走了部分气道和肺泡内的气体。如果吸痰前、中、后未能及时、有效充分给氧，或使用的吸痰管太粗，负压过大，吸痰时间过长，吸痰过于频繁更容易发生低氧血症；③皮下气肿：切口周围皮肤肿胀，可扪及皮下捻发音或握雪感；④纵隔气肿：头晕头痛憋气，呼吸困难。查体示呼吸快且费力，口唇及指端发绀，血压下降。胸片示肺萎缩，纵隔移位，纵隔膜不规则气带；⑤气胸：憋气，呼吸困难，胸痛。查体示颈部气管偏向健侧。肺部叩诊，伤侧呈鼓音。听诊呼吸音减弱，心率增快，血压下降。口唇及指端发绀。

（8）气管切开并发症的观察　①感染：切口处及敷料可见黄色或绿色的脓性分泌物；②气管食管漏：进食后呛咳；③脱管：外力使气管套管脱出；④气管狭窄：多见于拔除气管套管后出现憋气，呼吸困难，尤其在劳累后出现。

三、循环功能监护

（一）心电监护

心电监护是监测心脏电活动的一种手段。普通心电图只能简单观察描记心电图当时短暂的心电活动情况。而心电监护则是通过显示屏连续观察监测心脏电活动情况的一种是无创的监测方法，可适时观察病情，提供可靠的有价值的心电活动指标，并指导实时处理，因此对于有心电活动异常的患者，如急性心肌梗死，各种心律失常等有重要使用价值。目前的监护系统除了有良好显示系统外，还有报警、储存、回放及自动分析功能，能将危重患者的生命体征及时准确向医务人员报告，极大提高了危重患者抢救成功率，已成为 ICU、CCU 的主要监测方法。

心电监测分为心律（节律）监测和心率（速率）监测。所谓心律，是指心跳的规律性，即每一次心跳与下一次心跳的周期是否相等；所谓心率，是指心脏每分钟跳动的次数，心律和心率是两个完全不同的概念。危重患者 ECG 监测，是对心脏节律监测最有效的手段。通过监测，可发现心脏节律异常，各种心律失常，如房性、室性早搏、心肌供血情况、电解质紊乱等。

1. 电极安置准备

（1）用物准备　心电监护仪、电极片、湿纱布、干纱布。

（2）皮肤准备　去除选定部位皮肤上的毛发。轻轻擦拭该部位皮肤，去除死皮细胞，以减少皮肤电阻和便于电极粘贴。酒精、中性肥皂和水溶液彻底清洗该部位，确保去除所有的油脂残留物，死皮细胞和磨料，残留的磨料可能会成为噪音声源，用电极之前彻底使皮肤干燥。如果电极由于消毒液或其他液体的浸透而松脱，则应在电极表面粘贴防水胶布。

2. 电极的放置

（1）五导联电极放置　①右臂（RA）和左臂（LA）放置在右、左锁骨的正下方；②右腿（RL）和左腿（LL）置于胸腔下缘无肌肉的皮肤表面上；③胸部（V）电极的放置应根据情况进行选择。

（2）三导联电极放置　①右臂（RA）和左臂（LA）置于右、左锁骨正下方。②左腿（LL）置于胸腔下缘无肌肉的皮肤表面。

3. 临床意义　心电监护主要检测的是患者的心率、心律、呼吸和氧饱和度，一旦有变化就提示病情的改变，能帮助 ICU 医生及时了解患者病情，并及时采取相应的治疗措施。另外，心电监护仪也是一个记录仪器，它能把患者的生命指标记录下来，以便以后查阅和研究，为回顾性研究患者病情做参考依据。危重患者心电监测，是对心脏节律最有效的监测手段。如急性心肌梗死、心律失常、严重电解质紊乱等。

（二）血压

血压可反映心排血量和外周血管的阻力，与血容量、血管壁弹性、血液黏滞度等因素有关。血压监测在临床十分重要，分为无创和有创测量法。

1. 无创测量法　无创测量法可根据袖套充气方式的不同，分为手动测压法和自动测压法两大类。

2. 有创测量法　有创测量法是一种经动脉穿刺置管后直接测量血压的方法，能够反映每一个心动周期的血压变化情况。测压部位桡动脉常为首选，以左侧桡动脉为多见。其位置浅表，相对固定，因此穿刺插管比较容易。在桡动脉穿刺前一般需行 Allen 试验，以判断尺动脉循环是否良好。此外，肱、股、足背和腋动脉也可采用。

（三）中心静脉压的监测

中心静脉压是上、下腔静脉进入右心房处的压力，通过上、下腔静脉或右心房内置管测得，它反映右房压，是临床观察血流动力学的主要指标之一，它受右心泵血功能、循环血容量及体循环静脉系统血管紧张度三个因素影响。测定 CVP 对了解有效循环血容量和右心功能有重要意义。

1. 如何测量中心静脉压　测压前应首先选择零点，患者平卧时，测压管的零点位置应定位在患者第四肋腋中线的水平。然后将测压管充满液体，再夹住输液器，使测压管与静脉相通，待液柱徐徐降至稳定位置时，其水柱的厘米数即为中心静脉压。测量后将测压管夹闭，开放输液器，以保持静脉通畅。

2. 中心静脉压的正常值及临床意义　CVP 的正常值是 $0.49 \sim 1.18$ kPa（$5 \sim 12$ cm H_2O）。若 CVP 在 $0.196 \sim 0.49$ kPa（$2 \sim 5$ cm H_2O）表示右心房充盈欠佳或血容量不足；若 CVP 在 $1.47 \sim 1.96$ kPa（$15 \sim 20$ cm H_2O），表示右心功能不良（表 4-1）。

表 4-1　血压（BP）与中心静脉压（CVP）变化的临床意义及处理原则

指标		临床意义	处理原则
BP ↑	CVP ↓	有效循环血量不足	补充血容量
BP ↑	CVP ↑	外周阻力增大或循环负荷过重	使用血管扩张药物或利尿药物
BP 正常	CVP ↑	容量负荷过重或右心衰竭	使用强心与利尿药
BP ↓	CVP 正常	有效循环血量不足或心排量减少	使用强心、升压药、少量输血
BP ↓	CVP 进行性↑	有心包填塞或严重心功能不全	使用强心利尿药、手术解除心包填塞

3. 监护要点

（1）CVP 一般每 2h 监测一次并记录，病情不稳定时，须每隔 $30 \sim 60$ min 监测一次，直至平稳。

（2）患者体位改变时测压前应调整零点，零点应对准腋中线与腋前线之间与第四肋间的交叉点。

（3）测压时，若测压管内有气泡应及时排掉，以防气体进入静脉，造成气栓，影响 CVP 值。

（4）测压路径应尽量避免点滴升压药或其他急救药，以免测压时药物中断引起病情的变化。

（5）应用测压路径输血时，在测压前可用三通连接一个 10ml 注射器，用盐水将血液冲净后进行测压，测压后应将管壁附着血液冲掉，保持通畅，必要时用稀释肝素液冲洗。

（6）CVP 监测应在患者平静状态下进行，机械通气治疗时应用呼气末正压通气（PEEP）者，若病情许可时应暂停机进行测量，否则吸气压 >25cm H_2O 时，胸膜腔内压增高，可影响 CVP 值。患者咳嗽、烦躁、呕吐、抽搐、吸痰时，可影响 CVP 的水平，应在安静 $10 \sim 15$ min 后再行测压。

（7）保持测压管道通畅，其标志是回血好，液面随呼吸有明显波动，若液面内无波动或液面过低，可能为静脉内导管堵塞，受压或尖端顶于血管壁，应及时予以处理。

（8）严格无菌操作　定期消毒静脉穿刺部位，保留 3 天以上者应更换测压管；以防感染或血栓形成。

（四）漂浮导管血流动力学监测

在 ICU，用以判断危重患者心血管功能状况的信息来源，主要是通过应用气囊漂浮导管行血流动力学的监测而实现的。1970 年 Swan 和 Ganz 首先成功的使用气囊漂浮导管行右心插管测量肺动脉嵌入压，从而对左心功能状况的判断有了突破性发展。

Swan - Ganz 气囊漂浮导管全长 110cm，每 10cm 有一刻度，气囊距导管顶端约 1mm，可用 0.8～1ml 的空气或二氧化碳气充胀，充胀后的气囊直径约 13mm，导管尾部经一开关连接一 1ml 的注射器，用以充胀或放瘪气囊。导管顶端有一腔开口，可做肺动脉压力监测，此为双腔心导管。三腔管是在距导管顶部约 30cm 处，有另一腔开口，可做右心房压力监测。如在距顶部 4cm 处加一热敏电阻探头，就可做心输出量的测定，此为完整的四腔气囊漂浮导管。

1. 应用 Swan - Ganz 导管的临床适应证 心肌梗死、心力衰竭、心血管手术；肺栓塞、呼吸功能衰竭；严重创伤，灼伤，各种类型休克；嗜铬细胞瘤及其他内外科危重患者。Swan - Ganz 导管价格昂贵、来源困难，当患者有不稳定的血流动力学改变或肺功能严重障碍，需应用复杂呼吸形式支持其功能时，为最佳置管时机。因 Swan - Ganz 导管不能长期留置，故临床医生应注重其临床改变以掌握置管的适当时机，使其能充分发挥作用。病情复杂且病程较长者有时需反复置管。

2. 穿刺部位选择 右侧颈内静脉，从穿刺点到右心房的距离最短，导管可直达右心房和右室，并发症较少；股静脉由于远离重要脏器，便于穿刺部位，也是常选穿刺部位；左锁骨下静脉因弧度比较大，利于导管进入右房，因此临床上也较常用。

3. 监测数据分析

（1）右房压（RAP） 表示右心房及上下腔静脉的压力，反映右心室的充盈情况。正常值为 2～6mmHg。RAP 增高多见于右心衰、循环负荷过重、心包填塞等；RAP 降低表示血容量不足，提示加快补充血容量。

（2）右室压（RVP） 正常值为收缩压 15～18mmHg，舒张压为 0～8mmHg。

（3）肺动脉压（PAP） 正常值为 15～28mmHg（收缩期），5～14mmHg（舒张期）平均肺动脉压为 20mmHg。PAP 的急剧升高多见于肺栓塞、肺不张、低氧血症；慢性肺动脉压升高常见于肺血管疾病、先天性房室间隔缺损及原发性肺动脉高压，肺动脉压降低常见于低血容量性休克。

（4）肺毛细血管楔压（PCWP） PCWP 反映肺静脉压，也能间接反映左房压，也可作为反映左室舒张末压（LVEDP）的指标，两者相差 ±2mmHg，是了解左心功能的可靠指标。正常值为 8～12mmHg。PCWP 增高见于左心功能不全、二尖瓣病变、心源性休克、血容量过多；PCWP 降低见于血容量不足。

4. 护理要点

（1）导管外冲洗装置应连接紧密，否则易致管腔内回血，导致导管阻塞。

（2）导管各个腔应保持通畅，持续肝素盐水冲洗（生理盐水 250ml + 肝素 1250U）3～5ml/h，采用脉冲式冲洗。用于冲洗导管的注射器、三通、三通板每日更换。

（3）导管冲洗指征 各心腔压力异常时；监测压力波形变为平坦时；压力监测数据与先前有明显差异；每次测量全套血流动力学指标前后。

（4）保证数据准确，换能器头与心脏置同一水平。床位和体位改变时，及时校正零点。

（5）测量 PCWP 时，应将气囊缓慢充气（气量＜1.5ml），待出现嵌顿压图形后，记录数字并放掉气囊内的气体。

（6）导管各管腔一般不做输液、推药及抽血用，若需抽取混合静脉血标本，抽血后应用肝素盐水将管腔冲洗干净。

（7）严格无菌操作，穿刺点皮肤每日用碘酊或碘伏液消毒，更换无菌敷料。同时观察穿刺点有无红、肿、渗血、分泌物等异常反应。

（8）一般导管留置时间为 3~5 日，若患者出现高热、寒战等表现，应立即拔管，并做导管血培养及外周血培养。

知识链接

PICCO

PICCO 是一种新技术，是一种简便、微创、高效比的，对重症患者主要血流动力学参数进行检测的工具。利用经肺热稀释技术和脉搏波型轮廓分析技术，进一步的测量血液动力监测和容量管理，并使大多数患者不再需要放置肺动脉导管。该监测仪采用热稀释方法测量单次的心输出量（CO），并通过分析动脉压力波型曲线下面积来获得连续的心输出量（PCCO）。同时可计算胸内血容量（ITBV）和血管外肺水（EVLW），ITBV 已被许多学者证明是一项可重复、敏感且比肺动脉阻塞压（PAOP）、右心室舒张末期压（RVEDV）、中心静脉压（CVP）更能准确反映心脏前负荷的指标。

四、中枢神经系统功能监护

中枢神经系统是人体意识行为的控制系统，其解剖结构和功能十分复杂。意识状态是指人对周围环境和自身状态的认知与觉察能力，是大脑高级神经中枢功能活动的综合表现。意识活动主要包括认知、思维、情感、记忆和定向力五个方面。正常人意识清晰，反应敏锐精确，思维活动正常，语言流畅，字音清楚，表达准确、到位。凡能影响大脑功能活动的疾病均会引起不同程度的意识改变，称为意识障碍。

（一）意识状态的分类

1. 清醒状态 被检查者对自身及周围环境的认识能力良好，应包括正确的时间定向、地点定向和人物定向。当问诊者问及姓名、年龄、地点、时刻等问题时，被检查者能做出正确回答。

2. 意识模糊 或称蒙眬状态，意识轻度障碍，患者表现对时间、地点、人物的定向力发生障碍，思维混乱，语言表达无连贯性，应答错误，还可以发生兴奋躁动、精神错乱、谵语等表现。可见于癔症发作。

3. 谵妄状态 较意识模糊严重，定向力和自知力均有障碍。注意力涣散，常有丰富的错觉、幻觉，以错视为主，形象生动而逼真，以至有恐惧、外逃或伤人行为。急性谵妄状态常见于高热或中毒，如阿托品类中毒；慢性谵妄状态多见于慢性酒精中毒。

4. 嗜睡 患者处于持续睡眠状态，但可被声音、疼痛等轻度刺激唤醒，醒后定向力基本完整，但注意力不集中，记忆稍差，反应迟钝，刺激去除后，很快又进入睡眠。常见于颅内压增高的患者。

5. 昏睡状态 患者处于沉睡状态，但对语言的反应能力尚未完全丧失，高声呼唤、压眼眶、用力摇动身体等较强的刺激唤醒，能作模糊、简单而不完全的答话，停止刺激后又复进入沉睡状态。

6. 昏迷 是意识障碍最严重的阶段，也是病情危重的信号，按其程度可分为：

（1）浅昏迷 呈无意识状态，对周围事物、声音、强光刺激无反应，仅对强烈的疼痛刺激，可有痛苦表情或肢体简单的防御运动，无语言应答，不能执行简单的命令。但角膜、瞳孔、咳嗽、吞咽等反射存在。生命体征无明显变化。可有大小便潴留或失禁。

（2）中度昏迷 对周围事物及各种刺激全无反应，对剧烈疼痛刺激偶尔出现防御反射。角膜和瞳孔反射均减弱。生命体征有所变化，大小便潴留或失禁。

（3 深昏迷 全身肌肉松弛，自发性动作完全消失，对外界刺激均无反应。各种生理反射均消失。生命体征发生明显变化，呼吸不规则，血压或有下降。大小便多失禁。

与患者的交谈和一些必要的检查是评估患者意识状态的主要方法。交谈时要注意患者的年龄、性别、种族、教育背景和文化程度等。为了更客观地确定患者意识清晰程度，临床上可采用 Glasgow 昏迷评分表来进行量化（表 4 - 2），主要由睁眼反射、语言反射及运动反射组成，正常 15 分，最差 3 分。13～15 分为轻度意识障碍，9～12 分为中度意识障碍，3～8 分为重度意识障碍。评分越低，说明病情越重，预后越差。

表 4 - 2 Glasgow 昏迷评分表

睁眼反应	自动睁眼	4□
	呼唤睁眼	3□
	刺痛睁眼	2□
	无反应	1□
语言反应	正确回答	5□
	回答错误	4□
	语无伦次	3□
	含混发音	2□
	无反应	1□
运动反应	可按指令动作	6□
	能确定疼痛部位	5□
	对疼痛刺激有肢体退缩反应	4□
	对疼痛刺激肢体屈曲	3□
	对疼痛刺激肢体过伸	2□
	对疼痛刺激无反应	1□
总分		

（二）瞳孔的监测

1. 正确观察瞳孔的方法 正常成人瞳孔成圆形，直径 2～5mm，双侧对称等大等圆，对光反射灵敏。观察时要用聚光集中的电筒，对准两眼中间照射，对比观察两侧瞳孔大小、形状及对光反射，在将光源分别移向双侧瞳孔中央，观察瞳孔的直接反射和间接对光反射，注意对光反射是否灵敏。

2. 颅脑损伤时的瞳孔变化

（1）伤后一侧瞳孔扩大、对光反应消失是颅内血肿的表现，如果伤后患者神志清醒，而一侧瞳孔散大，可能为动眼神经损伤。

（2）伤后一侧瞳孔进行性散大、对侧肢体瘫痪、意识障碍，提示脑受压或脑疝。

（3）双侧瞳孔散大，对光反应消失，眼球固定伴深昏迷，则提示临终状态。

（4）双侧瞳孔缩小，对光反应迟钝，则可能是脑桥损害、蛛网膜下腔出血，也可能是大量镇静药所致。

（5）双侧瞳孔时大时小、变化不定，对光反应差，常为脑干损伤的特征。⑥眼球震颤为小脑或脑干损伤

（三）颅内压监测

颅内压是颅脑内脑组织、脑脊液、血液三种内容物使颅腔保持的一定的压力。成人正常颅内压为 5～15mmHg。超过 20mmHg 以上为颅内压增高，颅内压增高时神经科经常遇到的病症，也是颅脑损伤后的常见症状之一。如不能及时发现和解除，常导致脑代谢障碍、脑灌注压下降和脑疝形成等严重后果，不论什么原因造成的脑损伤都有不同程度的脑水肿，水肿大多在 24～96h 出现，3～6 天为高峰，这一段时间必须加强颅内压的监测。密切监测患者的生命体征，特别是患者颅内压增高时血压会增高，心率呼吸会减慢，当颅内压增高到一定程度时患者的血压会下降，脉搏快而弱出现潮试呼吸，并可发生呼吸停止。

1. 颅内压监测的目的

（1）了解颅内压占位性病变动态变化 如颅内血肿是在继续扩大还是趋于静止；脑水肿是在加重还是已经减轻。

（2）可观察评价脱水药、降颅内压药物的治疗效果。据颅内压变化，调整适当的剂量、给药时间，使药物发挥最大疗效和尽可能减少其副作用。

（3）根据颅内压变化来决定是维持保守治疗还是手术治疗。

2. 颅内压的分级 颅内持续超过 15mmHg 为颅内压增高。

（1）正常颅内压小于 15mmHg。

（2）轻度增高 15～20mmHg。

（3）中度增高 20～40mmhg。

（4）重度增高大于 40mmHg。

3. 颅内压监测的方法 以往只能依靠腰椎穿刺测量脑脊液压力的方法来间接了解颅内压的变化，此法不能准确反映颅内压的高低及其动态改变。近些年来，已采用传感器和监护仪来连续测量颅内压的方法。危重患者如监测到颅内压增高，除应用降低颅内压的药物以外，还可采用有意过度通气策略来降低颅内压。颅内压监测，根据传感器放置的部位不同，可分为脑室内压力监测、硬脑膜下或蛛网膜表面压力监测、硬脑膜外压力监测。

五、肾功能监测

肾脏是调节体液的重要生命器官，它担负着排泄代谢废物、维持水电解质平衡以及细胞内外渗透压平衡，以保证机体的内环境相对恒定的作用。然而，肾脏也是最易受损的器官之一，因此，在危重患者的诊治过程中，加强肾功能的监护具有重要意义，可了解肾损害的程度，估计肾疾病严重性及其预后。

（一）肾功能监测指标

1. 尿量　正常成人昼夜尿量为 1000～2000ml/24h，平均 1500ml。24h 尿量少于 400ml 或每小时尿量持续少于 17ml 称少尿；24h 尿量少于 100ml 称为无尿；24h 多于 2500ml 称为多尿。

（1）临床上少尿或无尿最常见的原因　①肾前性：为各种原因所致的休克、创伤、严重脱水、心衰、肝肾综合征等；②肾性：如急性或急进性肾炎、急性肾小管坏死少尿期及各种慢性肾病肾功能衰竭、肾移植急性排异等；③肾后性：各种原因所致的尿路梗阻如结石、血块、肿瘤、尿管阻塞等；④假性少尿：尿潴留（如前列腺肥大）。

（2）临床意义　当尿量 <30ml/h，则提示肾血流灌流不足，间接反映全身血容量的减少；当尿量 <400ml/24h 或尿量 <200ml/12h 时，则提示有一定程度的肾功能损害，可见于心、肾疾病和休克等；当尿量 <100ml/24h 或 12h 尿量 <50ml 时，台式肾功能衰竭的基础诊断依据，可见于严重的心、肾疾病和休克等患者。但这些患者，肾功能趋于衰竭的同时，每日仍能维持 1000～2000ml 尿量。因而，24h 尿量的改变只作为参考。

（3）监护要点　①记录每小时尿量、累计 12h 尿量及 24h 总尿量。②当尿量减少时，应及时分析原因。③当尿量增多时，应注意监测血压、血钾，必要时补充胶体溶液，同时根据血钾水平及时进行补钾，预防低血钾而引起的心律失常。④持续监测血钾尿量期间，要保持尿管通畅，若遇不畅时，应做以下检查：首先叩诊膀胱，了解有无尿潴留。如果膀胱有尿，要查看尿管外露段是否有折曲，而后再检查尿管前端是否在膀胱内，有无膀胱内折曲，或侧孔贴附于膀胱壁等。其次还可以调整尿管位置，进行注水试验或用生理盐水冲洗，必要时更换尿管。

2. 颜色　新鲜正常尿多无色澄清至淡黄色或琥珀色，尿色可受食物、药物和尿量的影响。常见有以下几种：

（1）血尿　多见于肾或泌尿系结石、肿瘤、外伤、肾结核、肾盂肾炎、重症肾小球疾病。

（2）血红蛋白尿　呈浓茶色或酱油色，见于阵发性睡眠性血红蛋白尿、蚕豆病、血型不合的输血反应等溶血性疾病。

（3）脓尿　若尿内含有大量脓细胞和细菌等炎性渗出物，排出新鲜尿液即可混浊。菌尿呈云雾状，静置后不下沉；脓尿有白色云絮状沉淀见于泌尿系感染，如肾盂肾炎、膀胱感染。

（4）胆红素尿　尿内含有大量结合胆红素，振荡后泡沫呈黄色，见于阻塞性黄疸及肝细胞性黄疸。

3. 尿生化监测

（1）正常排泄量　每24h代谢废物再尿中的正常排泄量为：总氮10~18g；尿素氮9.5g；尿素20~35g；尿酸0.1~0.2g；肌酸0~200mg。

（2）临床意义　排出量减少，意味着肾脏功能失调。

4. 血生化监测

（1）内生肌酐清除率（Ccr）测定　指肾脏在单位时间内将若干毫升血浆中的内生肌酐全部清除的能力。肌酐其由肾小球滤出，基本不被肾小管重吸收和分泌，因此它可作为肾小球滤过功能测定的敏感指标。

参考值　正常成人80~120ml/min，老年人随着年龄增长有自然下降趋势。

临床意义　①Ccr是判断肾小球滤过功能的最好指标；②评估肾功能损害的程度，根据Ccr一般可将肾功能分为4期：第一期（肾衰竭代偿期）Ccr为51~80ml/min；第二期（肾衰竭失代偿期）Ccr为50~20ml/min；第三期（肾衰竭期）Ccr为19~10ml/min；第四期（尿毒症期或终末期肾衰竭）Ccr<10ml/min。

（2）血清尿素氮（BUN）测定

尿素氮是人体蛋白质代谢的主要终末产物，经肾小球滤过后，部分被肾小管重吸收，尤其在肾功能不全时，BUN迅速增高。其主要原因是这些物质主要经肾小球滤过而随尿排出，肾小球滤过率降低时，使血中的浓度升高。因此，测定血中的BUN可反映肾小球的滤过功能。

参考值　成人3.2~7.1mmol/L，婴儿儿童1.8~6.5mmol/L。

临床意义　①对肾功能不全尤其是尿毒症的诊断有特殊价值，增加的程度与肾功能的损害成正比，对病情的观察和预后的估计有重要意义；②肾前和肾后性因素导致少尿或尿闭时可引起血中尿素氮和肌酐增高；③血容量不足、严重分解代谢、蛋白质分解或摄入过多均可引起增高；④血BUN可作为肾衰竭透析充分性指标。

5. 血清肌酐的测定　Cr是组织肌肉的正常代谢产物，在血流中经肾小球滤过进入肾小管，被全部排出体外。因肾小管分泌Cr的百分比例很小，故Cr的血浆清除率即相当于肾小球的率过滤。但肾小球滤过率下降至正常人的1/3时，血肌酐才明显升高。同时测定血尿素氮和血肌酐更有意义，如两者同时增高，表示肾功能严重受损，血肌酐>400μmol/L时预后差。

成人全血肌酐88.4~176.8μmol/L；当患者发生肾功能障碍，早期GFR减少较多，而血清肌酐则升高不显著；肾病晚期GFR明显降低，血清肌酐亦随之上升。

（二）肾小管功能监测

1. 尿渗透压　正常成人禁饮后尿渗量为600~1000 mOsm/kg H_2O，平均800 mOsm/kg H_2O，血浆渗量为275~305 mOsm/kg H_2O，平均为300 mOsm/kg H_2O，尿/血浆渗量比值为3~4.5，在临床中可以判断肾浓缩功能，禁饮尿渗量在300 mOsm/kg H_2O左右时，即与正常血浆渗量相等，称为等渗尿；若<300 mOsm/kg H_2O称低渗尿。正常人禁水8h后尿渗量<600 mOsm/kg H_2O，再加尿/血浆渗量比值等于或小于1，均表示肾浓缩功能障碍，同时用于鉴别肾前性、肾性少尿。

2. 尿浓缩稀释功能　24h尿总量1000~2000ml，昼夜尿量比为3~4:1，夜尿量不超过 750ml，昼夜尿比重 1.005 ~ 1.025，最高比重应 > 1.018，单次尿量最高比重与最低比重之差 > 0.008，尿比重固定在 1.010 ~ 1.012，说明肾小管肾浓缩功能极差，提示肾功能不全。

（三）肾功能测定指标的综合运用

正常肾有强大储备代偿能力。在肾损害尚未达到明显程度时，各种试验值仍可正常，有时肾功能检查正常，不能排除器质性肾损害。因此在评价判断结果时，必须与临床资料相配合，如注意肾外因素，心力衰竭、休克、水肿、药物等，进行全面综合分析，从而指导诊断和治疗。同时，肾功能监测是多方面的、完整的肾功能包括肾小管功能、肾小球功能。在临床中应注意不能把表示肾脏功能的某一单项监测来判断肾功能等。

六、血液系统功能监测

（一）凝血功能监测

正常生理情况下，血液在循环系统血管中流动，一方面必须保持流体状态不发生凝固。另一方面，一旦发生创伤，即可通过正常止血机制达到止血目的。凝血和抗凝系统保持动态平衡，一旦这种平衡失调，就会导致异常出血或血栓形成。危重患者由于原发病、感染、手术应激、严重并发症等因素存在，可通过影响小血管功能、血小板数量与功能、凝血/抗凝机制及纤维蛋白溶解系统等几个止血机制，造成出血或血栓形成。因此，对于危重患者要加强出凝血功能监测。以便及时了解病情变化，采取有效的治疗措施。

（二）临床监测

（1）检查患者的一般情况：有无出血点、瘀斑、咯血、呕血、便血、血尿。出血的部位，出血的时间、频度、严重性，自发性出血或外伤性出血，有无引起出血的诱因。

（2）了解有无既往出血史、出血倾向、诱因、过敏史、职业史、有无伴发严重的肝病、尿毒症、严重感染等。

（3）生命体征的变化：注意观察心率有无增快、血压的变化。胸、腹部体征的变化。

（三）实验室监测

1. 出血时间（BT）

（1）正常值 ①Duke 法：1 ~ 3min，超过 4min 为异常；②Ivy 法 2 ~ 6min，超过 7min 为异常；③出血时间测定器法：6.9 ± 2.1min，超过 9min 为异常；目前推荐用此法作为 BT 的检测方法。由于 BT 结果与操作者有关，可重复性差，与临床观察到的围手术期止血情况无相关性，所以已不再建议用于凝血功能的监测。

（2）临床意义 BT 延长见于：①血小板显著减少，如血小板减少性紫癜、阵发性睡眠性血红蛋白尿、巨大血管瘤、再生障碍性贫血、白血病等；②血小板功能异常，如血小板无力症、血小板病、巨大血小板综合征、肝病、狼疮等；③血管异常：如遗传性出血性毛细血管扩张症、坏血病；④药物干扰如服用阿司匹林、双嘧达莫等。⑤

各种原因引起的纤维蛋白原减少如肝病、维生素 K 吸收障碍。

2. 毛细血管脆性试验（CFT）

（1）正常值　男性 0～5 个，女性 0～10 个。

（2）临床意义　当毛细血管有缺陷时可呈阳性，但它不能鉴别毛细血管或血小板功能缺陷。

3. 血小板计数（PC）

（1）正常值（100～300）×10^9/L。

（2）临床意义　PC < 100×10^9/L 为血小板减少。生理性减少见于月经前后。病理性减少见于：①血液病，如血小板减少症、白血病、再生障碍性贫血、溶血尿素综合征；②理化因素、各种化学毒物、X 射线、放射性核素；③脾功能亢进、感染、输血后血小板减少症、巨大血管瘤；④如果 PC 小于 50×10^9/L 应想到大量输血或合并 DIC，血小板超过 400×10^9/L 称为血小板增多，生理性如剧烈运动的可能，病理性的见于血小板增多症、真性红细胞增多症、失血、骨折、溶血性贫血、脾切除术后等。

4. 凝血酶原时间（PT）　正常值：11～13 秒。PT 较正常对照 3s 以上有诊断意义。PT 延长见于先天性凝血因子Ⅰ、Ⅱ、Ⅴ、Ⅶ、Ⅹ缺乏；后天性凝血因子缺乏如严重肝病、维生素 K 缺乏、DIC、口服抗凝剂等。PT 缩短见于血液高凝状态如 DIC 早期、心肌梗死、脑血栓形成、多发性骨髓瘤等。

5. 部分凝血活酶时间（APTT）　正常值：32～42s。APTT 较正常对照延长 10s 以上有诊断意义。APTT 主要反映内源性凝血系统的凝血功能。在临床中当严重肝病时，因子Ⅸ、Ⅹ、Ⅺ、Ⅻ合成减少，致使 APTT 延长，维生素 K 缺乏时，因子Ⅸ、Ⅹ不能激活，APTT 亦可延长。APTT 为肝素应用监测的首选项目。

6. 凝血酶时间（TT）测定　参考值：16～18s（超过对照值 3 秒以上有诊断意义）。TT 延长见于循环血中 FDP（纤维蛋白溶解的产物）增多，如 DIC 肾小球疾病和深静脉血栓形成。另外可见于血浆中肝素或肝素物质含量增多，纤维蛋白原浓度降低。

7. 血浆鱼精蛋白和乙醇胶副凝试验（3P test）　正常人为阴性。3P 试验阳性主要见于 DIC 早期，阳性率在 68.1%～78.9%，该试验反映纤维蛋白降解产物的存在，但 3P 试验假阳性率较高，如恶性肿瘤、晚期妊娠、肝脏疾病、败血症等必须结合临床分析其结果，应加注意。

8. 纤维蛋白降解产物（FDP）和 D–二聚体测定　FDP 正常值 1～6mg/L。当 FDP ≥20mg/L 有诊断意义。在临床中血清或尿液中 FDP 增高见于原发性纤维蛋白溶解。DIC 继发性纤溶亢进、溶栓疗法、肺栓塞。急性肾功能衰竭、排斥反应、血栓性疾病、妊娠、妊高症、胰腺炎等。当纤溶活性明显增高时，尿中 FDP 也可阳性。该项目的检查对上述疾病的诊断、预后有重要价值。D–二聚体是继发性纤溶的标志，正常为阴性，阳性是诊断 DIC 的辅助条件。

七、消化系统监护

消化系统的基本生理功能是摄取、转运、消化食物和吸收营养、排泄废物，这些生理的完成有赖于整个胃肠道协调的生理活动。在 ICU 患者经常发生应激性溃疡，应激性溃疡是一种在机体受到严重创伤、重症疾病及严重心理障碍等应激状态下发生的以急性胃黏膜糜烂、溃疡和出血为特征的严重并发症。当危重疾病发生应激性溃疡出血时，主要临床表现是呕血与黑便，其发病机制复杂，病死率很高。

（一）监测项目

胃液、大便、胃肠功能、血胆红素、肝功能。

（二）观察要点

注意有无恶心、呕吐、大便的数量、形状、颜色，胃液的颜色、皮肤黏膜的颜色、肠鸣音情况。

上消化道出血是临床上常见的症状，引起上消化道出血的病因很多，其中以食管、胃、十二指肠、胰或胆管疾病引起的出血占首位，其次是门静脉高压引起的食管、胃底静脉曲张破裂出血，后者出血量大，发病急骤，来势凶猛，一般的止血药物难以奏效，需立即安置三腔二囊管压迫止血。经鼻腔插入三腔二囊管，进入胃腔后充气使管端的气囊膨胀，然后向外牵引，用以压迫胃底的曲张静脉。然后再充气使位于食管下段的气囊膨胀，即可压迫食管的曲张静脉，一般均获得满意效果。三腔二囊管压迫止血是门静脉高压导致的食管胃底静脉曲张破裂出血最方便、高效、安全的方法，因此，迅速成功完成三腔管的置入，使其达到有效的止血目的是抢救成功的关键。

（三）适应证

（1）食管胃底静脉曲张大出血患者。

（2）药物治疗不理想者用，为内镜及手术治疗赢得时间。

（四）操作步骤

（1）先用注射器分别向食管囊和胃囊注气，检查充气后是否均匀，置入水中，检查是否漏气。抽尽气囊内的气体，食管囊及胃囊的管口做好标记，三腔管前端涂以液体石蜡备用。操作者戴手套。

（2）患者取斜坡卧位，清洁鼻腔后自鼻腔插入三腔管，插到咽喉部时，嘱患者做吞咽动作，以利插入。

（3）当插入65cm处时抽出胃液，提示管端已达幽门部。

（4）向胃囊内注气200～300ml后，将开口部反折并用止血钳夹住以防漏气，然后缓慢向外牵拉三腔管，如遇阻力则表示胃囊已达胃底部，此时牵拉三腔管的手不要放松，在保持中等抗力的情况下用宽胶布固定三腔管。

（5）胃囊充气压迫后仍有出血时可再向食管囊内注气100～150ml，使气囊压迫食道下段1/3处，同样用止血钳夹住管端以防漏气。

（6）测量并记录囊内压力，一般胃囊内压为40～50mmhg，食管囊内压为30～40mmHg。测压后再分别向囊内注气5ml，以补充测压时外逸的气体。

（7）将胃管连接胃肠减压器。脱去手套。

（8）三腔管外端结一绷带，坠以0.5kg重的沙袋牵引固定，避免囊管向胃内滑动。用牵引架持续牵引三腔管，牵引与患者身体成30°至40°。

（9）拔管 一般出血停止24h后可先放去食管囊内气体，移去牵引架，如无继续出血再放去胃囊内的气体，24h后仍无出血者可拔除三腔管。

（五）插管后的护理

（1）观察胃肠减压引流袋中引流物，判断止血是否有效。若2～3h后引流袋内仍有鲜血，应及时检查气囊内压力。如有漏气而致压力下降，应补充注气。建立良好的护患关系，取得患者的信任，使之相信医护人员，配合治疗；

（2）每2～3h检查气囊内压力1次，如压力不足应及时注气增压，每8～12h放松牵引和放气1次，半小时后重复充气及牵引。

（3）每日口腔护理2次，使患者口腔清洁舒适；口唇涂以石蜡油，防止口唇干裂及口腔炎症的发生；

（4）注意观察牵引位置是否良好，定时测试食管气囊和胃气囊的压力，维持囊内恒定张力以达到压迫止血的目的。患者翻身时护士应协助固定三腔管，防止用力过猛，引起气囊滑出。翻身后，立即检查并调整好三腔管的位置；

（5）病情观察　密切观察神志、血压、脉搏、呼吸、心律、出血情况，准确记录出入量。

（6）经常巡视病房，安慰患者，使之情绪乐观，积极配合治疗及护理，减少控制陪护人员，保持病室舒适、整洁、安静，便于患者接受治疗。

（7）三腔管压迫期限一般为72h，若出血不止可适当延长。

（8）拔管前先口服液状石蜡20～30ml，并抽尽气囊内气体，以免损伤食管黏膜。

 学习小结

重症监护病房是根据现代医学理论，利用先进仪器设备，运用现代医疗护理技术对危重病患者进行集中监测和强化治疗的一种特殊场所，能及时地发现可危及生命的或可导致患者残疾的危险因素，并及时处理，从而提高医疗护理质量，减少并发症，降低死亡率，集中了各种病情多变的危重患者、众多先进的监护仪器、急救设备及生命支持装置、最新的理论、知识、技术与方法。主要收治各种因急性器官功能不全或有症状表现即将发生器官功能不全而危及生命，或需要用特殊的医疗监护仪器施行系统监测、并需要医护人员提供不间断的医疗救护，并对患者提供全面的监护和及时的救治。

思考题

1．哪些患者可收入ICU？

2．ICU分层次护士职责是什么？

3．可采取哪些措施控制ICU感染？

4．体温监测的临床意义是什么？

5．监测中心静脉压的意义是什么？

（赵　蕾）

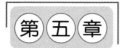

第五章

心脏骤停与心肺脑复苏

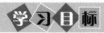

掌握：心脏骤停患者的评估及基础生命支持。
熟悉：心脏骤停的类型及进一步生命支持。
了解：心脏骤停的原因及延续生命支持。

第一节　心脏骤停

心脏骤停是指心脏射血功能的突然停止。绝大多数心脏形猝死发生在有器质性心脏病的患者，在西方国家，酒精引起的心脑血管病、高血压、冠心病等有较高的高发病率，而有80%的心脏猝死是由以上因素导致的，其中冠心病患者中约有75%均有不同程度的心肌梗死病史。心脏骤停的病理生理学表现主要是心律失常，尤其是致死性快速性心律失常、严重缓慢性心律失常和心室停顿。非心律失常性心脏性猝死所占比例比较少，常由心脏破裂、心脏流入和流出道的急性阻塞、急性心脏压塞等原因导致。

一、定义

（1）世界卫生组织于1975年在日内瓦开会，作出如下定义：发病或受伤后，24h内心脏停搏。

（2）美国心脏病学会于1980年，根据美国每年约有50万人死于冠状动脉硬化性心脏病，其中约60%死于发病后1h内。于是他们为冠心病患者心脏骤停所作定义是：冠心病发病后1h内心脏停搏，为心脏骤停。

在临床实践中，人们觉得用以上两个定义的任一个来解释心脏骤停都不够全面。结合两者专家认为任何心脏病或非心脏病患者，在未能估计到的时间内，心搏突然停止，即应视为心脏骤停。此定义与《希氏内科学（第16版)》（1982年）心肺复苏一章中的定义不谋而合。

任何慢性病患者在死亡时，心脏都要停搏，这应称为"心脏停搏"，而非"骤停"。这两个名词有本质上的不同。晚期癌症患者消耗殆尽，终至死亡，心脏停搏，是必然的结果。这类死亡应归于"生物死亡";而由于心脏骤停,患者处于"临床死亡"。前者无法挽救,而后者应积极组织抢救,并有可能复苏成功。

二、常见原因

心脏骤停处理措施《2005 年美国心脏学会心肺复苏和心血管急救指南》中"心脏骤停"的常见原因总结为 5 "H" 和 5 "T":

Hypoxia(缺氧)

Hypokalemia/Hyperkalemia and other electrolytes(低钾血症/高钾血症及其他的电解质异常)

Hypothermia/Hyperthermia(低温/体温过高)

Hypovolemia(低血容量)

Hypoglycemia/Hyperglycemia(低血糖/高血糖)

Tablets(药物)

Tamponade(心包填塞)

Thrombosis – pulmonary(肺栓塞)

Thrombosis – coronary(冠状血管栓塞)

Tension – pneumothorax, asthma(气胸,哮喘)

三、病因学

心脏骤停为心脏疾病引起,80% 患者由于心电功能异常,20% 患者为机械收缩功能丧失,也可因循环衰竭或通气障碍引起明显的呼吸性酸中毒(心肺骤停)。不论心或肺何者先行衰竭,两者通常密切相关。心电功能异常为心脏猝死的最常见机制,心室颤动为来院前心脏猝死主要的心律(占 70%)。心室颤动时,心室肌整体的协同收缩能力丧失,使有效心排血量立即终止,导致循环停止。虽然急性心肌梗死可引起心室颤动而心脏骤停,但 54% 幸存者在随访中无提示心肌梗死的心电图和酶的变化,心室颤动亦能由下列原因引起:慢性室性心律失常加重(原发性心室颤动),低电压触电(110~220V,2~3s),电解质紊乱(特别是钾和钙),淡水中近乎溺死引起的溶血,深低温(<28℃),以及心室肌由于缺氧和血管活性药物(如多巴胺,茶碱,肾上腺素)致敏引起交感过度刺激。

心脏骤停医学研究资料持续性室性心动过速为心脏骤停相对少见的病因,但从复苏的效果和存活率的角度是最好的,所属疾患包括冠状动脉病,心肌病,低钾血症和洋地黄中毒,尖端扭转型室性心动过速为有 Q – T 间期延长的一种独特的室性心动过速,发生于使用 I 类和Ⅲ类抗心律失常药物,抗抑郁药或吩噻嗪类药物的患者以及低血钾或低血镁的患者。

心搏停止为心电图上无电活动,无脏器灌注,血压和脉搏不能测出,其原因包括严重广泛的心肌缺血,心室破裂,严重高血钾(血清 K^+ > 7mmol/L)或高血镁使心肌细胞膜过度极化。

电机械分离指有心电除极而无机械收缩,其原发机制为心脏破裂,急性心包填塞,心脏整体缺血，急性心肌梗死，心腔内肿瘤或血栓阻塞以及慢性心力衰竭。

循环休克有许多原因，包括有效循环血容量降低（如由于大量失血，在严重烧伤，胰腺炎使第三空间液体大量丧失），周围血管张力丧失使静脉回流减少（如败血症，过敏性休克，深低温，中枢神经系统损伤，药物或麻醉过量）；或心室充盈或心室排出受阻（如心包填塞，肺动脉巨大栓塞，张力性气胸），但舒张期动脉压过低为导致冠脉血流不足，心肌电不稳定和心搏停止的常见原因。

四、临床表现

心脏骤停或心源性猝死的临床过程可分为 4 个时期：前驱期、发病期、心脏停搏和死亡期。

（一）前驱期

许多患者在发生心脏骤停前有数天或数周，甚至数月的前驱症状，诸如心绞痛、气急或心悸的加重，易于疲劳，及其他非特异性的主诉。这些前驱症状并非心源性猝死所特有，而常见于任何心脏病发作之前。有资料显示 50% 的心源性猝死者在猝死前一月内曾求诊过，但其主诉常不一定与心脏有关。在医院外发生心脏骤停的存活者中，28% 在心脏骤停前有心绞痛或气急的加重。但前驱症状仅提示有发生心血管病的危险，而不能识别那些属发生心源性猝死的亚群。

（二）发病期

亦即导致心脏骤停前的急性心血管改变时期，通常不超过 1h。典型表现包括：长时间的心绞痛或急性心肌梗死的胸痛，急性呼吸困难，突然心悸，持续心动过速，或头晕目眩等。若心脏骤停瞬间发生，事前无预兆警告，则 95% 为心源性，并有冠状动脉病变。从心脏猝死者所获得的连续心电图记录中可见在猝死前数小时或数分钟内常有心电活动的改变，其中以心率增快和室性早搏的恶化升级为最常见。猝死于心室颤动者，常先有一阵持续的或非持续的室性心动过速。这些以心律失常发病的患者，在发病前大多清醒并在日常活动中，发病期（自发病到心脏骤停）短。心电图异常大多为心室颤动。另有部分患者以循环衰竭发病，在心脏骤停前已处于不活动状态，甚至已昏迷，其发病期长。在临终心血管改变前常已有非心脏性疾病。心电图异常以心室停搏较心室颤动多见。

心脏骤停期意识完全丧失为该期的特征。如不立即抢救，一般在数分钟内进入死亡期。罕有自发逆转者。

心脏骤停是临床死亡的标志，其症状和体征依次出现如下：①心音消失；②脉搏扪不到、血压测不出；③意识突然丧失或伴有短阵抽搐。抽搐常为全身性，多发生于心脏停搏后 10s 内，有时伴眼球偏斜；④呼吸断续，呈叹息样，以后即停止。多发生在心脏停搏后 20～30s 内；⑤昏迷，多发生于心脏停搏 30s 后；⑥瞳孔散大，多在心脏停搏后 30～60s 出现。但此期尚未到生物学死亡。如予及时恰当的抢救，有复苏的可能。其复苏成功率取决于：①复苏开始的迟早；②心脏骤停发生的场所；③心电活动失常的类型（心室颤动、室性心动过速、心电机械分离抑心室停顿）；④在心脏骤停前患者的临床情况。如心脏骤停发生在可立即进行心肺复苏的场所，则复苏成功率较高。在医院或加强监护病房可立即进行抢救的条件下，复苏的成功率主要取决于患者在心脏骤停前的临床情况：若为急性心脏情况或暂时性代谢紊乱，则预后较佳；若为慢性心脏病晚期或严重的非心脏情况（如肾功能衰竭、肺炎、败血症、糖尿病或癌肿），则复苏的成功率并不比院外发生的心脏骤停的复苏成功率高。后者的成功率主要取决于心脏骤停时心电活动的类型，其中以室性心动过速的预后最好（成功率达67%），心室颤动其次（25%），心室停顿和电机械分离的预后很差。高龄也是一个重要的影响复苏成功的因素。

（三）生物学死亡期

从心脏骤停向生物学死亡的演进，主要取决于心脏骤停心电活动的类型和心脏复苏的及时性。心室颤动或心室停搏，如在头 4～6min 内未予心肺复苏，则预后很差。如在头 8min 内未予心肺复苏，除非在低温等特殊情况下，否则几无存活。从统计资料来看，目击者的立即施行心肺复苏术和尽早除颤，是避免生物学死亡的关键。心脏复苏后住院期死亡的最常见原因是中枢神经系统的损伤。缺氧性脑损伤和继发于长期使用呼吸器的感染占死因的60%。低心排血量占死因的30%。而由于心律失常的复发致死者仅占10%。急性心肌梗死时并发的心脏骤停，其预后取决于为原发性或继发性：前者心脏骤停发生时血流动力学并无不稳定；而后者系继发于不稳定的血流动力学状态。因而，原发性心脏骤停如能立即予以复苏，成功率应可达100%；而继发性心脏骤停的预后差，复苏成功率仅30%左右。

五、诊断要点

（1）神志丧失。

（2）颈动脉、股动脉搏动消失、心音消失。

（3）叹息样呼吸，如不能紧急恢复血液循环，很快就呼吸停止。

（4）瞳孔散大、对光反射减弱以至消失。

（5）心电图表现　①心室颤动或扑动，约占91%；②心电－机械分离，有宽而畸形、低振幅的 QRS，频率 20～30 次/min，不产生心肌机械性收缩；③心室静止，呈无电波的一条直线，或仅见心房波。心室颤动超过 4min 仍未复律，几乎均转为心室静止。

六、治疗

1. 恢复有效血循环

（1）先拳击前胸 2～3 次，如无心跳立即胸外心脏按压。要点是：患者仰卧，背置地面或垫硬板，术者双掌重叠，双肘直，用肩部力量以掌根垂直按压患者胸骨中、下 1/3 交界处，使胸骨下段下陷4cm左右，频率 70～80 次/min。

（2）心电监测，若是心室颤动，即行直流电非同步除颤。

（3）肾上腺素（adrenaline）：首先静注，如来不及建立静脉通道则可心内注射或气管注入。近年主张用大剂量，可先用1mg，如无效可每3分钟重复并递增至 1 次 3～5mg。有人研究：过大剂量（每次 0.2rog/ks）可导致血压回升过高，心动过速，心肌氧耗增加，复苏后病死率增加，故提出以每次 0.05～0.1mg/kg 为宜。

（4）如一时难以电除颤或电除颤一次不复律，可选用利多卡因（idocaine）75～100mg 或溴苄胺（bretylium）250mg 或普鲁卡因胺（procainamide）100～200mg 静注，药物除颤与电除颤同时交替使用，能提高复苏成功率。

（5）如心电监测是心室静止，可加用异丙肾上腺素（isoprenaline）0.5～1mg 静注，3min 后可重复。

（6）如心室静止用药无效，尽快行胸外心脏起搏，或经静脉心内临时起搏。

（7）复苏 20min 仍无效，应开胸心脏按压，并继续用药，直到无望。

2. 呼吸停止时立即疏通气道及人工呼吸

（1）将患者后仰，抬高下颏，清除口腔异物。

（2）紧接口对口人工呼吸，吹气时要捏住患者鼻孔，如患者牙关紧闭，可口对鼻吹气，使患者胸部隆起为有效，人工呼吸要与胸外心脏按压以 2∶30 交替施行。

（3）吸氧。

（4）15min 仍不恢复自动呼吸，应尽快气管插管使用机械通气，而不提倡用呼吸兴奋剂，以免增加大脑氧耗或引起抽搐惊厥。

3. 纠正酸中毒　过去常规早期大量使用碳酸氢钠（sodium bicarbonate），而现代主张使用原则是：宁迟勿早，宁少勿多，宁欠勿过。因为心脏骤停时酸中毒的主要原因是低灌注和 CO_2 蓄积，大量静注碳酸氢钠反可使组织 CO_2 增加，血液过碱，使 Hb 氧合曲线左移，氧释放受到抑制，加重组织缺氧，抑制心肌和脑细胞功能，引起高钠、高渗状态，降低复苏成功率。所以当建立稳定血液循环及有效通气之前，最好不用；如果 10min 仍不复苏，而且血气 pH＜7.20 时，可小量用 5% 碳酸氢钠 100ml 缓慢静注，15min 后可重复半量，维持 pH≥7.25 即可，不必过度。

如果心脏骤停患者发生在院外现场，应先就地进行徒手复苏操作，并尽快设法边急救边护送至附近医疗单位作二期复苏。

七、复苏后期处理

1. 维持血液循环　心脏复苏后常有低血压或休克，应适当补容并用血管活性药，维护血压在正常水平。

2. 维持有效通气功能　继续吸氧；如自主呼吸尚未恢复，可继续用人工呼吸机；如自主呼吸恢复但不健全稳定，可酌用呼吸兴奋剂，如尼可刹米（nikethamidum）、山梗莱碱（lobeline）或二甲弗林（dimeflinum）肌注或静滴；还要积极防治呼吸系统感染。

3. 心电监护　发现心律失常酌情处理。

4. 积极进行脑复苏　如心肺复苏时间较长，大脑功能会有不同程度损害，表现为意识障碍，遗留智力与活动能力障碍，甚至形成植物人，因此脑复苏是后期的重点。

（1）如意识障碍伴发热，应头部冰帽降温；如血压稳定还可人工冬眠，常用氯丙嗪和异丙嗪各 25mg，静滴或肌注。

（2）防治脑水肿　酌用脱水剂、肾上腺糖皮质激素或白蛋白等。

（3）改善脑细胞代谢药　如ATP、辅酶A、脑活素、胞二磷胆碱（citicoline）等。

（4）氧自由基清除剂。

（5）高压氧舱治疗。

5. 保护肾功能　密切观察尿量及血肌酐，防治急性肾功能衰竭。

八、急救措施

心脏骤停的抢救必须争分夺秒，千万不要坐等救护车到来再送医院救治。要当机立断采取以下急救措施进行心肺复苏。

（1）叩击心前区　一手托患者颈后向上托，另一手按住患者前额向后稍推，使下颌上翘，头部后仰，有利于通气。用拳头底部多肉部分，在胸骨中段上方，离胸壁20～30厘米处，突然、迅速地捶击一次。若无反应，当即做胸外心脏按压。让患者背垫一块硬板，同时做口对口人工呼吸。观察患者的瞳孔，若瞳孔缩小（是最灵敏、最有意义的生命征象），颜面、口唇转红润，说明抢救有效。

（2）针刺人中穴或手心的劳宫穴、足心涌泉穴，起到抢救作用。

（3）迅速掏出咽部呕吐物，以免堵塞呼吸道或倒流入肺，引起窒息和吸入性肺炎。

（4）头敷冰袋降温。

（5）急送医院救治。

第二节　心肺脑复苏

心跳与呼吸骤停为临床上最紧急的危险情况，应立即进行心肺复苏（CRP）。由于脑组织对缺氧最为敏感，循环停止后4～6min即发生严重损害，10min后脑组织基本死亡。常温下在心跳停止10～20s之内及时复苏者，可不遗留有害影响，4min内复苏者，约50%患者可存活，6min开始复苏者，仅4%有可能存活，10min开始复苏者，几无存活可能性。复苏成功的先决条件是及时心脏复苏，而最终关键是脑复苏。因而，完整的复苏概念应是心肺脑复苏（CPCR）。

任何心脏病或非心脏病患者，在未能估计到的时间内突然心跳停止，称为心搏骤停。其中外表健康或非预期死亡者，在某种外因（如激动、疲劳或饮食等）或无外因作用下突然发生非暴力死亡，称为猝死。这里要强调心搏骤停的突然性及非必然性，具有复苏（reanimation）的可能性，若不及时抢救，则必然从临床死亡发展到生物学死亡。

一、原因

1. 心源性　占绝大多数，如冠心病、慢性瓣膜病伴心衰、心肌炎、心肌病、高度房室传导阻滞等。

2. 创伤或大出血。

3. 窒息　如气管异物、颈部勒缢、呼吸道灼伤等。

4. 麻醉和手术中意外　如麻醉过深、麻醉剂过敏、缺氧及二氧化碳积蓄、迷走神经反射等。

5. 其他　如触电、溺水、过敏、急性中毒、严重电解质和酸碱平衡紊乱，以及心导管检查和心血管造影并发症。心跳与呼吸骤停方式在多数病例为心跳停止在先，继之呼吸停止。但在少数患者中顺序可相反。心跳停止即意味着全身组织细胞的氧供停止，常温下心跳停止 3s 患者即感头晕，10～20s 即发生昏厥，30～40s 出现抽搐和瞳孔散大，60s 则呼吸停止和大、小便失禁，4～6min 脑组织发生不可逆损害，10～20min 心肌细胞发生不可逆损害。

二、诊断

在心电图上，心搏骤停分为心室颤动、心室停顿和电机械分离三种类型，但在临床实践中常常不能依赖心电图诊断，而是根据如下征象来判定：

（1）突然抽搐，继之深昏迷、呼吸停止、全身肌肉松弛，并且扪不到大动脉搏动（常扪颈动脉，婴儿扪肱动脉），即可诊断为心跳和呼吸骤停。实践中常采用大声呼叫、拍打面颊或肩部、用手指甲掐压人中穴或合谷穴 5s 等方法，来判断有无意识反应。

（2）心前区扪不到心脏搏动，听不到心音，瞳孔散大和光反应消失等，可以佐证诊断，但不能反复检查。

（3）心电图检测可以证实心脏停搏，并可确定其类型，然而这不但需要条件和时间，有时候由于干扰和导联选择的原因，也可造成错误。

三、治疗

心跳与呼吸骤停为临床上最紧急的危险情况，应立即进行心肺复苏（CRP）。由于脑组织对缺氧最为敏感，循环停止后 4～6min 即发生严重损害，10min 后脑组织基本死亡。常温下在心跳停止 10～20s 之内及时复苏者，可不遗留有害影响，4min 内复苏者，约 50% 患者可存活，6min 开始复苏者，仅 4% 有可能存活，10min 开始复苏者，几无存活可能性。复苏成功的先决条件是及时心脏复苏，而最终关键是脑复苏。因而，完整的复苏概念应是心肺脑复苏（CPCR），规范的复苏程序包括三个阶段和 9 个步骤。

1. 基础生命支持（BLS）——初期复苏

（1）保持呼吸道通畅　平衡地置患者于仰卧位，平躺于地面或床板上。抢救者一手置于患者前额并向后下方推，使头后仰，另一手的食、中二指置于下颌骨的近下颏处，或下颌角处抬起下颌（仰头举颌法），观察 5s 左右，如无呼吸，则立即做人工呼吸。如果鼻孔、口腔内有多量泥沙和各类液体（如黏液、胃液、血液等）积聚时，应立即予以清除。

（2）施行人工呼吸　抢救者用按前额的手的拇、食指捏闭患者的鼻孔，深吸一口气后张开口紧贴患者的嘴（要把患者的嘴完全包住），用力向患者口内吹气，直到患者胸部抬起。吹气完毕后，即与患者的口部脱离并吸入新鲜空气，以便作下 1 次人工呼气，同时放松捏鼻的手，以便让患者从鼻孔呼气，并观察患者胸部塌陷，有气流从口鼻排出。每 5s 吹气一口（10～12 次/min，）每次吹气 800～1200ml。当患者牙关紧闭或有严重口腔损伤时，可用口对鼻人工呼吸。对婴幼儿可口对口、鼻人工呼吸。吹气时暂停按压胸部，CPR 时，每按压胸部 30 次吹气 2 口，即 30:2。

（3）建立人工循环 人工建立循环的方法有两种，即闭式胸部按压和开胸心脏挤压，现场急救中用前一种。患者仰卧于硬板床或地上，如为弹簧床则应在患者背部垫一足够大的硬板。抢救者右手掌根部按于患者胸骨中下 1/3 交界部位，左手掌根部重叠放在右手背上，两手指的方向交叉并抬起离开胸部，双臂伸直，以肩背部力量垂直向下用力按压，频率 80 ~ 100 次/min，下压深度 4 ~ 5cm。压下及向上放松的时间大致相等，放松时手掌不离开患者胸部。另一人能够触及患者颈动脉或股动脉搏动，证明按压有效。开始复苏 1min 后检查 1 次脉搏、呼吸、瞳孔，以后每 4 ~ 5min 检查 1 次，每次不超过 5s。在医院内或急诊室内，闭式胸部按压 10 ~ 15min（最多不超过 20min）无效时，应改作开胸复苏。胸部创伤尤其伴有心脏创伤、心包填塞、气胸以及严重脊柱和胸廓畸形者，应积极进行开胸复苏，但是严重头部伤者不是适应证。方法是：应在气管内插管控制呼吸下进行。快速消毒皮肤，做左前外第四肋间切口进胸，右手迅速伸入胸腔，在心包外用手指将心脏向胸骨反复挤压，同时安置肋骨牵开器。如不能使心搏恢复，应在膈神经前纵向切开心包，直接挤压心脏。单手挤压法为右手拇指在心脏前面，4 指在心脏后面，有节奏地挤压心脏。双手挤压法为右手置于心脏后面，左手在心脏前面，共同按压心脏。按压时不要扭曲心脏及压迫冠状血管，避免用手指尖以防穿透心室壁，按压间歇尽量将手松开以便心脏充盈。按压速度一般为 80 次/min。按压心脏有效时应扪到周围动脉搏动，心肌色泽转红润、张力增加，心室纤颤由细颤变为粗颤。心脏复苏后，冲洗胸腔，心包开窗引流，放置胸腔引流管，逐层关闭胸腔。

2. 进一步生命支持——继续复苏

（1）除颤与临时起搏 成人非创伤性心搏骤停多为（80% ~ 90%）心室纤颤，在停搏 1min 之内，最初目击者给予 1 次胸前叩击，有时可使心搏恢复，方法是：施救者握拳，用小鱼际侧方，从患者胸部向患者胸骨中部用力捶击，但不能反复捶击。心室纤颤一般均需非同步电击除颤恢复心律，越早越好。未开胸者，行胸外除颤，电极板涂以导电膏或外包多层生理盐水纱布，紧密接触皮肤，减少皮肤电阻抗并避免皮肤灼伤，一个电极板置于左侧第五肋间腋前线心尖区，另一电极置于胸骨右缘第 2 ~ 3 肋间，除颤电能一般成人首次 200J，若无效时第二次 300J，以后 360I。儿童首次除颤用 2J/kg，若无效时用 4J/kg。已开胸者，行胸内除颤，电极浸泡生理盐水后分别置于左、右心室面，直流电能量首次用 10J，若无效时，第二次用 20 ~ 40J，以后用 40 ~ 60J。遇有顽固性室颤，可以心内注入利多卡因 100rag 或普鲁卡因胺 100 ~ 200mg 或溴卡胺 200rag 等药物，以增强除颤效果。过去认为，对反复除颤仍不能复跳的心脏，均可进行胸外或胸内电极临时起搏。实践中发现，室颤心脏或严重缺氧而无收缩性的心脏，用起搏不能复跳。复跳后心率小于 60 次/min 且对阿托品和肾上腺素反应不佳者，或有 Ⅱ ~ Ⅲ度房室传导阻滞者，可用起搏提高心率，防 IE 再停搏。

（2）复苏时药物治疗 第一线药物为肾上腺素、利多卡因和碳酸氢钠。肾上腺素常规剂量为每次 0.5 ~ 1mg（0.02mg/kg），静脉内或稀释成 10ml，气管内给药，3 ~ 5min 重复 1 次。目前趋向于大剂量给药，每次 0.03 ~ 0.2mg/kg，甚至有人主张超大剂量，但有不同意见。尚可应用多巴胺，但不主张应用，用异丙肾上腺素、多巴酚丁胺和钙剂。利多卡因的应用方案是：在复苏过程中首剂 1.0mg/kg，静脉缓注，间隔 10 分钟重复给药，0.5～1.0mg/kg，心脏复跳后改为持续静脉点滴，1～4mg/分。因利多卡因有抑制心肌、减弱室颤波幅和频率的作用，从而增加除颤困难，故而用量不宜过大、过频、过快。目前对复苏期间碳酸氢钠的应用亦持类似观点，心脏停搏 10 分钟之内和动脉血 pH≥7.20，不给碳酸氢钠，甚至有人主张在有效循环和呼吸未能重建之前不给碳酸氢钠，以免使氧解离曲线左移、引起高钠高渗状态、甚至引起反常性细胞内和颅内酸中毒，抑制心肌及其对肾上腺素的反应。应用时可先给 1.0mmol/kg，10min 静滴完，以后每间隔 10min 重复半量。近年来，发现心搏骤停伴有内源性阿片样物质（OLS）释放增加，吗啡受体拮抗剂纳洛酮可有效地拮抗 OLS，已列入我国 CPR 规程，静脉通路建立后，尽快静脉注射 2.0mg，以后每半小时重复 1 次。

3. 复苏后处理——持续生命支持 除了对原发胸部伤和其他部位伤进一步检查和救治外，重点在于防治多器官功能不全和衰竭，关键是脑复苏。必须严密观察和监测多项功能指标，积极进行持续生命支持。循环功能支持非常重要，心脏复苏早期需要诱导性高血压，继续应用肾上腺素 [0.05～0.2μg/（kg·min）] 和多巴胺 [2.5～10μg/（kg·min）]，但在复苏后往往血压迅下降或不稳定，最好监测肺毛细血管嵌压（PCWP）、心排指数（CI）和中心静脉压（CVP）。在补足血容量的基础上，或者 PCWP＞2.0kPa（15mmHg）时，可应用硝普钠，从小剂量 [0.5μg/（kg·min）] 开始，以减轻心脏负荷和改善循环。对于心动过速等心律失常，首选利多卡因，首剂静注 50～75mg，接着持续静滴，0.02～0.05mg/（kg·min），顽固性心动过速可用电复律和静滴胺碘酮维持。心动过缓可用阿托品或山莨菪碱，必要时心内起搏。防止心脏复苏后再停搏。

附：心肺脑复苏的实训

【目的】通过练习熟练掌握心肺脑复苏的急救技术。

【适应证】各种原因导致的循环骤停（包括心搏骤停，心室颤动及心搏极弱）。

【禁忌证】①胸壁开放性损伤；②肋骨骨折；③胸廓畸形和心脏压塞；④凡已明确的心肺脑等重要器官衰竭无法逆转者，可不必进行复苏术，如晚期癌症等。

【操作前准备】心肺复苏模拟人、急救包及抢救药品如肾上腺素、硬木板、除颤器或 AED，消毒纱布，生理盐水或导电膏。

【操作过程】

（1）操作者站在患者一侧，上腿与患者肩平齐。

（2）判断患者意识 轻拍患者双肩，同时呼叫"喂！你怎么啦！"观察有无反应。

（3）判断患者呼吸 可以通过看、听、感觉（看：胸部有无起伏；听：有无呼吸音；感觉：有无气流逸出）来判断，无反应表示呼吸停止，判断时间不超过 10s。

（4）判断颈动脉搏动 术者食指和中指指尖触及患者气管正中部（相当于喉结的部位），旁开两指，至胸锁乳突肌前缘凹陷处，无颈动脉搏动表示心跳停止，判断时间不超过 10s。

（5）大声呼救"快来救人啊"，看时间。

（6）松开衣领及裤带，摆复苏体位（根据需要背部垫木板）。

（7）心脏按压（C）①按压部位：胸骨中下 1/3 交界处；②按压手法：一手掌根部放于按压部位，另一只手平行交叉重叠于手背上，手指抬起；掌根部接触按压部位，双臂位于患者胸骨的正上方，双肘关节伸直，利用上身重量垂直下压；③按压幅度：使胸骨下陷至少 5cm，然后迅速放松；④按压频率不少于 100 次/min。

（8）开放气道（A）　清除口鼻分泌物，检查并取下活动义齿，使用仰面抬颈法或其他方法开放气道。

（9）人工呼吸（B）　口对口人工呼吸 2 次。

（10）按压 30 次，通气 2 次。以心脏按压 30 次，人工呼吸 2 次的比例反复进行，（即按压与呼吸比为 30∶2），共 5 个循环，2min 完成。

（11）判断复苏有效指征　①触摸颈动脉有搏动；②出现自主呼吸；③瞳孔缩小，对光反射恢复；④肤色转红润；⑤测量血压，收缩压大于 60mmHg。口述复苏成功。

（12）整理用物，注意患者保暖。

（13）洗手记录。口述及时补写医嘱和抢救记录。

【操作后护理】 上面为基础生命支持中的 C、A、B 三步骤，尚有进一步生命支持和延续生命支持阶段。故应加强护理，采取进一步处理措施，密切观察病情变化。

【注意事项】

（1）判断要迅速、操作要果断，一旦有心脏骤停和呼吸停止，立即开始复苏。

（2）有义齿应先取下义齿。

（3）为防止交叉感染，救护者可取一块纱布单层覆盖在患者口或鼻上。

（4）吹气应有足够的气量，以使患者胸廓抬起，但一般不超过 1200ml。吹气过猛过量可造成患者胃内大量充气。

（5）吹气时间宜短，以占一次呼吸周期的 1/3 为宜。

（6）有效通气的指征是看到患者胸部起伏并于呼气时听到及感到有气体逸出。

（7）按压部位准确、平稳有规律，避免冲击式按压。

（8）按压姿势准确，放松时定位的手掌不能离开胸骨定位点。

（9）胸外心脏按压必须同时配合人工呼吸，如是两人以上复苏，要密切合作，吹气时暂停按压胸部。

（10）按压时密切观察患者病情，评价抢救效果。

 学习小结

心脏骤停是临床最危险的紧急情况，如能及时采取有效的复苏措施，则有可能挽救患者的生命，反之则可导致患者死亡。因此，要求学生通过练习熟练掌握心肺脑复苏技术。

思考题

1．如何判断心脏骤停？

2．根据心脏活动情况和心电图表现，心脏骤停可分为哪几种类型？

3．完整的心肺复苏包括哪几个部分？

4．胸外心脏按压时应注意什么问题？

（王　洁）

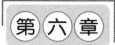

第六章

休克患者的护理

掌握：休克的概念及救护措施。

熟悉：休克的病因及病情评估。

了解：休克的分类、病理生理及临床诊断。

第一节　休克的病因及分类

【任务引导】

患者，女性，35 岁。因车祸导致全身多处外伤，出血量大，患者意识不清 10min，查体：意识模糊，面色苍白，四肢厥冷，脉搏细数，该患者目前出现什么问题？为什么出现昏迷？如何迅速进行救护？

休克（shock）是由各种原因引起组织有效循环血量减少，导致机体组织血流灌注不足、组织缺氧、细胞代谢紊乱和功能受损的临床综合征，是临床常见的急危重症。休克的本质是组织细胞氧供给不足和需求量增加，其特征是产生炎性介质。不同病因的休克各有其特点，但具有共同的病理生理变化，即微循环障碍、代谢改变和器官继发性损害。休克的基础损害是有效循环血量减少，组织灌注不足。现代观点认为休克是一个序贯性事件，是从亚临床阶段的组织灌注不足发展为多器官功能障碍（MODS）或衰竭（MOF）的连续过程。因此，临床上根据休克不同阶段的病理生理特点采取相应的护理防治措施。

知识链接

有效循环血量是指单位时间内运行于心血管系统的血液量（不包括贮存于肝、脾的淋巴血窦中或停留于毛细血管中的血量）。约占全身总血容量的 80% ~90%，有效循环血量受血容量、心搏出量和周围血管张力三个因素的影响。当其中任何一因素的改变，超出了人体的代偿限度时，即可导致有效循环血量的急剧下降，造成全身组织、器官氧合血液灌流不足和细胞缺氧而发生休克。在休克的发生和发展中，上述三个因素常都累及，且相互影响。

一、病因

引起休克的原因很多，能导致有效循环血量减少及微循环障碍等因素均可以导致休克的发生，临床常见病因有：

1. 血容量不足　大量失血（内外出血）、失水（严重腹泻、呕吐、排汗、排尿等）、失血浆（大面积烧伤、炎症、创伤等）等原因，均可以使血容量急剧减少。

2. 严重感染　可由细菌、病毒、真菌、衣原体、支原体、立克次体、原虫等病原微生物引起机体感染，内外毒素可以直接损伤线粒体，使细胞不能摄取或利用氧，导致器官功能损害，产生炎性介质，引起微循环障碍。

3. 过敏　具有过敏体质的机体对某些药物（抗生素、局麻药等）和异种蛋白（牛奶、海产品、胰岛素、蛋白酶、抗血清等）发生 I 型变态反应，血管活性物质释放，导致血管扩张，血管通透性增加，导致循环血量减少、微循环障碍。

4. 心源性因素　急性大面积心肌梗死、严重心律失常、心肌炎等心脏疾患，使心输出量减少，有效循环血量减少和组织灌注不足。

5. 神经源性因素　剧烈疼痛、麻醉意外、脑和脊髓损伤等，由于剧烈的神经刺激使血管活性物质释放，交感神经的缩血管功能降低，外周血管扩张，有效循环血量相对不足。

6. 其他　可见内分泌障碍（如嗜铬细胞瘤、肾上腺皮质功能不全）和血流阻塞（如肺栓塞）等。

二、休克的分类

休克的分类方法很多，目前尚未统一，随着临床检测技术的提高，对休克的认识逐渐深入，主要见以下三种分类：

1. 按病因分类　临床采用较多的分类法。将休克分为低血容量性休克、感染性休克、心源性休克、神经源性休克和过敏性休克五类。外科常把严重创伤（如骨折、挤压伤、大手术等）所形成的创伤性休克划分到低血容量性休克中，这种按原因分类，有利于及时消除原因，进行诊断和治疗。

2. 按病理生理学分类　目前国内外趋于将休克按发生原因的病理生理改变分类，将休克分为低血容量性休克、心源性休克、阻塞性休克和分布性休克。Weil 根据每种休克类型的病理生理有关特征，做了表式分类（表 6-1）。

表 6-1　休克的病理生理学分类

类型	特征
1. 低血容量性休克	
①外源性因素	大量出血引起的全血丢失，大面积烧伤、炎症引起的血浆丢失，腹泻、脱水引起的水、电解质丧失
②内源性因素	创伤、炎症、过敏、毒素等引起的血浆外渗
2. 心源性休克	心力衰竭、心肌梗死、心律失常、急性二尖瓣关闭不全和室间隔缺损等

续表

类型	特征
3. 阻塞性休克（按解剖部位分）	
①腔静脉	压迫
②心包	填塞
③心腔	环形瓣膜血栓形成、心房内黏液瘤
④肺循环	栓塞
⑤主动脉	夹层动脉瘤
4. 血流分布性休克	
①阻力增高或正常（静脉容量增加，心排出量正常或降低）	杆菌性休克（如革兰阴性肠道杆菌）、颈脊髓横断、巴比妥类药物中毒、神经节阻滞（容量负荷后）
②低阻力（血管扩张、体循环动静脉短路伴正常或心输出量增高）	炎症（如革兰阳性菌肺炎）、腹膜炎、反应性出血

3. 按血流动力学特点分类

（1）高动力型休克　亦称为高排低阻型休克。多见于革兰阳性球菌感染性休克。其血流动力学特点为总外周血管阻力低，心脏排血量高。休克时皮肤血管扩张，血流量增多，皮肤温度升高，故又称为"暖休克"。

（2）低动力型休克　亦称为低排低阻型休克。此型休克临床上最常见，多见于低血容量性、心源性和创伤性休克。其血流动力学特点为总外周血管阻力高，心脏排血量低。休克时皮肤血管收缩，血流量减少，皮肤温度降低，故又称为"冷休克"。

4. 按始动环节分类

（1）低血容量性休克　其始动环节是休克发生是血容量急剧减少引起。

（2）心源性休克　其始动环节是休克发生是由于心排血量的急剧减少引起。

（3）血管源性减少　其始动环节是休克发生是外周血管（主要是微小血管）扩张所致的血管容量扩大，循环血容量相对不足。

第二节　休克的病理生理

休克的基本病理生理变化是微循环障碍、代谢改变和器官继发性损害。主要表现为心排血量减少和动脉血压降低。根据休克的病理和临床发展过程可将休克分为三期：休克早期（微循环缺血期或缺血缺氧期）、休克期（微循环瘀血期或失代偿期）和休克晚期（微循环凝血期又称 DIC 期）。休克是一个连续性的病理生理变化过程。概括起来主要是微循环的变化、代谢改变、炎性介质释放和细胞损伤以及内脏器官的继发性损害四个方面。

一、休克的病程进展

（一）微循环变化

1. 微循环缺血期　休克早期，当循环血量锐减时，血管内压力下降，机体此时代偿调节，主动脉弓和颈动脉窦的压力感受器反射性使血管舒缩中枢和交感神经兴奋，作用于心脏、小血管和肾上腺等，反射性引起交感神经－肾上腺髓质系统兴奋，释放大量儿茶酚胺和肾素－血管紧张素，使心跳加快、心排出量增加；周围皮肤、骨骼肌和内脏（肝、脾、胃肠等）的小血管和微血管的平滑肌（包括毛细血管前插约肌）强烈收缩，动静脉短路和直接通道开放。周围血管的阻力增高，毛细血管网的血流减少，毛细血管内流体静压降低，静脉回心血量增加，动脉血压仍维持正常。脑和心的微血管 α 受体较少，故脑动脉和冠状动脉收缩不明显，循环血量的重新分布，保证了重要器官心、脑有效的血液灌流。此期为休克的代偿期。

2. 微循环瘀血期 休克在微循环收缩期如未得到及时合理的治疗，休克将进一步发展，由于长时间的、广泛的微动脉收缩、动静脉短路及直接通道开放、使进入毛细血管的血量继续减少。进而组织灌流不足，组织细胞严重缺氧进行无氧代谢，使酸性代谢产物（如乳酸、丙酮酸等）增多，能量产生不足，舒血管介质（如组胺、缓激肽）释放，导致毛细血管前括约肌失去对儿茶酚胺的反应能力，微动脉及毛细血管前括约肌舒张。但毛细血管后小静脉对此类产物的敏感性较低，仍处于收缩状态，以致大量血液滞留于毛细管网内，循环血量进一步减少。毛细血管网内的静水压升高，水分和小分子血浆蛋白渗出血管外，血液浓缩、血液黏稠度增加。使回心血量进一步减少，心排出量继续降低，重要器官心、脑血液灌注不足，血压下降。此期进入休克抑制期。

3. 微循环衰竭期 休克若继续发展，滞留在微循环内的血液，由于血液黏稠度增加和酸性血液的高凝状态，使红细胞和血小板容易发生凝集，在毛细血管内形成微血栓，甚至引起弥散性血管内凝血（DIC），使组织细胞血液灌流停止，加重组织细胞缺氧和能量缺乏的状况，细胞内的溶酶体崩解，释放出多种酸性水解酶（如蛋白溶解酶）。蛋白溶解酶除直接消化组织蛋白外，还可以催化蛋白质形成各种激肽，造成细胞自溶和损伤其他细胞，引起组织器官的功能性和器质性损害。同时弥散性血管内凝血消耗了各种凝血因子，激活纤维蛋白溶解系统，继而发生严重出血倾向。休克发展到出现弥散性血管内凝血，表示进入了微循环衰竭期。

（二）体液代谢改变

1. 休克时儿茶酚胺释放 儿茶酚胺除对血管系统影响外，尚能促进胰高糖素生成，抑制胰岛素的产生及其作用，加速肌肉和肝内糖原分解，同时刺激垂体分泌促肾上腺皮质激素，血糖升高。此外，细胞因受血液灌流不良的影响，葡萄糖在细胞内进行无氧代谢，产生少量的三磷酸腺苷，使三磷酸腺苷产生减少，丙酮酸和乳酸增多。肝脏在缺血缺氧情况下，乳酸不能正常地在肝内代谢，体内组织间乳酸聚积，引起酸中毒。由于蛋白质分解代谢增加，致使血中尿素、尿酸及肌酐增加。

2. 休克时醛固酮分泌增加 因机体血容量和肾血流量的减少，致使肾上腺分泌醛固酮增加，机体排钠减少。又因动脉血压降低，血浆渗透压的改变及左心房压力降低，使脑垂体后叶增加抗利尿激素的分泌，以保留水分和增加血浆量。

3. 休克时三磷酸腺苷减少 休克时无氧代谢使三磷酸腺苷生成减少，酸性代谢产物堆积，致使组织蛋白分解为具有生物活性的多肽类物质（如缓激肽、前列腺素等），这类物质具有强烈的扩张血管作用，加重微循环障碍。

（三）炎症介质释放及细胞损伤

严重的创伤、休克、感染可刺激机体释放过量的炎性介质产生"瀑布效应"。休克时通过激活单核－巨噬细胞等炎症细胞，释放白介素、肿瘤坏死因子、干扰素和血管扩张剂一氧化氮等。由于细胞缺氧，代谢性酸中毒和能量不足，细胞膜的钠泵功能失常，使细胞内钾进入细胞外的量和细胞外钠进入细胞内的量增多，细胞外液体也随钠进入细胞内，使细胞内液体增多，导致细胞肿胀，甚至死亡。溶酶体膜破裂，释放出的酸性磷酸酶和脱氢酶进入细胞浆，损伤细胞器，细胞自身被消化，产生自溶现象，造成组织坏死。线粒体膜的破裂，使依赖二磷酸腺苷的细胞呼吸被抑制，三磷酸腺苷酶活力降低和依赖能量的钙转运减少，导致细胞死亡。

知识链接

氧自由基和脂质过氧化物损伤：休克时氧自由基生成增多。一为组织中大量 ATP 分解，血中次黄嘌呤增加，在黄嘌呤氧化酶作用下，它形成尿酸过程中产生多量超氧阴离子自由基 $O-2$。$O-2$ 通过链锁反应又可生成氢自由基 OH 等。自由基使细胞膜的不饱和脂肪酸发生脂质过氧化，引起细胞膜和细胞器损伤，线粒体和溶酶体受损。另外，休克时的缺氧引起血管内皮细胞损伤，血管通透性增高，血小板生成 TXA_2 增加等。以上变化过程有许多是在休克好转组织恢复供氧后引起的再灌注损伤，参与休克后 MODS 的发生和发展。

前列腺素和白三烯（LT）：除了以往的前列腺素系（PGs）外，重要的有两个系统。一为花生四烯酸通过环氧酶生成 TXA_2 和 PGI_2。前者主要是在血小板聚集过程中合成，后者主要在血管内皮细胞合成。另一为花生四烯酸通过脂氧酶生成白三烯类（LT）物质－包括 LTB_4、LTC_4、LTD_4，主要在多核白细胞和肺脏合成。TXA_2 是极为强烈的血管收缩物质，并引起血小板进一步聚集导致血栓形成。LTD_4 亦使血管收缩。PGI_2 作用与 TXA_2 正好相反，它引起血管扩张和抑制血小板聚集。TXA_2/PGI_2 比值的变化对休克缺血期发生血小板聚集、血栓形成以及参与 MODS 等有重要的作用。

二、休克时主要内脏器官继发性损害

在严重休克时，由于微循环功能障碍，代谢改变及细胞损伤，可出现多系统器官衰竭。其发生与引起休克的原因和持续的时间有密切关系，休克持续时间超过 10h，容易继发内脏器官继发性损害。低血容量性休克较少引起内脏器官功能衰竭现象。

1. 肺 休克时微循环衰竭造成肺部微循环栓塞，缺氧使肺毛细血管内皮细胞和肺泡上细胞受损，肺泡表面活性物质减少，使肺泡内液－气界面的表面张力升高，促使肺泡塌陷，造成肺不张。肺血管壁通透性增加，血浆内高分子蛋白成分自血管内渗出，使肺泡和肺间质性水肿。肺不能进行有效的气体交换，而部分尚好的肺泡因血液灌流不足，致使通气灌流比例失调，死腔样通气、肺内分流和弥散功能障碍导致动脉血氧分压进行性下降，使低氧血症更为严重，临床上出现进行性呼吸困难的急性呼吸衰竭（又称急性呼吸窘迫综合征 ARDS）。ARDS 多发生在休克期内或休克经抢救循环稳定后的 48～72h 内，高龄患者肺损害的危险性更大。

2. 肾 休克早期由于有效循环血量不足血压下降，儿茶酚胺分泌增加使肾小球小动脉痉挛，肾滤过率下降出现肾前性少尿。如果休克这时得到及时纠正，肾功能可恢复正常。若休克持续时间长，肾内血流重新分布，导致肾小管急性坏死，严重时发生急性肾功能衰竭。休克并发的急性肾功衰竭，除主要由于组织血液灌流不足外，与某些物质（如血红蛋白，肌红蛋白）沉积于肾小管形成的机械性堵塞，以及毒性物质对肾小管上皮细胞的直接损害亦有关。

3. 心 休克代偿期时，虽然体内有大量儿茶酚胺分泌，但冠状动脉的收缩却不明显，血流的重新分布保证了心脏的血液供应。进入休克抑制期后，心排出量和主动脉压力明显降低，使冠状动脉灌流量减少，心肌缺氧受损；此外，低氧血症、代谢性酸中毒、高血钾和心肌抑制因子，也抑制了心脏的泵血功能；DIC时心脏微循环内血栓形成，可引起心肌局灶性坏死和心内膜下出血，最终发展为心力衰竭。

4. 肝脏及胃肠 休克时，肝脏血流量减少，使肝脏缺血、缺氧、血液淤滞，肝脏代谢解毒及合成凝血因子功能受损，造成肝小叶中心坏死，甚至大块坏死，导致肝功能衰竭。胃肠道缺血、缺氧，引起黏膜上皮细胞坏死，糜烂出血，肠黏膜屏障功能丧失。

5. 脑 休克时，因动脉血压过低致使脑血流量严重不足，缺血、代谢性酸中毒使毛细血管周围胶质细胞肿胀，同时由于毛细血管通透性升高，血浆外渗至脑细胞间隙，导致脑水肿和颅内压增高。

上述内脏器官相继发生的损害中，心、肺、肾的功能衰竭是造成休克死亡的常见三大原因，救治中更应提高重视。

第三节　休克的病情评估

休克病情变化快而复杂，病因不同病情发展阶段的临床特点也不一样，护理的关键在于严密细致观察患者休克的早期表现，综合分析做出正确的诊断。及时了解患者病情变化和治疗反应，为调整治疗方案提供客观依据。

一、健康史

评估患者是否存在引起休克的病因，如有无大量失血、失水、感染、过敏等易患因素，休克发生的时间、严重程度以及病理发展的时期，治疗经过及反应，目前出现的伴随症状时间和程度。

二、临床表现

1. 休克早期 意识清楚，精神紧张或烦躁不安；面色苍白、皮肤湿冷、多汗，口唇或四肢皮肤轻度发绀；血压大多正常，也可轻度升高或骤然降低（大出血时），脉搏细速，脉压差缩小；尿量正常或减少；眼底动脉痉挛。

2. 休克期 表情淡漠甚至意识模糊，反应迟钝；全身皮肤黏膜由苍白转为发绀或出现花斑，四肢厥冷；血压下降（收缩压60~80mmHg），脉弱，脉压差更小；尿量进一步减少或无尿（低于20ml/h），出现代谢性酸中毒；眼底动脉扩张。

3. 休克晚期 意识不清或昏迷；全身皮肤黏膜发绀，四肢厥冷，体温不升；血压测不到或无血压,心音低弱,无脉;重度低氧血症,代谢性酸中毒,呼吸衰竭,全身出血倾向等,甚至继发多器官功能障碍综合征。

三、休克的检测

(一)一般检测

1. 精神状态 可以反映脑组织血液灌注和全身循环状况。如患者神志清楚,紧张或烦躁不安,但对外界的刺激能正常反应,说明此时能基本满足脑组织的血流灌注;如患者出现意识逐渐模糊,表情淡漠,反应迟钝,甚至昏睡、昏迷,则为脑组织血液严重灌注不足。

2. 皮肤温度和色泽 可以标志体表灌注情况。如患者四肢温暖,轻压皮肤、指甲或口唇时局部暂时苍白,松压后色泽随之转为正常,说明末梢循环已恢复;如患者肢端发凉,皮肤黏膜苍白、潮湿,甚至发绀,说明末梢循环充盈不良。

3. 血压 可以反映心输出压力和周围阻力,不能代表组织的灌流情况,也不是反应休克程度最敏感的指标,但对于维持稳定的组织器官的灌注压在休克治疗中有十分重要的作用。换言之,血压变化对诊断休克有重要的参考价值,但不能以血压下降作为诊断的唯一标准。在代偿早期,由于周围血管阻力增加,可能有短暂的血压升高,但舒张压升高更明显,因而脉压差减小,这是休克早期较为恒定的血压变化。只有失代偿期时,才出现血压下降。所以,观察血压应强调定时测量和比较,临床多认为收缩压 <90mmHg、脉压 <20mmHg 时休克存在;而收缩压回升、脉压增大为休克好转的征象。

4. 脉率 当血容量不足时,回心血量下降,心脏收缩代偿性增快,以维持组织器官的血液灌注,此时血压无明显下降。抗休克治疗后,如果血压较低,但脉率和肢体温度已恢复,常表示抗休克治疗有效趋向好转。临床常用脉率/收缩压计算休克指数,用来判定休克的有无和轻重。指数为 0.5 提示无休克;大于 1.0 ~ 1.5 提示有休克;大于 2.0 为严重休克。

5. 呼吸 早期由于缺氧和肺血容量不足,出现呼吸加快的代偿表现;休克期肺瘀血水肿,患者呼吸急促,进而出现呼吸衰竭;休克晚期 DIC 发生,呼吸中枢缺血缺氧,呼吸微弱甚至节律改变,可以出现呼吸衰竭、严重的低氧血症和酸中毒。

6. 尿量 通常是反映肾血液灌注的重要指标。休克早期由于血容量不足肾血液灌流减少以及休克复苏不完全,表现为尿量减少。如果尿量 <25ml/h 而尿比重增加,说明存在肾血管收缩和供血量不足;如果血压正常而尿量减少、尿比重又偏低者,提示有急性肾功能衰竭的可能。当尿量维持在 30ml/h 以上,说明休克得以纠正。

(二)特殊检测

1. 中心静脉压(CVP) 用来反映右心房或胸腔段腔静脉内压力的改变,以及全身血容量和右心功能之间的关系。有助于休克病因的鉴别,低血容量性休克时中心静脉压降低,而心源性休克时,因静脉血管床过度收缩或肺阻力增高,中心静脉压通常是增高的。在纠正休克时,对于决定输液的质和量以及选用强心、利尿、血管活性药物有重要的指导意义。CVP 的正常值是 5 ~ 12cm H_2O。

2. 肺毛细血管楔压（PCWP） 用来反映肺静脉、左心房和左心室的功能状态。有助于对左心室充盈压的了解，在心源性休克时，左心房压增高及急性肺水肿，此时肺毛细血管楔压常升高。临床上也可指导补液，如肺毛细血管楔压增高时，既是中心静脉压正常，也应限制输液量，以免发生或加重肺水肿。PCWP 的正常值是 6 ~ 12mmHg，与左心房内压接近。

3. 心排出量（CO）和心脏指数（CI） 用来反映心脏泵功能的一项综合指标。心排出量使心率和每搏输出量的乘积。成人 CO 正常值是 5 ~ 6L/min；心脏指数是单位体表面积上的心排出量，正常值是 2.5 ~ 3.5L/（min·m^2）。

4. 动脉血气分析 休克时，由于肺血液灌注不足，通气血流比例失常，肺换气不足，体内二氧化碳聚集使 $PaCO_2$ 明显升高；反之，如患者原来无肺部疾病，可因过度换气使 $PaCO_2$ 较低。动脉氧分压（PaO_2）正常值是 80 ~ 100mmHg；动脉二氧化碳分压（$PaCO_2$）正常值是 35 ~ 45mmHg。

5. DIC 的检测 休克患者在微循环衰竭期可发生 DIC，结合临床休克症状及微血管栓塞和出血倾向的表现，在下列五项检查中有三项以上异常，即可诊断为 DIC。常测定血小板的数量和质量、凝血因子的消耗程度及纤溶酶活性等多项指标。包括有：①血小板计数 <80×10^9/L；②血浆纤维蛋白原 <1.5g/L 或进行性降低；③凝血酶原时间比对照组延长 >3s；④3P（血浆鱼精蛋白副凝）试验阳性；⑤血涂片中破碎红细胞超过 2% 等。

四、实验室检查

1. 常规检查 红细胞计数、血红蛋白和红细胞压积，以了解休克过程中血液稀释或浓缩情况，并有助于失血性休克的诊断；白细胞计数和分类对感染性休克有重要诊断价值。血清电解质钾、钠、氯的测定，有助于了解体液代谢和酸碱平衡失调的变化情况。尿常规检查有助于了解休克对肾功能的影响及病因判断。

2. 其他检查 如血乳酸、丙酮酸、血液 pH 及二氧化碳结合力的测定，可以了解休克时酸中毒的程度；血尿素氮和肌酐的测定有助于了解休克发生时肾功能的情况；肝功能检查可以了解休克时对肝功能的影响；心肌坏死标志物的检测用来判断休克对心肌代谢的影响和心源性休克的诊断。

五、休克的诊断

休克的病理发展经历了微循环变化的不同阶段，是以低血压、交感神经代偿性亢进及微循环灌注不良的临床综合征。1982 年全国制定的休克标准包括：①具有发生休克的病因或诱因；②意识障碍；③脉搏细速，大于 100 次/min 或不能触及；④四肢湿冷，胸骨部位皮肤指压征阳性（再充盈时间大于 2s）；黏膜苍白或发绀，皮肤出现花斑；尿量小于 30 ml/h 或者无尿；⑤收缩压小于 80mmHg；⑥脉压小于 20mmHg；⑦原有高血压者收缩压较原来水平下降 30% 以上。凡符合以上前四项中的两项，和后三项中的一项者，即可诊断为休克。

六、休克的病因诊断

详询病史，根据患者的临床表现，各项检查结果来判断患者的病因。如患者有出血、早期血压下降，应考虑失血性休克；有喉头水肿、呼吸困难、用药过敏史等，则考虑为过敏性休克；如有心音低钝、上下腔静脉回流受阻考虑为心源性休克。常见休克的鉴别见表6-2。

表6-2 常见四种休克的鉴别

项目	低血容量性休克	感染性休克	心源性休克	神经源性休克
病因	外伤、失血、液	微生物感染灶	心功能障碍	神经损伤
皮肤色泽、温度	苍白、肢端发凉	红润、肢端温暖	苍白、肢端发凉	红润、肢端温暖
外周静脉充盈度	静脉充盈塌陷	充盈良好或塌陷	静脉充盈塌陷	充盈良好
脉率	增快	增快	增快或减慢	正常或减慢
尿量	减少	减少	减少	正常或减少
血压	降低	降低	降低	降低
中心静脉压	降低	降低或升高	升高	正常
PaO_2	早期升高，晚期下降	降低	降低	正常
$PaCO_2$	降低	升高或降低	早期降低	正常或降低
pH	降低	降低	降低	正常升高或降低
红细胞压积	升高或降低	正常	正常	正常

七、休克程度的判定

根据临床表现将休克分为轻、中、重三度，见表6-3。

表6-3 休克临床分度

临床表现	轻度	中度	重度
意识	意识清楚，精神焦虑	意识清楚，表情淡漠	意识模糊，昏睡，昏迷
口渴	口渴	非常口渴	极度口渴可无主诉
皮肤色泽、温度	面色苍白，皮温正常或稍凉	面色苍白，肢端发绀，四肢发凉	皮肤发绀或花斑，四肢冰冷
血压	收缩压正常或稍高，脉压<30mmHg	收缩压60~80mmHg，脉压<20mmHg	收缩压<60mmHg以下或测不到血压
脉搏	有力，<100/min	脉细100~200/min	脉搏细弱或触不到
尿量	正常或略减	减少<17ml/h	明显减少或无尿
体表血管	正常	毛细血管充盈延迟	毛细血管充盈极度延迟
休克指数	0.5~1.0	1.0~1.5	>1.5以上
失血量估计	20%以下（<800ml）	20%~40%（800~1600ml）	40%以上（>1600ml）

第四节　休克的救护措施

休克的治疗原则是迅速去除引起休克的原因，尽快恢复有效循环量，改善微循环障碍和组织缺氧，增进心脏功能和恢复人体正常代谢。抢救休克的过程中，应密切观察病情，及时发现患者病情变化和治疗反应，必要时进行手术治疗。

一、维持生命体征

（1）休克患者应安置在 ICU 监护救治，室内温度保持在 22℃ ~ 28℃，湿度在 70% 左右。保持空气新鲜，通风良好。

（2）保持安静，防止兴奋烦躁的患者意外损伤；注意保暖，适当加盖衣被，对高热患者以物理降温为主。

（3）患者采用平卧位或中凹卧位，即抬高下肢 15° ~ 20°、头和胸部抬高 20° ~ 30°，增加回心血量。或穿抗休克裤（图 6 - 1），抗休克裤能通过挤压下肢肌肉，从而促进下肢血液回流到心脏，增加静脉回心血量。对伴有急性左心衰者取半坐卧位或端坐位。尽量减少搬动患者，以免加重休克。

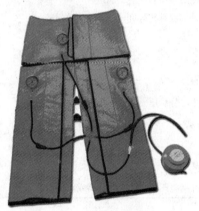

图 6 - 1　抗休克裤

（4）保持呼吸道通畅，应及时清除呼吸道分泌物，必要时行气管插管或气管切开。使用鼻导管或面罩持续给氧，增加动脉血氧含量，减轻组织器官缺氧状态。吸入氧浓度为 40% 左右。

二、密切监测病情

1. 观察生命体征、神志及尿量的动态变化　如患者烦躁、表情淡漠应取头低脚高位，增加脑供血量，改善脑缺氧；体温过低多见于创伤性休克；根据呼吸的频率、节律和幅度的改变调整给氧的浓度和速度。重度休克每 15min 记录一次，病情稳定后，每 30min ~ 1h 记录一次。检测血流动力学的变化，每 4 ~ 6h 监测一次，及时了解心肺功能等各项变化。

2. 观察重要脏器的功能变化　快速补液时观察患者有无肺水肿和心力衰竭的表现，如咳嗽、咯粉红色泡沫样痰和呼吸困难等。观察有无出血倾向，皮肤黏膜有无出血点。血凝异常时，如血标本长时间不凝或静脉滴注过程中针头频繁堵塞，考虑发生 DIC 的可能。

3. 血流动力学监测　见第二节特殊监测。

三、补充血容量

1. 建立静脉通道　选择远离受伤部位的静脉血管，用口径较粗的静脉针头穿刺，迅速建立两条静脉通道，用来保证快速输液迅速扩容和各种需要的药物及时输入。必要时。可采用中心静脉置管，可以快速补充血容量。

2. 合理调整输液速度 抗休克治疗的根本措施是恢复有效循环血量，除心源性休克外，快速补液补充血容量可以达到纠正休克的效果。输注液体通常首先选用晶体液，然后再用胶体液，根据受伤情况和休克程度初步估计血容量丢失的量，必要时 10 ~ 30min 内输注 500 ~ 2000ml。如果患者红细胞压积在 30% 以上，可继续输注平衡盐溶液（补充量可达估计失血量的 3 倍）。输入平衡盐溶液可以使血压回升和脉率减慢，但大量失血和组织灌流不足的患者，应配合输注胶体液，以改善贫血和组织缺氧，加速组织细胞的灌注。为防止快速输液引起肺水肿和急性心衰等，补液的量和速度根据动态监测的血压、脉搏、皮肤温度、尿量、中心静脉压和心功能等参考指标随时调整。

> **知识链接**
>
> 常用晶体液：碳酸氢钠等渗氯化钠溶液。
> 常用胶体液：全血、血浆、血浆蛋白及人工合成的血浆制品。

3. 临床上对容量是否补充合适可以根据以下指标判断 ①颈静脉和四肢血管是否充盈；②肝脏是否肿大，有无压痛，肝颈静脉回流征阳性说明血容量已经补足；③让患者平卧将下肢抬高 90°，血压上升表示血容量不足；④让患者半卧位或半坐位时，观察心率和血压有无明显改变，若有明显改变表示血容量不足；⑤收缩压与脉率的差值在 10 以下时，说明血容量不足。

四、积极针对病因治疗

抢救休克，治疗的关键是病因治疗，所以在尽快恢复有效循环血量时，应对导致休克的病因做针对性治疗。

1. 低血容量性休克 根据病情和出血部位采用不同方法止血。如肝、脾等内脏破裂出血，应在补充血容量的同时，迅速进行手术止血；上消化道出血、咯血先内科保守治疗无效再考虑手术治疗。及时采血、交叉配血，以便必要时输血。

2. 心源性休克 心源性休克的患者多伴有心力衰竭和肺水肿，应予患者半卧位，积极治疗原发病，吸氧、抗心律失常、增加冠状动脉再灌注、增加心肌收缩力和心肌保护药物。注意限制补液量，控制补液速度，观察患者的自觉症状和心率变化。

3. 感染性休克 感染性休克治疗最重要的措施是早期液体复苏。在补液的同时合理应用抗生素和处理原发病灶，尽早静脉给药，积极清除感染灶，消除感染源，如脓肿切开引流等措施。在治疗前留取血液或体液标本，以便做细菌培养和药敏试验，根据结果选择有针对性的强效抗生素。

4. 过敏性休克 发生过敏性休克的患者，应立即停止接触过敏原，肌内注射 0.1% 肾上腺素、异丙嗪、糖皮质激素或 10% 葡萄糖酸钙等。密切观察呼吸，保持呼吸道通畅，如发生喉头水肿、呼吸困难时应立即进行气管插管或气管切开。

5. 神经源性休克 根据不同病因及临床表现等各项指标作出相应处理措施。对创伤、剧疼的患者，主要措施是使用吗啡、盐酸哌替啶等止痛；而对临床主要表现是低血压和心动过缓的患者，液体疗法和升压药的应用则尤为必要。

五、休克的护理要点

（1）执行内科一般护理及原发病护理常规。

（2）有条件时安排患者于单人房间，保持环境安静，避免不必要的搬动。必要时派专人护理，并详细记录。

（3）患者取去枕平卧位，头偏向一侧或中凹卧位。

（4）吸氧 根据病情调节氧流量，一般 4～6L/min。呼吸衰竭时遵医嘱给予呼吸兴奋剂。

（5）建立静脉通道 立即静脉穿刺输液，必要时进行深静脉置管术或静脉切开。

（6）保持呼吸道通畅 及时吸痰，必要时行气管切开。取掉义齿，以防误入气管。

（7）每 15～30min 测脉搏、呼吸、血压各 1 次，注意心率、心律变化，并记录。

（8）每 4h 测 1 次体温，39℃ 以上给予物理降温，但应避免体温骤降而加重休克。体温不升时给予保暖。

（9）准确执行医嘱，用升压药时，注意药物浓度和滴速，血压稳定后逐渐撤去升压药物。

（10）烦躁不安者，适当约束。注意观察病情变化，如有无意识障碍、面色苍白、口唇、甲床发绀，胸腹部出血点等。

（11）记录 24h 液体出入量，观察尿量、颜色、尿比重。尿少者，可留置导尿管，观察记录每小时尿量。必要时测中心静脉压。

（12）加强口腔护理和皮肤护理。

（13）备齐抢救药品及器械。

六、应用血管活性药物的护理

在纠正休克的过程中，若经补充血容量后血压仍不稳定，微循环状态仍未见好转，或休克症状未见缓解，皮肤出现发绀、湿冷时，可选用血管活性药物。根据血流动力学指标，根据病情联合用药。用药时应注意：①根据患者血压调节药物的浓度和输入速度，开始用药时，血压常不稳定，应每 5～10min 测量一次血压，待血压稳定后，每 15～30min 测量一次血压。部分患者血压可由测不到而突然升高到 200mmHg 以上，使患者感到头痛、头晕、烦躁不安等不适，此时应立即停药。②防治药物外渗于静脉外，以免引起局部组织坏死。③用药时应以小剂量、低浓度开始，待生命体征平稳、休克症状好转后，逐渐减量。常用药物有：

1. α 受体阻滞剂 可解除内源性去甲肾上腺素所引起的微血管痉挛和微循环淤滞。可使肺循环内血液流向体循环而防治肺水肿。本组的代表药物为酚妥拉明，其作用快而短，易于控制。心功能不全者宜与正性肌力药物或升压药合用以防血压骤降。

2. β 受体兴奋剂 典型代表为异丙肾上腺素，具强力 β_1 和 β_2 受体兴奋作用，有加强心缩和加快心率、加速传导等扩血管作用。

3. 多巴胺 为合成去甲肾上腺素和肾上腺素的前体，具有兴奋 α、β 和多巴胺受体等作用，主要兴奋多巴胺受体，使内脏血管扩张，尤其使肾脏血流量增加、尿量增多。多巴胺为目前应用较多的抗休克药，对伴有心缩减弱、尿量减少而血容量已补足的休克患者疗效较好。

4. 抗胆碱能药 如阿托品、山莨菪碱，可改善微循环、兴奋呼吸中枢、解除支气管痉挛、抑制腺体分泌、保持通气良好、调节迷走神经、较大剂量时可解除迷走神经对心脏的抑制使心率加速等作用。

七、心理护理

休克患者由于病情危重，患者常表现恐惧、焦虑、烦躁、精神紧张甚至濒死感，使患者和家属心理压力大，而抢救工作紧张，使用仪器多，又加重了患者的心理负担，影响治疗和护理。因此护士在积极配合抢救过程中，应耐心解释有关病情变化，做好患者和家属的心理疏导工作，使其树立战胜疾病的信心。

八、健康指导

对容易造成休克的疾病，需加强护理，采取有效措施防止休克的发生。

（1）对创伤患者要尽快止痛、止血及固定骨折，搬运患者时要注意避免继续损伤。

（2）急性失血、失液较多的患者，应争取尽快输液扩容，必要时应及时穿抗休克裤。

（3）使用青霉素、普鲁卡因、碘油造影剂及破伤风抗毒素等药物时，务必按常规预先做皮肤过敏试验，避免过敏性休克的发生。同时做好抢救准备，如果发生休克，及时抢救。

（4）严重感染时，应遵医嘱及时行细菌培养及药物敏感试验，有助于医生选取合适有效的抗生素，尽快控制感染，防止休克的发生。

学习小结

休克是临床上常见的急危重症。失血失液、创伤、感染、心力衰竭、神经刺激等病因，都可以导致机体组织血流灌注不足、组织缺氧、细胞代谢紊乱和功能受损从而引发休克。根据休克时微循环的变化，可将休克分为休克早期（微循环缺血期或缺血缺氧期）、休克期（微循环瘀血期或失代偿期）和休克晚期（微循环凝血期又称 DIC 期）。急诊护士必须掌握休克的临床检测，熟悉休克各期的临床变化及各项指标。掌握休克的救护措施，迅速配合医师进行抗休克处理。

思考题

1．什么是休克？

2．如何估计休克的程度？用哪些临床指标监测患者？

3．补充血容量的原则是什么？护理要点有哪些？

4．休克的救护措施是什么？

（肖华鹏）

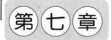

多器官功能障碍综合征（MODS)

学习目标

掌握：多脏器功能障碍综合征的临床表现。

熟悉：多脏器功能障碍综合征的概念、病因及发病机制。

第一节　概　　述

【引导案例】

患者，男，45岁，因脾破裂导致失血性休克，急诊行脾切除术。术后送回病房时患者面色苍白，呼吸28次/min，脉搏120次/min，血压90/60mmHg，根据该案例，请提出患者主要的健康问题和相应的护理措施？

多器官功能障碍综合征（multiple organ dysfunction syndrome，MODS）是急诊危重患者发病和死亡的一个主要原因，既不是一个独立疾病，又不是单一脏器演变过程，而是涉及多个器官的病理变化，是一个复杂的综合征。其病因复杂，防治困难，死亡率极高。因此早期诊断、早期治疗，加强MODS患者器官功能的监测与护理，是预防和控制其发展、减少死亡率的关键。

一、概念

多器官功能障碍综合征（MODS）或多器官功能衰竭综合征（multiple organs failure syndrome，MOFS）是指在严重创伤、感染或急性中毒发生24h后，同时或序贯发生2个或2个以上脏器功能障碍以致衰竭的综合征。本综合征在概念上强调：

（1）原发致病因素是急性而继发受损器官可在远隔原发伤部位，不能将慢性疾病器官退化失代偿时归属于MODS。

（2）致病因素与发生MODS必须间隔一定时间（＞24h），常呈序贯性器官受累。

（3）机体原有器官功能基本健康，功能损害是可逆性，一旦发病机制阻断，及时救治器官功能可望恢复。MODS病死率可高达60%，四个以上器官受损几乎100%死亡，故是当前危重病医学中一个复杂棘手难题。

二、分类

由于致病因素不同，MODS 可分为原发性和继发性两类。

1. 原发性 原发性 MODS 是由某种明确的生理损伤（insult）直接作用的结果。器官功能障碍由损伤本身所造成，故早期即出现。如：复苏不完全或延迟、吸入性肺损伤、挤压伤后肾功能不全。

2. 继发性 继发性 MODS 是机体异常反应的结果。原始损伤可引起全身炎性反应综合征（systemic inflammatory response syndrome，SIRS），SIRS 既由感染因素引起，也可由创伤、烧伤、重症急性胰腺炎等非感染因素引起，SIRS 是导致 MODS 的共同途径，当进行性加重亦可发展成 MODS。由于继发性 MODS 与原始损伤之间存在一段间歇期，SIRS 能够较准确地反映这种进行性和可逆性的特点，护理人员应着眼 SIRS 发展的全过程，重视器官衰竭前的早期预警和治疗。

三、病因与发病机制

（一）病因

1. 组织损伤 严重创伤、大面积烧伤、侵袭性大手术常引起肺、心、肾、肝、消化道和造血系统等脏器功能的衰竭。

2. 严重感染 为主要病因，尤其脓毒血症、腹腔脓肿、急性坏死性胰腺炎、肠道功能紊乱肠道感染和肺部感染等较为常见。

3. 休克 各脏器常因血流不足而呈低灌注状态，组织缺血、缺氧，毒性物质蓄积等影响、损害各脏器的功能，尤其是创伤大出血和严重感染等引起的休克更易发生MODS。

4. 心脏、呼吸骤停后 造成各脏器缺血、缺氧，而复苏后又可引起"再灌注"损伤，同样可诱发 MODS。

5. 诊疗失误

（1）高浓度吸氧致使肺泡表面活性物质破坏，肺血管内皮细胞损伤。

（2）血液透析和床旁超滤吸附中造成不均衡综合征，引起血小板减少和出血。

（3）休克治疗使用大剂量去甲肾上腺素等血管收缩药，继而造成组织灌注不良，缺血缺氧；

（4）由于正压呼吸，PEEP 等使用不当造成心肺功能障碍。

（5）手术后输液过多引起心肺负荷过大，微循环中细小凝集块出现，凝血因子消耗，微循环障碍等均可引起 MODS。

（二）诱发因素

国内外学者多年来研究表明，诱发 MODS 的危险因素还与年龄、营养等因素有关（表 7 - 1）。

表 7－1　诱发 MODS 的主要高危险因素

内　　容	
复苏不充分或延迟复苏	营养不良
持续存在感染病灶	外科手术意外事故
持续存在炎症病灶	糖尿病
基础脏器功能失常	糖皮质激素用量大、时间长
年龄≥55 岁	恶性肿瘤
嗜酒	使用抑制胃酸药物
大量反复输血	高乳酸血症
创伤严重度评分（tss）≥25	高渗血症
肠道缺血性损伤	禁食时间长

（三）发病机制

MODS 发病机制非常复杂，目前认为 MODS 是损伤—应激反应—全身性炎症的系列病理、生理改变，其本质上为失控的全身自我破坏性炎症反应过程，多种炎症介质参与是发病的关键。也就是说，MODS 的最大威胁来自失控的炎症反应。对机体的炎症反应的深刻认识有利于早期认识 MODS 的病理生理紊乱，并使早期积极干预成为可能。

1. 炎性失控理论

（1）全身炎症反应综合征（SIRS）　炎性反应学说是 MODS 发病机制的基石。SIRS 是因感染或非感染因素作用于机体而导致一种全身性炎性反应综合征，其主要病理生理变化是全身高代谢状态（即静息时全身耗氧量增多、伴心排血量增加等和多种促炎介质（TNF-α、IL-1、IL-6、PAF 等）作用，炎性反应不断加重，最后对组织器官造成严重损害。

（2）代偿性抗炎反应综合征（Compensatory anti－inflammatory response syndrome, CARS）　CARS 是指感染或创伤时，机体产生可引起免疫功能降低和对感染易感性增加的过于强烈的内源性抗炎反应，可在机体的促炎反应（SIRS）发展过程中，释放内源性抗炎介质（如 IL-4、IL-10、转化生长因子等）。若适量，有助于控制炎症；若过量，可抑制免疫功能，产生对感染的易感性，成为在感染或创伤早期出现功能损害的主要因素。

在正常状态下，机体的促炎反应（SIRS）和抗炎反应（CARS）是保持平衡的，当促炎反应大于抗炎反应，表现为 SIRS；反之，则表现为 CARS，这两种情况均是体内炎症反应失控的表现，也是引起 MODS 的发病基础。

全身性炎性反应综合征（SIRS）是由严重的生理损伤和病理改变引发全身炎症反应的一种临床过程。有感染的确实证据，但血培养可以阳性或阴性。包括两种情况：一种是由细菌感染引起的 SIRS，即脓毒血症（sepsis）；另一种是由非感染性病因，如多发性创伤、细胞损伤、烧伤、低血容量性休克、DIC、急性胰腺炎和药物热缺血缺氧等引发的 SIRS。

2. 缺血再灌注和自由基学说 缺血再灌注和自由基学说也是导致 MODS 的重要机制之一。MODS 的自由基学说主要包括三方面：①氧输送不足导致组织细胞直接的缺血缺氧性损害；②缺血再灌注促发自由基大量释放；③白细胞与内皮细胞的互相作用，导致组织和器官损伤，最终发生 MODS。从根本上来看，自由基学说也是炎症反应学说的重要组成部分。

3. 肠道动力学说 胃肠道是细菌和内毒素储存器，是全身性菌血症和毒血症发源地。现已证实：①机械通气相关性炎，其病原菌多来自胃肠道；②胃肠道黏膜对低氧和缺血再灌注损伤最为敏感；③小肠上皮的破坏会使细菌移居和毒素逸入到血流；④重症感染患者肠道双歧杆菌、拟杆菌、乳酸杆菌和厌氧菌数量下降，当创伤、禁食、营养不良、制酸药和广谱抗生素应用更易造成黏膜屏障功能破坏。正常小肠蠕动是防止肠 G－杆菌过度繁殖的重要条件，胃肠黏膜易受炎性介质的攻击而损害。

4. 二次打击学说 MODS 是由多次损伤而不是一次性事件的结果。这些损伤中的每一次可能无临床意义，但可以激活宿主的免疫系统，以致对以后的次级量的事件的炎症反应加剧，演变为 SIRS、ARDS、MODS。因此提出"二次打击"学说。此学说可以解释创伤、烧伤患者如何转变为非致命的感染，最终激发演变为 MODS 而死亡。

多器官功能障碍综合征（MODS）是一种病因繁多、发病机制复杂、病死率极高的临床综合征。是指机体在经受严重打击（如严重创伤、感染、休克等）后，发生两个或两个以上器官或系统同时或序贯发生功能障碍，甚至功能衰竭的综合征。

四、临床表现

（一）临床表现

MODS 的临床表现是多种多样的，原发病不同，临床表现也会有很大不同，程度也各有差异。尽管 MODS 的临床表现很复杂，但在很大程度上取决于器官受累的范围及损伤是由一次打击还是多次打击所致。MODS 临床表现的个体差异很大，一般情况下，MODS 病程为 14～21 天，并经历 4 个阶段，包括休克、复苏、高分解代谢状态和器官衰竭阶段。每个阶段都有其典型的临床特征（表7-2），且发展速度极快，患者可能死于 MODS 的任何一个阶段。

表 7-2 MODS 的临床分期和特征

观察指标	第 1 阶段	第 2 阶段	第 3 阶段	第 4 阶段
一般情况	正常或轻度烦躁	急性病容，烦躁	一般情况差	濒死感
循环系统	容量需要增加	高动力状态，容量依赖	休克，心排血量下降	血管活性药物维持血压
			水肿	S$_v$O$_2$ 下降
呼吸系统	轻度呼吸性碱中毒	呼吸急促，呼吸性碱中毒，低氧血症	中毒，低氧血症	严重低氧血症，ARDS
				高碳酸血症，气压伤
肾脏	少尿，利尿药反应差	肌酐清除率下降，	氮质血症，	少尿，血透时循环不稳定
		轻度氮质血症	有血液透析指征	
胃肠道	胃肠胀气	不能耐受食物	肠梗阻，应激性溃疡	腹泻，缺血性肠炎
肝脏	正常或轻度胆汁淤积高胆红素血症，	临床黄疸	转氨酶升高，严重黄疸	
		PT 延长		
代谢	高血糖，胰岛素需要量增加	高分解代谢	代谢性酸中毒，高血糖	骨骼肌萎缩，乳酸酸中毒
中枢神经系统	意识模糊	嗜睡	昏迷	昏迷
血液系统	正常或轻度异常	血小板降低，白细胞增多或减少	凝血功能异常	不能纠正的凝血障碍

（二）诊断

1. 诊断依据 完整的 MODS 诊断依据应是：①诱发因素（严重创伤、休克、感染、延迟复苏以及大量坏死组织存留或凝血机制障碍等）；②全身炎症反应综合征（SIRS）（脓毒血症或免疫功能障碍的表现及相应的临床症状）；③多器官功能障碍（两个以上系统或器官功能障碍）。其中，诱发因素可通过体检和病史询问较易获得，而早期、准确地判断 SIRS 及多器官功能损害是及时诊断 MODS 的关键。

2. SIRS 的诊断标准 具有下列临床表现中两项以上者即可诊断：

（1）体温 >38 ℃或 <36℃。

（2）心率 >90 次/分。

（3）呼吸频率 >20 次/min 或过度通气，PaCO$_2$ <32mmHg。

（4）WBC >12×10^9 或 <4×10^9 或幼粒细胞 >10%。

（三）预后

MODS 发病急，进展快，病死率高，预后极差。病死率随衰竭器官数的增多而上升，2 个器官衰竭的病死率可达 10%～17%，3 个器官衰竭则增至 83%，4 个或 4 个以上器官衰竭者几乎全部死亡。

影响预后的主要因素有：①功能障碍的脏器数目越多，预后越差；②脑、凝血及肾功能恢复性较小，尤其以脑功能为甚，可逆性最差；③原发病或原发病因素去除或控制得越早，脏器功能恢复的可能性越大。

五、防治

（一）预防

预防 MODS 治疗的关键重在预防。首先应保持充分的循环血容量，注意对尿量和肾功能的保护，监测血氧饱和度以观察肺功能变化。临床上一旦出现某个器官功能障碍时，必须及时针对治疗，并同时监测其他器官的功能，否则就有可能序贯出现 2 个或多个其他器官的受累。即早期发现、早期诊断、早期治疗。

（二）急救措施

MODS 病因复杂、涉及器官和系统多、急救时往往面临许多矛盾，目前对 MODS 也尚无特异性治疗手段，但通过临床监测，做到早期发现、早期干预，则有可能减缓或阻断病情的进展，提高抢救成功率。为此应遵循以下原则。

1. 积极控制原发病 控制原发疾病是 MODS 的治疗的关键，应重视原发疾病的处理。对于存在严重感染的患者，必须积极清除感染灶、坏死组织、烧伤焦痂和应用有效抗生素；创伤患者，则应采取彻底清创，预防感染。胃肠道胀气的患者，要及时胃肠减压和恢复肠道屏障功能，避免肠源性感染。休克患者应快速液体复苏，尽可能缩短休克时间，避免引起进一步器官功能损害。

2. 改善氧代谢，纠正组织缺氧 主要手段包括增加全身氧输送（oxygen delivery，DO_2）降低全身氧需、改善组织细胞利用氧的能力等。提高 DO_2 是目前改善组织缺氧最可行的手段。DO_2 是单位时间内心脏泵出的血液所携带的氧量，由心脏泵功能、动脉氧分压/血氧饱和度和血红蛋白浓度决定，因此提高 DO_2 也就是通过心脏、血液和肺交换功能三个方面来实现。降低氧需在 MODS 治疗中常被忽视。镇静、降低体温、机械通气等均是降低氧需的重要手段。

（1）改善心脏功能 MODS 和休克可导致全身血流分布异常，肠道和肾脏等内脏器官常常处于缺血状态，持续的缺血缺氧，将导致急性肾衰竭和肠功能衰竭，加重MODS。因此，改善内脏灌注是 MODS 治疗的重要方向。心源性休克时，小剂量多巴胺

$[5 \sim 10 \mu g/(kg \cdot min)]$ + 多巴酚丁胺 $[5 \sim 10 \mu g/(kg \cdot min)]$ 可增加肾脏及肠系膜血流，可增加心肌收缩力，增加心排血量和氧输送。感染性休克时，去甲肾上腺素（$2 \sim 20 \mu g/min$）+ 多巴酚丁胺 $[5 \mu g/(kg \cdot min)]$ 联合应用是最为理想的血管活性药物，可改善异常的血管扩张，增加外周血管阻力；增加肾脏、肠系膜及冠脉血流。

①MODS 常发生心功能不全，血压下降，微循环瘀血，动静脉短路开放血流分布异常，组织氧利用不全，故应对心功能及其前、后负荷和有效血容量进行严密监测。

②确定输液量与输液速度，注意晶体与胶体、糖液与盐水等渗与高渗液的比例。

③清蛋白、新鲜血浆应用，不仅补充血容量有利于增加心搏量，而且维持血压胶体渗透压，防止肺间质和肺泡水肿，可增加免疫功能。

④全血的使用宜控制，血球压积在 40% 以下为好。

⑤使用血管扩张剂有利于减轻心脏前、后负荷，增大脉压差，促使微血管管壁黏附白细胞脱落，疏通微循环。

（2）加强呼吸支持

①肺是敏感器官，ALI、ARDS 时肺泡表面活性物质破坏肺内分流量增大，肺血管阻力增加，肺动脉高压，肺顺应性下降，导致 PaO_2 降低、随着病程迁延、炎性细胞浸润和 纤维化形成，治疗更棘手。

②呼吸机辅助呼吸应尽早使用，PEEP 是较理想模式，但需注意对心脏、血管、淋巴系的影响，压力宜渐升缓降。一般不宜超过 $15cmH_2O$。潮气量宜小，防止气压伤和肺部 细菌和其他病原体向血液扩散。

③吸氧浓度不宜超过 60%，否则可发生氧中毒和肺损害。

④为了保证供氧维持一定 PaO_2 水平，而 $PaCO_2$ 可以偏高，即所谓"允许性高碳酸血症"。

⑤加强气道湿化和肺泡灌洗，清除呼吸道分泌物，防治肺部感染，保护支气管纤毛 运动。

（3）肾衰竭的防治

①注意扩容和血压维持，避免或减少用血管收缩药，保证和改善肾血流灌注，多巴胺和硝普钠等扩张肾血管药物，可能具有保护肾脏功能的作用。

②床旁血液透析和持续动静脉超滤及血浆置换进行内毒素清除，可能具有一定效果。

③呋塞米等利尿药对防治急性肾衰有一定疗效，但注意过大剂量反而有损于肾实质。

（4）胃肠功能的保护

①传统采用西咪替丁、雷尼替丁等 H_2 受体拮抗剂防治消化道出血，可降低胃酸，反而促使肠道细菌繁殖，黏膜屏障破坏，毒素吸收，细菌移居引起肠源性肺损伤和肠源性脓毒血症，从而加剧 MODS 发展，所以在使用该类治疗时，要注意时机和用量。

②MODS 患者肠道中双歧杆菌、拟杆菌、乳杆菌明显低于正常人，专性厌氧菌与黏膜上皮细胞紧密结合形成一层"生物膜"，有占位性保护作用。大量应用抗生素，可破坏这层生物膜，导致肠道菌群失调，故应用微生态制剂可能是有益的。

（5）凝血系统紊乱的治疗

①理论上肝素诱导的 AT–Ⅲ活性增加可以抑制凝血级联的所有的丝氨酸蛋白酶凝血因子，防止凝血系统激活进展为 DIC 或 DIC 的进一步发展，但全身感染患者的 AT–Ⅲ明显下

降，限制了这种治疗方法的效果。普通肝素还可能会加重与 DIC 有关的出血倾向，进一步降低 AT－Ⅲ的水平；几乎没有证据显示普通肝素能改善感染患者的器官的功能。

②尽管输注低分子量肝素对全身感染患者有一定好处，但支持其应用的客观临床资料还很少。

③也有学者认为有出血倾向应尽早使用肝素，因 MODS 各器官损害呈序贯性而 DIC 出现高凝期和纤溶期可叠加或混合并存，故肝素不仅用于高凝期，而且亦可在纤溶期使用，但剂量宜小，给药方法采用输液泵控制静脉持续滴注，避免血中肝素浓度波动。

3. 代谢支持和调理 MODS 使患者处于高度应激状态，导致机体出现以高分解代谢为特征的代谢紊乱。器官及组织细胞功能的维护和组织修复有赖于细胞得到适当的营养底物，采用营养支持目的是补充蛋白质及能量过度消耗；增加机体免疫和抗感染能力；保护器官功能和创伤组织修复需要。

因此，在 MODS 的早期，代谢支持（metabolic support）和调理（metabolic intervention）的目标应当是试图减轻营养底物的不足，防止细胞代谢紊乱，支持器官、组织的结构功能，参与调控免疫功能，减少器官功能障碍的产生；而在 MODS 的后期，代谢支持和调理的目标是进一步加速组织修复，促进患者康复。

（1）热卡分配 非蛋白热卡 $30kcal/(kg \cdot d)$，葡萄糖与脂肪比为$(2 \sim 3):1$，支链氨基酸比例增加，如需加大葡萄糖必须相应补充胰岛素，故救治中需增加胰岛素和氨基酸量。

（2）研究发现此类患者体内生长激素和促甲状腺素均减少，适当补充可有较好效果。

（3）中长链脂肪乳剂可减轻肺栓塞和肝损害，且能提供热能防治代谢衰竭；还要重视各类维生素和微量元素补充。

（4）深静脉营养很重要，但不能完全代替胃肠营养，现已认识创伤早期胃肠道麻痹主要在胃及结肠，而小肠仍存在吸收功能，故进行肠内营养有利于改善小肠供血，保护肠黏膜屏障。肠黏膜营养不仅依赖血供，50% 小肠营养和 80% 结肠黏膜营养来自肠腔内营养物质。

（5）MODS 肠内营养如采用持续胃内滴注，可使胃酸分泌减少，pH 升高，致细菌繁殖，故有学者认为应以间断法为宜；空肠喂养可避免胃 pH 升高。

（6）代谢紊乱除缺乏营养支持有关，主要与休克、低氧和氧耗/氧供（VO_2/DO_2）失衡关系密切，故要重视酸碱平衡和水、电解质紊乱及低氧血症的纠正。

4. 免疫调节治疗 基于炎症反应失控是导致 MODS 的根本原因这一认识，抑制 SIRS 有可能阻断炎症反应发展，最终降低 MODS 病死率。免疫调控治疗实际上是 MODS 病因治疗的重要方面。目前临床上研究较多的连续血液净化（continuous blood purification，CBP）可能是一种较为理想的途径。糖皮质激素和非激素抗炎药，如布洛芬、吲哚美辛等有利于减少过度应激反应。炎症介质拮抗药，如 TNF 与抗体，前列腺素抗内毒素血清，理论和实验研究效果较好，临床研究尚未获得一致结论。

（1）MODS 患者细胞、体液免疫、补体和吞噬系统受损易产生急性免疫功能不全，增加感染几率。

（2）控制院内感染和增加营养。

（3）应选用抗革兰阴性杆菌为主广谱抗菌药，并注意真菌防治。

（4）血清蛋白和丙种球蛋白使用，可能有利于增强免疫机制。

5. 控制血糖　Van den Berghe 等证明采用胰岛素加强治疗能显著改善脓毒症和 MODS 患者的预后。虽然胰岛素加强治疗降低脓毒症和 MODS 的病死率的机制尚不十分清楚，但在感染及脓毒症治疗过程中，将血糖水平控制在 $80 \sim 110 mg/dl$（$4.4 \sim 6.1 mmol/L$）对于改善脓毒症和 MODS 患者的预后有重要的意义，但要注意避免低血糖的发生。

六、护理措施

（一）评估

1. 诊断依据　诱发因素、全身炎症反应综合征（脓毒血症或免疫功能不全的表现）、多器官功能不全。其中诱发因素可通过体检和病史询问较易获得，而早期准确的判断全身炎症反应综合征和多器官功能不全是及时诊断 MODS 的关键。

2. 临床表现及实验室检查（见表7-3）。

表7-3　器官功能不全的临床表现及实验室检查

器官	临床表现	实验室检查
心血管	收缩压 <80mmHg 或低于平时血压的 2/3，常用药物维持血压	心电图检查异常，CVP、MAP、PCWP、CI 等异常
肺脏	呼吸频率 >30 次/min、呼吸困难、发绀	动脉血气分析 PaO_2 <60mmHg
肾脏	平均尿量 <20ml/h 或尿量持续增多	尿比重持续在 1.010，Cr >177/mol/L
胃肠	不耐饮食、胃肠出血或有腹膜炎	内镜示胃黏膜病变，大便潜血试验阳性
肝脏	黄疸、肝性脑病	血胆红素 >34.3μmol/L，SGPT 超过正常一倍
血液	皮肤出血、瘀斑、胃肠出血、咯血，纤维蛋白原下降	PLT <50×10^9/L，PT、KPPT 延长
中枢神经系统	意识障碍、瞳孔对光反射异常	

（二）护理

1. 了解发生病因　应了解严重多发伤、复合伤、休克、感染等是常见发病因素，掌握病程发展的规律性并有预见性地给予护理。

2. 严密观察病情

（1）生命体征监测　严密监测患者的生命体征，包括体温、脉搏、呼吸及神志。MODS 早期常无特殊表现，待症状出现时病情常难以逆转。这就要求医护人员熟悉 MODS 早期征象，识别高危患者。①在原发病与发生 MODS 之间常要经历数天或数周的时间，一般在 24h 以上。应早期做好重要生命器官的病情评估。MODS 时各个器官功能障碍发生的先后常依下列顺序，即肺首先受累，肾次之，到较晚期才出现肝脏衰竭，而血流动力学和心脏衰竭常是 MODS 的后期表现，累及中枢神经系统的时间早晚不一。其中难以纠正的低血压状态是导致 MODS 患者死亡的重要因素。护士在观察时要做到有的放矢，在疾病的全过程中始终监测各器官的功能变化，不可只集中于某个器官而忽略了对其他脏器的监护；②观察呼吸时要注意是吸气性还是呼气性呼吸困难，有无"三凹征"，浅快的呼吸预示有呼吸窘迫的存在；血压过低提示可能合并休克，表现有气短、呼吸困难、心率快或周围灌注不足，血压低者还应想到有心脏功能衰竭的可能；低体温为严重创伤后的常见表现，尤其是老年患者和小儿更易出现低体温，常常引起凝血功能障碍和心功能障碍；体温升高达38℃～40℃，伴有白细胞增加则提示全身感染的可能；意识及瞳孔变化多提示中枢神经系统病变。

（2）内环境监测　注意胶体或晶体渗透压平衡，水、电解质平衡，凝血与抗凝血系统平衡，氧合、通气指标，血酸碱度，肠道菌群平衡等。观察尿量、尿的颜色及比重，有无血尿。

注意观察皮肤颜色、湿度、弹性，有无出血点、瘀斑等，观察有无缺氧、脱水、过敏及DIC等现象。加强皮肤护理，防止压疮发生。准确记录出入量，及时发现应激性溃疡所致的上消化道出血。

（3）使用机械通气的监测和护理　MODS时呼吸系统往往最先受到损伤，导致严重的低氧血症，而低氧血症可使心、脑、肾及消化系统相继受损而引起障碍甚至衰竭，患者不能维持自主呼吸，常需要用呼吸机进行机械通气予以纠正。①呼吸机的管理：护理人员应注意呼吸机工作参数是否与病情相适应，所采用的呼吸模式是否发生人机对抗。呼吸机监测系统报警时，及时检查患者状态和机器工作情况，注意气管导管位置有无脱出、断裂，导管套囊的充气情况和胸廓的起伏幅度等，确保患者接受安全的人工呼吸治疗。②肺功能监测：密切监测血氧饱和度和血气分析的变化，两者是监测肺功能的主要指标。在使用呼吸机或改变通气方式30min后，常规为患者做血气分析，以后每4h行1次血气分析，以便及时调整呼吸机参数，达到最佳氧疗效果。发现血氧饱和度下降时，应仔细寻找原因，及时处理。③湿化气道：由于机械通气时肺脏被动接受来自呼吸机的干燥气体，干燥的气体会损害呼吸道上皮，使纤毛运输分泌物的时间延长，分泌物不易排出，还可使肺表面活性物质遭到破坏而导致肺顺应性下降，从而引起或加重缺氧、炎症。因此，要人为地对气体及呼吸道进行湿化。目前，呼吸机都有加温湿化功能，亦可采用微量泵持续推注湿化液，使气道始终处于一种湿化状态，使痰液黏稠度降低，痰液稀薄，患者能自行咳出，减少吸痰次数，避免吸痰负压引起的气道黏膜损伤出血，同时可降低肺部感染的机会。④适时吸痰以听诊为依据，在确定痰液位置前提下对气管内痰液及时吸出，警惕吸痰导致低氧血症和组织缺氧。在吸痰前先翻身拍背，使痰液从周边肺野向中心集中后再吸，并在每次吸痰前后提高氧浓度，使血氧饱和度升高到最佳状态，缩短缺氧时间。

（4）循环系统的监测和护理　①持续心电、血压监护，观察患者心率、心律、血压等。中心静脉压是反映右心功能和血容量的一个重要指标，结合尿量、血压等血流动力学指标，了解有效循环血量，及时补充水电解质、血浆、全血；②对心功能障碍者要注意输液速度，特别是使用脱水剂时，速度既要在药物有效范围内，又要避免使心脏负荷过重，引起心衰。应用血管活性药物时，有条件的可用漂浮导管进行血流动力学监测以提供用药依据。注射洋地黄制剂或抗心律失常药应在心电监护下进行，熟悉药物的作用、副作用，熟练掌握各种心律失常的抢救处理原则。

（5）中枢神经系统功能的监测和护理　①密切观察神志、瞳孔大小、对光反射、肢体活动的变化。有条件者，可采用颅内压监护仪指导抢救和治疗，采集数据时注意有无接头漏液或导管被脑组织阻塞等情况。对躁动的患者应给予镇静剂，以免影响颅内压的稳定和准确。根据颅内压监护情况的不同使用脱水治疗；②亚低温对脑细胞具有保护作用。应用亚低温治疗时，要注意生命体征、皮肤的监护，如出现皮肤花斑，说明末梢血液循环差，此时需加强护理，使用扩张血管药物和血管解痉药物，同时加强体表的按摩，防止褥疮发生，复温期间要注意血压下降及心律失常。

（6）肾功能的监测和护理　尿量是反映肾脏血流灌注情况的主要指标，因此，注意监测每小时尿量和颜色，定时查尿常规、尿比重、肌酐、尿素氮、血钾、血钠等，根据.肾功能各项指标的变化，及时调整液体及成分，如连续 6h 尿量 <20ml/h，且出现血肌酐明显升高时，有急性肾功能衰竭的可能，避免使用对肾脏有毒性的药物。对少尿或无尿，持续肌酐及尿素氮增高的患者应尽早做血液透析治疗。

（7）消化功能的监测和护理　患者胃肠黏膜内 pH <7.3 时，发生 MODS 的概率明显升高，pH 是 MODS 的一项独立预测指标。对病情重，易发生上消化道出血的患者，应尽早给予抑制胃酸分泌的药物预防。早期留置胃管，对昏迷或已经插入气管导管的患者，可应用气管导管导引法置入胃管。定时抽吸胃液，观察胃液引流量和颜色，监测胃液 pH。若出现血压下降、心率加快，伴恶心、呃逆、肠鸣音增高者，警惕消化道出血的可能。已有显性出血者，应观察出血量、血流动力学指标的变化，根据呕血及便血情况准确估计出血量。

（8）凝血系统的监护　MODS 患者出现弥散性血管内凝血是预后不佳的指标之一。应密切观察出血、凝血功能变化，注意皮肤、黏膜、消化道、泌尿道有无出血，送检血有无血液不凝固，针孔、刀口渗血不止等情况。

（9）用药的观察　①血管活性药物：常用多巴胺，其不良反应有胸痛、呼吸困难、心律失常等，长期应用时可能会出现手足疼痛或手足发冷，外周血管长期收缩可能导致局部坏死或坏疽，应注意观察及时发现；②皮质激素类：常见的不良反应有厌食、头痛、嗜睡等，长期使用或用量较大时可以导致胃溃疡、血糖升高、骨质疏松、肌肉萎缩以及诱发感染等，因此应注意观察。③蛋白酶抑制剂：常用乌司他丁，主要的不良反应为恶心、呕吐、腹泻、肝功能损害，注射部位出现疼痛、皮肤发红、瘙痒及皮疹等，偶见过敏时应立即停药并给予适当处理。

3. 营养支持　MODS 与高分解代谢有关，以蛋白质分解和高血糖为特征，因此，尽早进行胃肠内营养是防治 MODS 的有效方法之一。其措施是及早鼓励患者经口进食，如不能进食且无消化道出血者可用鼻饲管进流汁，给予高于正常比例的蛋白和热量以额外补充营养，肠道进食优于非肠道，这是因为经胃肠道摄入营养物质可使胃肠蠕动功能尽快恢复，胃肠黏膜屏障得到保护。在肠道营养不能实现时，可采用胃肠外营养。长期静脉营养时应注意导管的护理，防止导管败血症的发生。合理调配饮食，增加患者的抵抗力。

4. 早期防治感染　防止感染患者免疫功能低下，抵抗力差，极易发生感染，尤其是肺部感染。为此最好安排患者住单人房间，严格执行床边隔离和无菌操作，防止交叉感染。①室内空气要经常流通，定时消毒，医护人员注意洗手，杜绝各种可能的污染机会；②在护理过程中，尤其是侵入性护理操作，要加强无菌观念，避免诱发感染的各种因素：加强各种导管的护理，如胃管、吸氧管、气管插管、输液管、Swan - Ganz 导管、导尿管、引流管等，要严格无菌操作，加强各种有创导管的培养监测，并定期更换，确保引流通畅；手术及外伤患者注意伤口敷料有无渗血、渗液；对气管插管、气管切开使用呼吸机的患者，做好气道的护理，预防肺部感染。使用一次性医疗用品，严格处理污染物，防止交叉感染；③做好基础护理，做好皮肤、口腔护理，预防口腔溃疡、皮肤压疮、泌尿系统感染；④密切观察感染征象，定时监测白细胞计数，按医嘱足量应用抗生素；⑤长期卧床者注意下肢活动，避免下肢深静脉血栓形成；⑥对糖尿病者注意监测血糖，防止高血糖或低血糖的发生。

5. 脏器功能支持

（1）对心功能不全者要注意输液速度，最好用输液泵，同时注意观察血压、心率、心律变化；注射洋地黄制剂或抗心律失常药应在心电监护下进行。

（2）保持呼吸道通畅，加强气道湿化和吸痰，翻身叩背有利于痰液引流。

（3）避免使用肾损害药物，注意监测尿量、尿常规和血肌酐变化，对肾衰竭少尿期患者注意防止低钾或脱水。

（4）及时纠正休克，防止血压过高；使用甘露醇、呋塞米等利尿剂时将患者置于头高脚低位，以减轻脑水肿；昏迷者使用亚低温进行脑复苏时，应将体温控制在32℃左右，并随时监测，复温时要逐渐升温。

（5）监测肝功能变化，肝性脑病患者禁用肥皂水灌肠。

（6）留置胃管者注意观察胃液量、颜色、pH 变化，注意肠道排泄物性状，保证每日排便，必要时清洁洗肠。

6. 心理护理　多与患者交流，了解其心理状况和需求后给予相应的护理措施，建立良好的护患关系；护士要具备过硬的业务技术水平和高度的责任心，能获得患者的信任，帮助患者树立战胜疾病的信心，积极配合治疗和护理。

> **知识链接**
>
> MODS 临床观察和注意点主要有以下几个环节：（1）对休克、外伤、重度感染等危重患者及早消除病灶，防止感染的发展损害重要器官的功能，并努力提高机体的非特异性防御功能。（2）对已发生了单一脏器功能衰竭者，应尽力使功能衰竭限于一个脏器而阻止病情向 MODS 发展。重视相关脏器功能的保护。（3）对全身性疾患的患者在面对刺激时，应力求使其避免向 MODS 发展。（4）当各脏器功能指标因损害而降低，但未达到脏器衰竭的诊断标准时，应视为 MODS 的早期，应按 MODS 处理。（5）处理可能发生 MODS 的患者时，重点强调以呼吸、循环和营养管理为中心的全身管理。

第二节 急性呼吸窘迫综合征

一、概述

急性呼吸窘迫综合征（ARDS）是由于严重感染、休克、创伤等多种肺内外疾病引起的以肺泡毛细血管损伤为主要表现的综合征。临床特征为呼吸频数和窘迫，进行性低氧血症。病理生理主要改变为弥漫性肺损伤、肺微血管通透性增加和肺泡群萎缩。ARDS 是各种疾病的一种严重并发症，发病急、进展快、死亡率高达 50% ~70%。

根据病因的不同及病变特点 ARDS 曾有 20 多个名称如创伤后湿肺败血症肺休克肺输血后肺微血管漏出综合征充血性肺不张透明膜病出现性肺综合征僵肺综合症进行性肺实变等

二、护理评估

（一）健康史评估

（二）身体状况评估

（三）诊断

（1）有诱发 ARDS 的原发病因。

（2）先兆期 ARDS 的诊断应具备下列 5 项中的 3 项：

①每分钟呼吸频率 20 ~25 次。

②PaO_2 在 60 ~70mmHg 之间。

③氧合指数（PaO_2/FiO_2）≤300mmHg。

④肺泡 – 动脉氧分压差 P(A – a) O_2($FiO_2$0. 21) 25 ~50mmHg。

⑤胸片正常。

（3）早期 ARDS 的诊断应具备以下 6 项中的 3 项：

①呼吸频率 >28 次/分。

②PaO_2 在 ~60mmHg 之间。

③$PaCO_2$ <35mmHg。

④PaO_2/FiO_2 在 200 ~300mmHg 之间。

⑤P(A – a) O_2($FiO_2^{1.0}$) 100 ~200mmHg 之间。

⑥胸片示肺泡无实变或实变≤1/2 肺野。

（4）晚期 ARDS 的诊断应具备下列 6 项中的 3 项：

①呼吸窘迫，频率 >28 次/分。

②PaO_2≤50mmHg。

③$PaCO_2$ >45mmhg。

④PaO_2/FiO_2≤200mmHg。

⑤P(A – a) O_2($FiO_2$1. 0) >200mmHg。

⑥胸片示肺泡实变≥1/2 肺野。

（5）本病应注意与急性心肌梗死、急性左心衰等鉴别。

（6）心理状态的评估。

三、护理措施

成人呼吸窘迫综合征的治疗原则是迅速给氧，提高氧吸入量，适应扩张小气道和肺泡，增加功能残气量，保持体液平衡，既要避免血容量过多，又要防止血容量不足，积极治疗原发病，保持呼吸道通畅，必要时需进行人工通气。

1. 一般护理 由于病情危重，应设专人护理。

2. 纠正缺氧 因患者极度呼吸困难，故应采取半卧位。纠正低氧血症是治疗成人呼吸窘迫综合征的关键。一般给高浓度吸氧，严重低氧血症伴低血压或心律不齐或神志模糊，又无二氧化碳潴留时，更应该用高浓度氧甚至吸纯氧，提高血氧分压，使得要脏器的功能不致受到严重缺氧的影响。为了防止氧中毒，应监测血气分析，使 PaO_2 维持在近 8kPa（60mmHg）的水平，而且要使吸入气体充分湿化，防止气道黏膜干裂受损。若经高浓度给氧仍不能提高氧分压，应考虑机械呼吸，给予呼吸末正压呼吸治疗。

3. 呼吸器的应用及护理

（1）根据患者体型选择型号适宜的气管插管建立人工气道，3 日后病情未能缓解应行气管切开，并连接呼吸器。

（2）严格消毒隔离制度，防止加重感染。

①使用呼吸器的患者最好住单间，防止交叉感染。

②吸引器械的消毒。

③呼吸器的消毒。

④保持气管切开伤口的无菌。

⑤为防止气道感染，可根据痰液细菌培养结果选择敏感的抗生素于每次吸痰后滴入气管内。

（3）根据患者情况和血气分析结果调整呼吸器工作参数并详细记录各项数据。

（4）气管插管或气管切开固定牢固，经常观察胸部活动变化，对比两肺呼吸音，防止管道移位或插管脱落。

（5）检查湿化瓶加温装置和耗水情况，要保证吸入的气体达35℃左右，每日水分蒸发量应在 250ml 左右，才能达到气道黏膜的湿化作用。并随时检查通气螺旋管内有无积水，及时排除，防止流入气道。

（6）清除呼吸道分泌物，保持呼吸道通畅。

（7）使用呼吸器的患者，每隔 4 小时将导管气囊放气 5~10min，使气囊的充气压力为 3.33kPa（25mmHg）为宜，若超过此压，易压迫气管黏膜造成局部缺血甚至坏死。

4. 观察生命体征的病情的变化 严密观察体温、脉搏、血压及神志改变，严格记录液体出入量，特别应重视每小时排尿情况，以监测肾功能。注意大便的颜色、性状、注意有无消化道出血倾向。成人呼吸窘迫综合征患者肺的毛细血管通透性增强，当输液量过多或输液过快时，会加重肺水肿，因此应注意控制输液速度，并注意肺部啰音的变化，防止肺水肿的发生，及时采取血标本送生化及血气化验，为临床治疗提供可靠依据。

5. 呼吸器的撤离及拔管 患者情况好转，神志恢复、呼吸衰竭的原因、诱因及感染均得到控制，应准备撤离呼吸器。气管切开应先部分堵管，逐渐增加直到全部堵住，患者无异常不适，再拔除气管切开管。

6. 营养的要求 必须保证患者的热量和各种营养物质的需要。患者一般无法正常进食，应给予鼻饲或胃肠外高营养。

四、预防

由于成人呼吸窘迫综合征发病原因是由于全身性疾病所引起的肺部弥漫性病变，因此应积极防治原发病，及时正确地处理好各种严重的创伤，及早发现和治疗各种休克、合理用氧，加强呼吸道的护理，特别要重视血气监测，必要时早期使用呼吸器进行辅助呼吸，纠正体内供氧不足和二氧化碳潴留，及时有效的控制感染，可以防止成人呼吸窘迫综合征的发生。

第三节 急性肾衰竭

一、概述

急性肾衰竭（acute renal failure，ARF）是各种原因导致肾功能在短时间（几小时至几天）内急剧地进行性下降而出现的临床综合征。临床上主要表现为血肌酐和尿素氮迅速升高，水、电解质紊乱和酸碱平衡紊乱，以及全身各系统并发症。常伴有少尿（<400ml/d）或无尿（<100ml/d）。

二、急性肾衰竭的分类

ARF 可分为三大类：

1. 肾前性 系指肾脏供血不足，肾实质有效灌注减少导致的 ARF，但是此时肾组织尚未发生器质性损害。

2. 肾后性 系指尿路梗阻引起的 ARF。

3. 肾性 系指各种肾脏组织病变导致的 ARF。肾性 ARF 按主要病变部位又可分为六种：肾小管性 ARF（如急性肾小管坏死），肾间质性 ARF（如急性间质性肾炎），肾小球性 ARF（如急进性肾炎或重症急性肾炎）及肾血管性 ARF（包括肾脏小血管炎如显微镜下多血管炎及韦格内肉芽肿，及肾脏微血管病如溶血性尿毒症综合征等），此四种 ARF 较常见。此外还有急性肾皮质坏死及急性肾乳头坏死引起的 ARF，但较少见。

三、病理生理

急性肾衰竭的发病机制十分复杂，目前仍不清楚，本章着重讨论 ATN 的主要发病机制。

1. 肾小管损伤　肾缺血或肾中毒时引起肾小管急性严重的损伤，小管上皮细胞变性、坏死和脱落、肾小管基膜断裂，一方面脱落的上皮细胞引起肾小管堵塞，造成管内压升高和小管扩张，致使肾小球有效滤过压降低和少尿，另一方面，肾小管上皮细胞受损引起肾小管液回漏，导致肾间质水肿。

2. 肾血流动力学改变　肾缺血和肾毒素能使肾素—血管紧张素系统活化，肾素和血管紧张素Ⅱ分泌增多、儿茶酚胺大量释放、TXA_2/PGI_2 比例增加，以及内皮素水平升高，均可导致肾血管持续收缩和肾小球入球动脉痉挛，引起肾缺血缺氧，肾小球毛细血管内皮细胞肿胀致使毛细血管腔变窄，肾血流量减少，GFR 降低而导致急性肾衰竭。

3. 缺血—再灌注肾损伤　肾缺血再灌注时，细胞内钙通道开放，钙离子内流造成细胞内钙超负荷，同时局部产生大量的氧自由基，可使肾小管细胞的损伤发展为不可逆性损伤。

4. 非少尿型 ATN 的发病机制　非少尿型 ATN 的发生主要是由于肾单位受损轻重不一所致。另外，非少尿型 ATN 不同的肾单位肾血流灌注相差很大，部分肾单位血液灌注量几乎正常，无明显的血管收缩，血管阻力亦不高，而一些肾单位灌注量明显减少，血管收缩和阻力增大。

四、症状体征

根据尿量减少与否，急性肾衰竭可分为少尿型和非少尿型。急性肾衰竭伴少尿或无尿表现者称为少尿型。非少尿型系指血尿素氮、血肌酐迅速身高，肌酐清除率迅速降低，而不伴有少尿表现；临床常见少尿型急性肾衰竭，临床过程分为三期：

（一）少尿期

（1）三低（钠、钙、pH 降低）、三高（钾、磷、肌酐升高）、一水肿。

（2）尿毒症症状可有恶心、呕吐、胃肠道出血，呼吸困难、咳嗽、胸痛，高血压、心力衰竭，嗜睡、神志混乱、震颤和癫痫样发作，贫血和出血倾向等。

（3）感染依感染部位产生相应症状。

（二）多尿期

肾功能并未能恢复，血尿素氮和肌酐仍可上升，且易发生脱水、感染、低钾血症、胃肠道出血等。

（三）恢复期

血尿素氮和肌酐接近正常，尿量逐渐恢复正常，肾小球滤过功能多在 3～12 个月内恢复正常。

五、实验室检查

1. 尿液检查　尿液检查有助于鉴别肾前性 ARF 和肾实质性 ARF。

2. 血生化检查　应注意监测电解质浓度变化及血肌酐和尿素氮。

3. 肾影像学检查　多采用腹平片、超声波、CT、磁共振等检查有助于了解肾脏的大小、形态、血管及输尿管、膀胱有无梗阻、也可了解肾血流量和肾小管的功能，使用造影剂可能加重肾损害，须慎用。

4. 肾活检 对原因不明的 ARF，肾活检是可靠的诊断手段，可帮助诊断和评估预后。

5. 诊断依据

（1）有休克或血管内溶血，药物中毒或过敏史。

（2）在纠正或排除急性血容量不足、脱水、尿路梗阻后，尿量仍≤17ml/h 或尿量仍≤400ml/24h。

（3）尿比重在 1.015 以下，甚至固定在 1.010。

（4）急骤发生和与日俱增的氮质血症。

（5）尿渗透压 <350mOsm/（kg·H_2O），尿钠 >40mmol/L。

（6）除外肾前性氮质血症及肾后性少尿或无尿。

六、治疗

治疗原则是去除病因，积极治疗原则病、减轻症状，改善肾功能，防止并发症的发生。

（一）少尿期的治疗

1. 去除病因和治疗原则病 肾前性 ARF 应注意及时纠正全身循环血流动力障碍，包括补液、输注血浆和白蛋白、控制感染等，接触肾毒素物质，严格掌握肾毒性抗生素的用药指征、并根据肾功能调节外药剂量，密切监测尿量和肾功能变化。

2. 饮食和营养 应选择高糖、低蛋白、富含维生素的食物，尽可能供给足够的能量。供给热量 210J～250J/（kg·d），蛋白质 0.5g/（kg·d）应选择优质动物蛋白，脂肪占总热量30%～40%。

3. 控制水和钠摄入 坚持量入为出的原则，严格限制水、拿摄入，有透析支持则可适当放宽液体入量，每日液体量：尿量 + 显性失水（呕吐、大便、引流量）+ 不显性失水 – 内生水。无发热患儿每日不显性失水为 300ml/m^2，体温每升高 1℃，不显性失水增加 75ml/m^2，内生水在非高分解代谢状态为 250～350ml/m^2，所用幼体均为非电解质液，髓袢利尿剂（呋塞米）对少尿型 ARF 可短期试用。

4. 纠正代谢性酸中毒 轻、中度代谢性酸中毒一般无须处理。当血浆 HCO_3^- <12mmol/L 或动脉血 pH <7.2，可补充 5% 碳酸氢钠 5ml/kg，提高 CO_2CP 5mmol/L，纠酸时宜注意防治低钙性抽搐。

5. 纠正电解质紊乱 包括高钾血症、低钠血症、低钙血症和高磷血症的处理。

6. 透析治疗 凡上述保守治疗无效者，均应尽早进行透析。透析的指征如下。

（1）严重水潴留，有肺水肿、脑水肿的倾向。

（2）血钾 ≥6.5mmol/L。

（3）血浆尿素氮 >28.6mmol/L，或血浆肌酐 >707.2μmol/L。

（4）严重酸中毒，血浆 HCO_3^- <12mmol/L 或动脉血 pH <7.2。

（5）药物或毒物中毒，该物质又能被透析去除，透析的方法包括腹膜透析，血液透析和连续动静脉血液滤过三种技术，儿童尤其是婴幼儿以腹膜透析为常用。

（二）利尿期的治疗

利尿期早期，肾小管功能和 GFR 尚未恢复，血肌酐、血钾和酸中毒仍继续升高，伴随着多尿，还可出现低钾和低钠血症等电解质紊乱，故应注意监测尿量、电解质和血压变化，及时纠正水、电解质紊乱，当血浆肌酐接近正常水平时，应增加饮食中蛋白质摄入量。

（三）恢复期的治疗

此期肾功能日趋恢复正常，但可遗留营养不良，贫血和免疫力低下，少数患者遗留不可逆性肾功能损害，应注意休息和加强营养，防治感染。

七、护理措施

（一）病情观察

（1）少尿期观察

①严密观察病情变化，监测水、电解质平衡，按病情做好各种护理记录。

②观察患者有无嗜睡、肌张力低下、心律不齐、恶心、呕吐等高钾血症，有异常立即通知医师。

③血压异常按本系统疾病护理。

（2）多尿期观察　注意观察血钾、血钠的变化及血压的变化。

（3）恢复期观察　观察用药不良反应，定期复查肾功能。

（4）其余按本系统疾病护理常规。

（二）对症护理

1. 少尿期　严格限制液体进入量，以防水中毒，按医嘱准确输入液体。饮食要求：既要限制入量又要适当补充营养，原则上应是低钾、低钠、高热量、高维生素及适量的蛋白质。

2. 多尿期　供给足够热量和维生素，蛋白质可逐日加量，以保证组织的需要，给予含钾多的食物。

3. 恢复期　给予高热量、高蛋白饮食，同时鼓励逐渐恢复活动，防止出现肌肉无力现象。

（三）一般护理

1. 少尿期

（1）绝对卧床休息，注意肢体功能锻炼。

（2）预防感染，做好口腔及皮肤护理，一切处置要严格执行无菌操作原则，以防感染。

（3）如行腹膜透析或血透治疗，按腹透、血透护理常规。

2. 多尿期

（1）嘱患者多饮水或按医嘱及时补液和补充钾、钠等，防止脱水、低钾和低钠血症的发生。

（2）以安静卧床休息为主。

（3）恢复期控制及预防感染，注意清洁及护理。

3. 健康指导

（1）注意增加营养。

（2）适当参加活动，避免过度劳累。

（3）定期复查。

第四节 弥散性血管内凝血（DIC）

一、概述

弥散性血管内凝血（disseminated or diffuse intravascular coagulation，DIC）是指在某些致病因子作用下凝血因子和血小板被激活，大量可溶性促凝物质（soluble thromboplastin）入血，从而引起一个以凝血功能失常为主要特征的病理过程（或病理综合征）。在微循环中形成大量微血栓，同时大量消耗凝血因子和血小板，继发性纤维蛋白溶解（纤溶）过程加强，导致出血、休克、器官功能障碍和贫血等临床表现的出现。

二、病因与发病机制

DIC 始于凝血系统的被激活，基本病理变化是在微小血管内形成微血栓。因此，启动凝血过程的动因和途径是 DIC 发病的重要方面。

（一）凝血酶原酶形成

1. 血管内皮广泛受损　细菌及内毒素、病毒、缺氧和酸中毒等均可损伤血管内皮细胞，使内皮下胶原纤维暴露，促使血小板聚集和Ⅻ因子激活，然后相继激活多种凝血因子，最终形成凝血酶原酶。因为参与反应的各种因子都存在于血浆中，因此这一凝血途径被称为内源性凝血系统。

2. 组织破坏　在严重创伤、烧伤、外科大手术、恶性肿瘤时，损伤和坏死组织可释放组织因子（或称Ⅲ因子）入血，形成凝血酶原酶。由于触发物质（Ⅲ因子）来源于组织，故被称为外源性凝血系统。目前认为组织因子释放引起的外源性凝血系统激活是造成 DIC 的主要途径。

3. 促凝物质释放　损伤的红细胞、白细胞和血小板可释放大量的促凝物质，如磷脂蛋白、血小板 3 因子（PF3），加速凝血过程。

（二）凝血酶形成

凝血酶原在凝血酶原酶的作用下，形成凝血酶。

（三）纤维蛋白形成

在凝血酶作用下，纤维蛋白原首先形成纤维蛋白单体，进而形成稳定的不溶性的纤维蛋白。与凝血系统保持相对平衡的是纤维蛋白溶解系统，它的主要功能是将沉积在血管中的纤维蛋白溶解，去除由于纤维蛋白沉着引起的血管阻塞。纤维蛋白溶解过程大致分为两个阶段：首先是纤溶酶原被激活，形成纤溶酶。随后纤溶酶分解纤维蛋白（原），形成纤维蛋白（原）降解产物（FDP），随血流运走。

（四）影响因素

1. 单核－吞噬细胞系统功能受损　单核－吞噬细胞系统具有清除循环血液中的凝血酶、纤维蛋白及内毒素的作用，可抑制血栓形成；当单核－吞噬细胞系统功能损伤时，会导致机体凝血功能紊乱而易发生 DIC。

2. 肝功能障碍　正常肝细胞能合成多种血浆凝血因子及抗凝物质，也能清除激活的凝血因子和纤溶物质，在凝血和抗凝血的平衡中发挥重要的调节作用。当肝功能严重障碍时，患者体内的凝血和纤溶过程紊乱，极易发生 DIC。

3. 血液高凝状态　血液中凝血物质和血小板数目增多，血液呈高凝状态，可见于妊娠妇女。缺氧及酸中毒：通过损伤血管内皮，启动内源性凝血系统，也可以损伤血小板及红细胞，促进凝血物质释放

4. 微循环障碍　正常血液流速较快，能将血浆中出现的少量活化的凝血因子及微小的纤维蛋白凝块稀释并运走；若微循环血流缓慢，血小板和红细胞易聚集，加速微血栓形成。

（五）弥散性血管内凝血的分类

根据病情进展速度，DIC 可分为急性、亚急性和慢性。

（六）弥散性血管内凝血的分期

DIC 通常分为三期，即高凝期、消耗性低凝期和继发性纤溶亢进期。

三、临床表现

DIC 的临床表现复杂多样，但主要表现是出血、休克、器官功能障碍和贫血。

（一）出血

出血是 DIC 最初及最常见的临床表现，患者可有多部位出血倾向，如皮肤瘀斑、紫癜、咯血、消化道出血等。轻者仅表现为局部（如注射针头处）渗血，重者可发生多部位出血。出血的机制如下。

1. 凝血物质被消耗而减少　在 DIC 的发生、发展过程中，大量血小板和凝血因子被消耗，凝血因子及血小板明显减少，导致凝血障碍而引发出血。

2. 继发性纤溶亢进　活化的凝血因子Ⅻa 可激活纤溶系统，使纤溶酶原变成纤溶酶。纤溶酶既能溶解已形成的微血栓纤维蛋白凝块，引起血管损伤部位再出血，还能水解多种凝血因子和凝血酶原而造成低凝状态，加重出血。

3. FDP 的形成　FDP 是纤维蛋白原在纤溶酶作用下生成的多肽碎片，可抑制凝血酶和抑制血小板聚集，加重出血。

（二）休克

广泛的微血栓形成使回心血量明显减少，加上广泛出血造成的血容量减少等因素，使心输出量减少，加重微循环障碍而引起休克。DIC 形成过程中产生多种血管活性物质（激肽、补体 C3a 和 C5a），造成微血管平滑肌舒张，通透性增高，回心血量减少。

（三）器官功能障碍

DIC 时，广泛的微血栓形成导致器官缺血而发生功能障碍，严重者甚至发生衰竭。累及的器官有肾（临床表现为少尿、蛋白尿、血尿等）、肺（表现为呼吸困难、肺出

血）、肝（黄疸、肝功能衰竭）、肾上腺皮质出血及坏死造成急性肾上腺皮质功能衰竭，称为华－佛综合征（Waterhouse－Friderichsen syndrome）；垂体微血栓引起的垂体出血、坏死，导致垂体功能衰竭，即席汉综合征（Sheehan syndrome）。

（四）贫血

由于出血和红细胞破坏，DIC 患者可伴有微血管病性溶血性贫血（microangiopathic hemolytic anemia）。这种贫血除具备溶血性贫血的一般特征外，在外周血涂片中还可见到一些形态特异的红细胞碎片，称为裂体细胞（schistocyte）。这是因为循环中的红细胞流过由纤维蛋白丝构成的网孔时，常会粘着或挂在纤维蛋白丝上，加上血流的不断冲击，引起红细胞破裂。

四、防治原则

1. 防治原发病　预防和去除引起 DIC 的病因是防治 DIC 的根本措施。例如控制感染，去除死胎或滞留胎盘等。某些轻度 DIC，只要及时去除病因，病情即可迅速恢复。

2. 改善微循环障碍　采用扩充血容量、解除血管痉挛等措施及早疏通阻塞的微循环。

3. 建立新的凝血与纤溶间的动态平衡　在高凝期可应用抗凝药物如肝素、低分子右旋糖酐、阿司匹林等阻止凝血过程的发动与进行，预防新血栓的形成。出血倾向十分严重的患者，可输血或补充血小板等凝血物质以及使用纤溶抑制剂。

 学习小结

随着医学进步及其他危重病患者治愈率的提高，MODS 的威胁也日渐突出，已成为 ICU 内导致患者死亡最主要的原因之一，是创伤及感染后最严重的并发症，直接影响着严重创伤伤员的预后。其病因复杂、防治困难、死亡率极高。MODS 的救治十分困难，重在预防，即积极防治原发病，还应根据其病理生理变化，采用对症治疗和器官支持疗法等综合措施。

目标检测

1. MODS 常见的病因有哪些？

2. MODS 的护理重点在哪些方面？

3. 参与了 MODS 炎症失控反应过程的因素包括哪些？

（刘　茜）

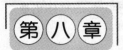

咬伤与蜇伤

学习目标

掌握：毒蛇咬伤、蜂蜇伤和犬咬伤的救护措施。
熟悉：毒蛇咬伤、蜂蜇伤和犬咬伤的发病机理和临床表现。
了解：毒蛇咬伤、蜂蜇伤和犬咬伤的常见原因。

第一节　毒蛇咬伤

【任务引导】

患者，男，35 岁，在田里劳作时被蛇咬伤，来院就诊，医护人员如何判断患者是否被毒蛇咬伤？如果是毒蛇，我们应该如何施救？

一、常见原因

毒蛇咬伤（venomous snake bite）以我国南方农村和山区为多。毒蛇头部多呈三角形，色彩斑纹鲜明，蛇尾粗短，有一对毒牙与毒腺排毒导管相通。毒蛇咬伤人时，毒液由毒腺排出，经过毒牙进入皮肤或肌肉组织，通过淋巴吸收进入血液循环，引起局部及全身中毒症状。

二、发病机制

蛇毒中有毒性蛋白质、多肽和酶类。按照毒性对人体的作用可分为三类：①神经毒素：主要作用于延髓和脊神经节细胞，具有对神经－肌肉接头双重抑制作用，阻断横纹肌的神经肌肉接头的神经传导，引起呼吸肌麻痹和瘫痪，如金环蛇、银环蛇；②血液毒素：有溶组织、溶血或抗凝作用，对局部组织、血管壁、心肌及肾组织有一定的破坏作用，如竹叶青、五步蛇；③混合毒素：兼有神经毒素和血液毒素的病理作用，局部症状明显，全身症状发展迅速，如蝮蛇、眼镜蛇，其中以蝮蛇咬伤最多见。

三、临床表现

1. 创口反应 无毒蛇咬伤时，皮肤留下一排或两排细牙痕，局部稍痛，伤口出血少，无全身不良反应。毒蛇咬伤，伤处有一对大而深的牙痕，局部伤口剧烈疼痛，常出血不止（神经毒素除外），肿胀严重并迅速蔓延，淋巴结肿大，伤处周围皮肤有瘀斑、血疱，甚至局部组织坏死（图8-1，图8-2）。

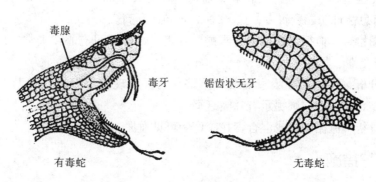

图8-1 有毒蛇与无毒蛇比较

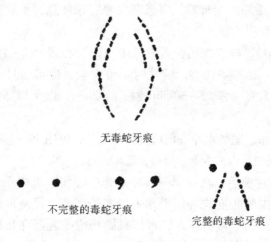

图8-2 有毒蛇与无毒蛇牙痕比较

2. 全身反应

（1）神经毒素症状 一般咬后1~6h可出现头晕目眩、视力模糊、四肢乏力、肌肉酸痛继而出现眼睑下垂、吞咽困难、四肢软瘫，肌张力下降，腱反射减弱，呼吸困难，最终可致呼吸、循环衰竭。

（2）血液毒素症状 全身症状可在伤后1~24h出现，主要表现为全身出血现象，如寒战高热、肌肉酸痛，全身广泛的皮下瘀斑、眼结膜下出血、咯血、呕血、尿血、便血等。严重者可有休克、心力衰竭、血小板严重下降或DIC、急性肾功能衰竭甚至死亡。

（3）混合毒素症状 全身症状主要表现为神经和血循环系统的损害，有头痛头晕、寒战高热、四肢无力、恶心呕吐、全身肌肉酸痛、肝大、黄疸、严重者可出现心功能衰竭、呼吸停止。

四、辅助检查

1. 血常规检查 白细胞总数可呈反应性增高。早期无明显贫血表现，如被血循毒蛇咬伤伴全身出血者，可有贫血表现，出血时间和凝血时间延长。

2. 血生化检查 血循毒蛇咬伤者，血清 SGPT、SGOT、LDH、CPK 可增高，心肌酶异常。如有急性肾功能衰竭者，血 BUN、Cr 异常升高。

3. 心电图检查 血循毒蛇或混合毒蛇咬伤者，心电图可有心律失常，出现窦性心动过速、传导阻滞、早搏等。

4. 血气分析 在出现呼吸衰竭或严重缺氧时，表现为呼吸性酸中毒，如 $PaO_2 <$ 8kPa，$PaCO_2 > 6.67$ kPa，则提示有呼吸衰竭。

5. 尿液分析 血循毒蛇或混合毒蛇咬伤者可见血尿、血红蛋白尿。

五、救护措施

（一）现场急救

1. 稳定患者情绪 做好病情解释，嘱患者安静卧床休息，不宜抬高伤肢，切忌走路或跑步，避免加速毒素吸收。

2. 缚扎 毒蛇咬伤后，应立即用止血带缚于伤口近心端上 5～10cm 处，如无止血带可用绳带、手帕或撕下的布条代替。缚扎时不可太紧，应可通过一指，其程度应以能阻断静脉和淋巴回流为宜，每 15～30min 放松 1～2min，以免局部组织缺血坏死。咬伤已超过 12h 不宜缚扎。

3. 冲洗 用大量清水、肥皂水冲洗伤口及周围皮肤，再用 3% 过氧化氢溶液、1:5000 高锰酸钾溶液反复冲洗伤口，以减少毒素吸收，破坏蛇毒。

4. 排毒 伤口反复冲洗后，在局麻下以牙痕为中心作组织切开，深达皮下，如伤口内有毒牙需拔除，周围肿胀皮肤可用消毒尖刀多处刺破，促使毒液流出。随后将患肢下垂，用手由近心端向远心端挤压，也可用拔罐法或吸乳器在伤口处抽吸、促使毒蛇排出。

5. 局部降温 可将伤肢浸入 4℃～7℃ 的冷水中 3～4h，也可用 1:5000 高锰酸钾溶液浸泡或冲洗，以减轻疼痛，减少毒素吸收，降低毒素中酶的活力和局部代谢。

6. 转运患者 运送患者途中应保持伤口与心脏持平，不宜抬高伤肢。

（二）护理要点

1. 伤口护理

（1）伤口湿敷和外敷中草药 经急救处理后，可用 3%～5% 氯化钠溶液或 1:5000 高锰酸钾溶液湿敷伤口，有利于引流毒液和消除肿胀。同时，肢体肿胀处可外敷中草药或成品蛇药。

（2）局部阻滞疗法 胰蛋白酶具有直接破坏蛇毒的作用。一般在毒蛇咬伤后 1～4h 内，用胰蛋白酶（trypsin）2000U 加入 0.05% 普鲁卡因 10～20ml，在牙痕中心周围注射达肌肉层或结扎上端进行套式封闭。

3. 全身治疗的护理

（1）抗蛇毒血清的应用　抗蛇毒血清的特异性高，效果好，应用越早，疗效越好，但使用前须做过敏试验。一般采用静脉注射，用抗蛇毒血清1瓶加0.9%氯化钠溶液20～40ml缓慢静脉注射。其过敏试验方法为：取抗蛇毒血清0.1ml，加入0.9%氯化钠溶液稀释成20倍。取稀释液0.1ml，在前臂掌侧皮内注射，观察局部15～20min，如皮试阴性可全量注射抗蛇毒血清，小儿和成人剂量相同。皮试阳性则需采用脱敏疗法：将抗蛇毒血清用0.9%氯化钠溶液稀释成20倍，分数次皮下注射，观察3次以上如无异常反应，即可使用抗蛇毒血清。皮试可疑阳性者，可静脉注射25%葡萄糖溶液加入地塞米松5mg，15min后再注射抗蛇毒血清。

（2）防治感染　咬伤后，需用破伤风抗毒素和抗生素防治感染。

4. 重症患者的护理　严密观察重症患者的生命体征、神志、尿量等，若出现感染性休克，心、肺、肾等重要脏器功能衰竭等严重并发症，应及时报告医师，同时注意维护各重要脏器的功能。

5. 心理护理　患者入院后，及时与患者沟通，稳定患者情绪，消除恐惧心理。

知识链接

如何预防毒蛇咬伤

1．进入山区、树林、草丛地带应穿好鞋袜，扎紧裤腿。此外，最好手拿一根棍子，边走边打草，使蛇惊吓而逃。

2．在山林地带宿营时，睡前和起床后，应检查有无蛇潜入室内。应将附近的长草、泥洞、石穴清除，以防蛇类躲藏。

3．在营地扎营时，如果有防蛇的必要，应当带上一些雄黄粉之类的驱蛇之物，将其撒在帐篷或者营地四周，可以避蛇。

4．不要随便在草丛和蛇可能栖息的场所坐卧，禁止将手伸入鼠洞和树洞内。

5．遇见毒蛇，应远道绕过；若被蛇追逐时，应向上坡跑，或忽左忽右地转弯跑，切勿直跑或直向下坡跑。

6．如果蛇已被惊动并且立起前身准备攻击，不要惊慌，要原地不动，慢慢地拿出手巾之类的东西，抛向别处以将蛇的注意点引开。

第二节　蜂蜇伤

一、常见原因

蜂蜇伤（bee bite）是指由蜜蜂、马蜂、黄蜂等尾部的毒刺刺伤皮肤所引起。

二、发病机制

蜂类尾部的毒刺均与毒腺相连。蜂蜇伤时，蜂尾的毒刺刺入皮肤内放出毒汁，可引起局部或全身中毒反应。蜂类毒液中主要含有蚁酸、神经毒素和组织胺等，能引起溶血及出血，对中枢神经系统具有抑制作用，还可使部分蜇伤者发生过敏反应。

三、临床表现

蜂蜇伤一般是表现局部红肿和疼痛，数小时后自行消退，多无全身症状。如果蜂刺留在伤口内（在红肿中心有一黑色小点），有时局部可引起化脓感染。如被黄蜂蜇伤或被群蜂蜇伤时，局部症状较重，可引起头晕，恶心，呕吐等，严重者可出现全身中毒症状，有的可发生血红蛋白尿，以致急性肾功能衰竭。如对蜂毒过敏的人，即使单一蜂蜇伤，也可引起严重的过敏反应如荨麻疹、水肿、哮喘或过敏性休克。

四、辅助检查

根据明确的外特殊伤史和典型的局部表现、全身症状，无须特殊检查即可判断为蜂蜇伤。

五、现场救护

1. 局部处理　用小针挑拨或胶布粘贴法取出蜂刺，但不要挤压。如蜜蜂蜇伤可用弱碱性溶液（如2%～3%碳酸氢钠、肥皂水、淡石灰水等）洗敷，以中和酸性毒素；如黄蜂蜇伤则需要弱酸性溶液（如醋、0.1%稀盐酸等）中和。局部症状较重者可采用火罐拔毒和局部封闭疗法，并予以止痛剂或用抗组织胺药，以减少毒素吸收。也可根据选用中草药外敷，如解岗松、瓦松也甘草、大青叶加薄荷叶、两面针皮加单根木根、三亚苦叶、半边莲、紫花地丁等，可任选一种捣烂外敷。也可用蛇药片加水少许研成糊状外敷。剧痛时可皮下注射吗啡或哌替啶或普鲁卡因封闭。

2. 全身处理　全身症状严重者，应根据病情予以不同处理。症状轻者对症治疗或输液如10%葡萄糖酸钙静脉注射，或口服蛇药；过敏反应者，应迅速用肾上腺皮质素、抗组织胺药；发生血红蛋白尿者，应用碱性药物碱化药液，并适当补液量以增大尿量，并可采用20%甘露醇等以利尿；如出现少尿或无尿，则按急性肾功能衰竭处理，对休克者要积极抢救；对群蜂蜇伤或伤口感染者，应加用抗菌药物治疗。

知识链接

如何预防蜂蜇伤

1. 防止被毒蜂蜇伤，如穿长袖衣裤等均可起到防护作用。
2. 经过蜂巢时尽量保持冷静，不要惊动毒蜂，不可乱捅马蜂窝或挑逗蜂群。
3. 接触花草和树木时，要预先察看，发现蜂巢后要悄然走开，不要猛跑，以免惊扰蜂群，引起尾追。
4. 上山等野外活动时最好不穿颜色鲜艳的衣服，女士们外野外活动时最好不洒香水，不使用含有芳香味的洗发精或除汗剂，因为蜂喜欢颜色鲜艳且具有芳香味的花卉植物。

第三节　犬 咬 伤

近年来，随着家养宠物数量的增多，随之而来的人畜共患疾病也时有发生，狂犬病则是一种较为凶险的疾病。同时，由于缺乏对犬等宠物的严格管理及对狂犬病防治知识的普及不够，狂犬病发生率已连续回升。

狂犬病（rabies）又名恐水症，是由狂犬病毒（rabies virus）所致，以侵犯中枢神经系统为主的急性动物源性的严重传染病。临床表现为特有的恐水、怕风、流涎、咽肌痉挛，终至危及生命。人狂犬病通常是由病兽以咬伤方式传给人而引起的感染，其致病死率可达100%。

一、常见原因

（一）病原学

狂犬病毒属于弹状病毒科，病毒中心为单股负链 RNA。病毒易为紫外线、季胺化合物、碘酒、高锰酸钾、酒精、甲醛等灭活，加热至100℃2min 可灭活。

（二）流行病学

1. 传染源　带狂犬病毒的动物是本病的传染源，家畜中以狂犬为主。我国狂犬病的主要传染源是病犬，一些看起来健康的犬的唾液中也可带病毒，同样可传播狂犬病。

2. 传播途径　病毒主要通过咬伤传播。也可由带病毒犬的唾液，经各种伤口侵入，如抓伤、舔伤的黏膜和皮肤入侵，少数可在宰杀病犬、剥皮、切割等过程中被感染。

3. 易感性　人群普遍易感。人被病犬咬伤后的发病率为15%～30%，被病狼咬伤后发病率为50%～60%。被病兽咬伤后是否发病与下列因素有关：①咬伤部位：头、面、颈、手指处被咬伤后发病机会多；②咬伤的严重性：创口深而大者发病率高；③局部处理情况：咬伤后迅速彻底清洗者发病机会少；④衣着厚受感染的机会少；⑤及时、全程、足量注射狂犬疫苗者发病率低；⑥被咬伤者免疫力低下或免疫缺陷者，发病机会多。该病发病无明显季节性，一年四季均可发病。

二、发病机制

狂犬病毒自皮肤或黏膜破损处侵入人体后，对神经组织有强大的亲和力，其致病过程分为三个阶段：①组织内病毒小量增殖期：病毒先在伤口附近的肌细胞内小量增殖，在局部可停留1～2周或更久，再侵入近处的末梢神经；②侵入中枢神经期：病毒沿神经的轴索向中枢神经作向心性扩展，至脊髓的背根神经节再大量繁殖，入侵脊髓并很快到达脑部。主要侵犯脑干、小脑等处的神经细胞；③向各器官扩散期：病毒从中枢神经向周围神经扩展，侵入各器官组织，尤以唾液、舌部味蕾、嗅神经上皮等处病毒量较多。由于迷走、舌咽及舌下脑神经核受损，致吞咽肌及呼吸肌痉挛，出现恐水、吞咽和呼吸困难。交感神经受累时出现唾液分泌和出汗增多。迷走神经节、交感神经节受损时，可引起患者心血管功能紊乱或猝死。

三、临床表现

潜伏期长短不一，从 5 天至 19 年或更长，一般为 1~3 个月。典型临床经过分为 3 期。

1. 前驱期 常有低热、倦怠、头痛、恶心、全身不适，继而恐惧不安，烦躁失眠，对声、光、风等刺激敏感而有喉头紧缩感。在愈合的伤口及神经末梢支配区有痒、痛、麻及蚁走等异样感觉。本期持续 2~4 天。

2. 兴奋期 表现为高度兴奋，突出表现为极度恐惧表情。恐水、怕风。体温常升高至 38℃~40℃。恐水为本病的特征，但不是每一例都有。典型患者虽渴极而不敢饮，看见水、听到流水声、饮水，或仅提及饮水时均可引起咽喉肌严重痉挛。外界的刺激也可引起咽喉肌严重痉挛，如风声等。常因声带痉挛伴声嘶、说话吐字不清，严重者可出现全身肌肉阵发性抽搐，因呼吸肌痉挛导致呼吸困难和发绀。患者交感神经功能呈现亢进，表现为流涎，乱吐唾液，大汗淋漓，心率加快，血压上升。患者多神志清楚，可出现精神失常，幻视、幻听等。本期约 1~3 天。

3. 麻痹期 患者肌肉痉挛停止，进入全身弛缓性瘫痪，患者由安静进入昏迷状态，终因呼吸、循环衰竭而死亡。本期持续 6~18h。本病全程一般不超过 6 天。除上述狂躁型表现外，还有以脊髓或延髓受损为主的麻痹型。该型无兴奋期和典型的恐水表现，主要表现为高热、头痛、呕吐、腱反射消失，肢体软弱无力、共济失调和大小便失禁，最终因全身瘫痪而死亡。

四、辅助检查

1. 周围血象及脑脊液 白细胞总数轻至中度升高，中性粒细胞占 80% 以上。脑脊液细胞数及蛋白质可稍增多，糖及氯化物正常。

2. 病原学检查 可取患者的唾液、脑脊液、泪液或脑组织接种鼠脑分离病毒。

3. 病原抗原抗体检测 可取角膜印片、发根皮肤活检组织或脑组织通过免疫荧光抗体技术检测抗原，阳性率可达 98%。

五、治疗及护理

因其病死率达 100%，无特效药物，主要以综合对症治疗为主。

（一）一般治疗

（1）单间病室，严密隔离。保持病室安静，挂窗帘以减少声、光的刺激。输液时用布袋把液体罩住，避免患者看到水，而诱发痉挛。

（2）镇静，维持水、电解质平衡，狂躁时遵医嘱使用镇静剂，发热时根据医嘱给予物理降温或药物降温。

（3）加强监护，密切观察生命体征的变化。如有心动过速、心律失常、高血压等可用 β 受体阻滞剂或强心剂；有脑水肿时可给予脱水剂。

（4）随时做好抢救准备工作，准备好气管切开用物等物品，配合医生及时进行抢救。

（二）管理传染源

1. 管理传染源 以犬的管理为主。养犬一定要登记，并注射狂犬病苗，病死的动物应予焚烧或深埋处理。

2. 伤口处理 应尽快用20%的肥皂水反复冲洗至少半小时，力求去除污染物，挤出污血。然后用75%乙醇擦洗及浓碘酒反复涂拭，伤口一般不予缝合，以便排血引流。同时在伤口底部和周围注射抗狂犬病免疫球蛋白或免疫血清。另外还要注意预防破伤风和细菌感染。

（三）预防接种

1. 疫苗接种

（1）暴露后预防 凡被犬咬伤，或可疑动物咬伤、抓伤及医务人员的皮肤破损处被患者唾液污染时需作暴露后预防接种。

（2）暴露前预防 用于从事特殊职业的高危人群，如兽医、山洞探险者，从事狂犬病毒研究的实验人员和动物管理人员等。

2. 预防注射方法

（1）暴露后预防 共接种5次，每次1个剂量，肌内注射，于0、3、7、14和30日完成；如严重咬伤，可全程注射10针，于当日至第6日每日1针，随后于10、14、30、90日各注射1针。

（2）暴露前预防 接种3次，每次2ml，肌内注射，于0、7、21日进行；2~3年加强注射1次。

（四）免疫球蛋白注射

有马或人源抗狂犬病毒免疫球蛋白和免疫血清，以人抗狂犬病毒免疫球蛋白（HRIG）为佳，用量为20IU/kg，马抗狂犬病毒免疫血清用量为40IU/kg，总量一半在伤口进行局部浸润注射，剩余剂量做臂部肌内注射。为避免马血清过敏反应，注射前应作皮试，过敏者进行脱敏注射。

学习小结

健康动物带毒已成为我们身边的严重隐患，威胁着人类的生命安全和健康，所以作为一名医护人员，应当掌握被动物咬伤如毒蛇咬伤、蜂蜇伤、犬咬伤等症的救护措施。及时冲洗伤口、注射免疫血清和疫苗接种是防范动物咬伤蜇伤必不可少的步骤。

目标检测

1. 简述毒蛇咬伤的中毒机制和急救措施。
2. 简述蜂蜇伤后的急救护理措施。
3. 如果当你遇到被犬咬伤的患者时，你应该如何处理？

（肖华鹏）

理化因素所致急症的救护

【引导案例】

患者，女，28岁，突然昏迷1h被人发现而急诊送入医院。同时发现身旁倒一药瓶。既往体健。查体：皮肤湿冷，双瞳孔直径2mm，双肺底少许湿啰音，心率90次/min，律齐，无杂音。请问，该患者最可能诊断是什么？

人类所处的生活环境中，存在一些危害身心健康的因素，包括物理、化学和生物因素等。本章主要论述几种常见环境理化因素所致的急症及其救护措施。

第一节　急性中毒总论

中毒（poisoning）系指有毒化学物质接触或进入人体后，达到中毒量而产生全身性损害。能引起中毒的化学物质称为毒物。根据毒物的来源和用途不同可分为：工业性毒物、药物、农药和有毒动植物。根据发病急缓可分为急性中毒和慢性中毒：急性中毒是由于毒物的毒性较剧或短时间内大量、突然地进入人体内所致，发病急骤、症状凶险、病情变化迅速，如不及时救治常可危及生命；慢性中毒是指小量毒物持续地进入人体，蓄积起来，到一定量时所引起的中毒，一般起病缓慢，病程较长，常缺乏特异性诊断指标，多不属急诊范畴。

一、常见原因

1. 生活性中毒　主要是由于误食或意外接触到有毒物质、用药过量、自杀或故意投毒谋害等原因使过量毒物进入人体内而引起中毒。

2. 职业性中毒　主要是由于生产过程中未注意劳动保护，密切接触有毒原料、中间产物或成品，在有毒物品保管和使用过程中违反安全防护制度所致的中毒。

二、发病机制

1. 毒物的吸收、代谢及排出

（1）毒物的吸收 毒物主要经消化道、呼吸道、皮肤黏膜三条途径进入人体。

很多毒物是经消化道途径进入人体，如有机磷杀虫药、毒蕈、乙醇、河豚、安眠药等。消化道吸收的主要部位是胃和小肠。影响吸收的因素有胃肠道内 pH、毒物的脂溶性及其电离的难易程度、胃内容物的量、胃排空时间、肠蠕动等。

气态、烟雾态和气溶胶态的物质大多经呼吸道途径进入人体，如一氧化碳、硫化氢、砷化氢等。毒物随呼吸道进入人体很容易被迅速吸收而直接进入血液循环，作用于全身各组织器官，使毒性作用发挥得早而严重。

皮肤是人体的天然保护屏障，多数毒物不能经健康的皮肤吸收，或吸收的量很少，吸收速度很慢。但下列几种情况，毒物可经皮肤吸收：①毒物为脂溶性，如有机磷、苯类，可穿透皮肤的脂质层吸收入人体；②毒物有很强的腐蚀性，如强酸、强碱，可直接造成皮肤损伤；③局部皮肤有损伤；④高温、高湿的环境，皮肤多汗等情况下。

（2）毒物的代谢 毒物被吸收后经血液分布于全身，主要在肝脏通过氧化、还原、水解、结合等作用进行代谢。大多数毒物经代谢后毒性降低（解毒），但也有少数毒物在代谢后毒性反而增强，如对硫磷（1605）氧化成为对氧磷后，其毒性可增加约300倍。

（3）毒物的排泄 体内毒物主要经肾脏排出。气体和易挥发的毒物吸收后，一部分可以原型经呼吸道排出。某些重金属如铅、汞、锰、砷等以及生物碱可由消化道排出。此外，有些毒物还可经汗腺、唾液腺、乳腺、胆道甚至皮肤排出。毒物从体内排出的速度与毒物的性质、溶解度、挥发度、毒物与组织的结合程度以及排泄器官的功能状态、血液循环的状态有关。有些毒物排出缓慢，易蓄积在体内导致慢性中毒。

2. 中毒机制 不同毒物有不同的中毒机制，某些毒物可通过多种中毒机制产生毒性作用。

（1）局部腐蚀、刺激作用 强酸、强碱可吸收组织中的水分，并与蛋白质或脂肪结合，使细胞发生变性、坏死。

（2）缺氧 窒息性气体如一氧化碳、硫化氢、氰化物等可通过不同途径阻碍氧的吸收、运输或利用，使机体组织器官缺氧。脑和心肌对缺氧最敏感，易发生损害而出现意识障碍和心功能障碍。

（3）麻醉作用 有机溶剂和吸入性麻醉剂具有很强的亲脂性，而脑组织和细胞膜的脂类含量高，该类毒物可通过血脑屏障进入脑组织而使大脑功能受抑。

（4）抑制酶的活力 很多毒物或其代谢产物可通过抑制酶的活力而对机体产生毒性。如有机磷杀虫药可抑制胆碱酯酶、氰化物可抑制细胞色素氧化酶、重金属可抑制含巯基的酶等。

（5）干扰细胞膜或细胞器的生理功能 如四氯化碳在体内代谢生成三氯甲烷自由基，可作用于肝细胞膜中的不饱和脂肪酸，产生脂质过氧化，导致线粒体和内质网变性、肝细胞坏死。

（6）竞争受体　如阿托品竞争阻断毒蕈碱受体等。

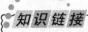

稳态血药浓度在用药护理中的意义

某些毒物可引起延迟性作用，如接触百草枯 1～2 周后可引起肺纤维化，接触毒物时间越长，中毒越严重。

三、临床表现

1. 毒物接触史　中毒临床表现复杂，症状多缺乏特异性，因此毒物接触史对于确诊具有重要意义。对于职业性中毒应详细询问职业史，包括工种、工龄、接触毒物种类、时间、环境条件及防护措施，以及在相同的工作条件下，其他人员有无类似症状等。对生活性中毒，应详细了解患者的生活情况、精神状态、长期服用药物种类及发病时身边有无药瓶、药袋、家中药物有无缺少等，同时估计服药时间和剂量。对怀疑一氧化碳中毒者要了解室内炉火和通风情况、有无煤气泄漏，以及当时室内其他人员情况。对怀疑食物中毒者，应详细询问进餐情况以及同时进餐者有无类似症状发生，并注意搜集剩余食物、呕吐物或胃内食物送检。神志清楚者可询问患者本人，神志不清或情绪激动者应向患者的亲属或现场目击者了解情况。

2. 中毒的症状、体征　急性中毒可累及全身各个系统而出现相应的临床表现。各种中毒的症状和体征取决于毒物的毒理作用、毒物进入机体的途径、剂量和机体的反应性。

（1）皮肤黏膜症状　①皮肤及口腔黏膜灼伤，主要见于强酸、强碱等引起的腐蚀性损害，如糜烂、溃疡、痂皮等，但不同毒物可呈现不同特征，如硫酸灼伤呈黑色、硝酸呈黄色、过氧乙酸呈无色等；②发绀，如亚硝酸盐、磺胺、非那西丁、麻醉药等中毒可导致发绀；③樱桃红色，见于一氧化碳、氰化物中毒；④皮肤出汗潮湿，常见于有机磷、水杨酸、拟胆碱药、吗啡等中毒。

（2）眼部症状　①瞳孔缩小，见于有机磷、阿片类、镇静催眠药等中毒；②瞳孔扩大，见于阿托品、毒蕈、乙醇、苯、氰化物、曼陀罗等中毒；③视力障碍，甲醇、有机磷、苯丙胺中毒可引起视力障碍。

（3）呼吸系统症状　①刺激症状，各种刺激性及腐蚀性气体，如强酸雾、甲醛溶液等，可直接损伤呼吸道黏膜，表现为咳嗽、胸痛、呼吸困难，重者可出现肺水肿及各种急性呼吸窘迫症状；②呼吸气味，有机溶剂挥发性强，中毒时常伴特殊气味，如乙醇中毒者有酒味，有机磷杀虫药有大蒜味，氰化物有苦杏仁味；③呼吸加快，可引起酸中毒的毒物如水杨酸、甲醇等可兴奋呼吸中枢，使呼吸加快。刺激性气体引起肺水肿时，亦可出现呼吸加快；④呼吸减慢，见于镇静催眠药、吗啡、海洛因等中毒，也可见于中毒性脑水肿。

（4）循环系统症状 ①心律失常，洋地黄、夹竹桃、乌头等可兴奋迷走神经，拟肾上腺素类药物、三环类抗抑郁药等可兴奋交感神经，都可引起心律失常甚至心脏骤停；②休克，如奎宁、奎尼丁等可引起血管源性休克，青霉素引起过敏性休克。

（5）消化系统症状 ①几乎所有毒物均可引起呕吐、腹泻等急性胃肠炎表现，重者可致胃肠穿孔及出血坏死性小肠炎；②呕吐物的颜色和气味，如高锰酸钾呈红或紫色，硫酸或硝酸呈黑或咖啡色，有机磷中毒有大蒜味等；③中毒性肝损害，毒蕈、四氯化碳、某些抗癌药等可损害肝脏引起黄疸、转氨酶升高、腹水等肝功能障碍表现。

（6）神经系统症状 ①中毒性脑病，如有机磷杀虫药等可直接作用于中枢神经系统，引起各种神经系统症状及脑实质的损害。一氧化碳等引起的缺氧及血循环障碍也可间接导致脑部症状，如程度不等的意识障碍、抽搐、精神症状，严重者出现颅内压增高症候群；②中毒性周围神经病，如铅中毒所致脑神经麻痹，砷中毒所致多发性神经炎。

（7）泌尿系统症状 ①肾小管坏死，见于升汞、四氯化碳、氨基甙类抗生素、毒蕈等中毒；②肾小管堵塞，砷化氢中毒可引起血管内溶血，游离血红蛋白由尿排出时可堵塞肾小管，磺胺结晶也可堵塞肾小管，最终均可导致急性肾功能衰竭，出现少尿甚至无尿。

（8）血液系统症状 ①溶血性贫血，见于砷化氢、苯胺、硝基苯等中毒；②白细胞减少和再生障碍性贫血，见于氯霉素、抗肿瘤药、苯等中毒以及放射病；③血液凝固障碍，阿司匹林、氯霉素、氢氯噻嗪、抗肿瘤药物中毒可引起血小板量和质的异常。肝素、双香豆素、水杨酸类、蛇毒等中毒可导致血液凝固障碍。

四、辅助检查

1. 毒物检测 是诊断中毒最为客观的方法，有助于确定中毒物质和估计中毒的严重程度。应采集患者的血、尿、粪、呕吐物、剩余食物、首次抽吸的胃内容物、遗留毒物、药物和容器等送检。检验标本尽量不放防腐剂，并尽早送检。毒物检测虽特异性强，但敏感性较低，加之技术条件限制和毒物理化性质差异，很多中毒患者体内并不能检测到毒物，故诊断中毒时不能过分依赖毒物检测。

2. 其他检查 包括血液学检测（酶活性测定、碳氧血红蛋白、高铁血红蛋白测定、凝血功能检查）、血气分析、血清电解质、血糖、肝功、心电图、X线等检查，为鉴别诊断提供依据并协助判断病情轻重程度。

五、救护措施

（一）急救原则

1. 立即脱离中毒现场，终止与毒物接触 对于吸入性中毒者，应迅速将患者抬到室外空气新鲜的地方，并解开衣扣、腰带以保持呼吸道通畅。对于接触性中毒者，应立即将患者移离中毒现场，并除去污染衣物，用敷料除去肉眼可见的毒物，然后用大量清水或肥皂水冲洗体表，包括毛发、指甲、皮肤皱褶处。清洗时注意切忌用热水或仅用少量水擦洗，因这两种方法均可能促进局部血液循环，导致毒物的加速吸收。若眼部接触到毒物时，不可用中和性的溶液冲洗以免发生化学反应造成角膜、结膜的损伤，应使用大量清水或等渗盐水冲洗，且冲洗时间不少于5min，直至pH试纸显示中性为止。皮肤接触腐蚀性毒物时，冲洗时间应达到15~30min，根据毒物选用相应的中和剂或解毒剂冲洗。如为伤口污染中毒，应在伤口上方结扎止血带，再彻底清洗、清创伤口。常用皮肤清洁剂及其适应证见表9-1。

表9-1 常见皮肤清洁剂及其适应证

毒物种类	皮肤清洁剂
酸性（有机磷-敌百虫除外、挥发性油剂、甲醛、强酸等）	5%碳酸氢钠或肥皂水
碱性（氨水、氢氧化钠）	3%~5%硼酸、醋酸、食醋
苯类、香蕉水	10%酒精
无机磷（磷化锌、黄磷）	1%碳酸钠

2. 紧急复苏 若患者出现呼吸、循环功能不稳定，如休克、严重低氧血症和呼吸心搏骤停者，应立即予以现场心肺复苏，条件许可时尽早采用气管插管、给氧和呼吸机治疗。疑有呼吸道梗阻者应立即清理呼吸道，及时清除呼吸道分泌物，解除梗阻。并迅速建立静脉通道，以保证各项治疗进行。

3. 清除尚未吸收的毒物 对于胃肠道内尚未吸收的毒物，如患者生命体征平稳，应给予催吐、洗胃、导泻、灌肠和使用吸附剂等方法清除。毒物清除越早、越彻底，病情改善越明显，预后越好。

（1）催吐 口服毒物的患者，只要神志清醒并能配合，没有催吐的禁忌证，均应做催吐处理，这是尽早排出胃内毒物的最好方法，可将胃内大部分的毒物排出，尽可能减少毒素吸收。但以下情况禁忌催吐：①昏迷、惊厥状态；②腐蚀性毒物中毒；③原有食管胃底静脉曲张、主动脉瘤、消化性溃疡病者；④年老体弱、妊娠、高血压、冠心病、休克者。催吐方法：①物理催吐：患者饮适量微温清水（不可用热水）、盐水或其他解毒液体后，用压舌板、匙柄或指甲不长的手指等刺激咽后壁或舌根诱发呕吐，不断重复直至胃内容物完全呕出为止。注意动作要轻柔，避免损伤咽部。此方法简单易行，奏效迅速，在任何环境均可立即实行。②药物催吐：可用吐根糖浆、阿扑吗啡等进行催吐。在催吐时注意摆好患者体位，当呕吐发生时，患者应采取左侧卧位，头部放低，面向左侧，臀部略抬高；幼儿则应俯卧，头向下，臀部略抬高，以防止呕吐物吸入气管发生窒息或引起肺炎。

（2）洗胃 一般在服毒后6h内洗胃效果最好。但即使超过6h，由于部分毒物仍残留于胃内，多数情况下仍需洗胃。但以下情况禁忌洗胃：①腐蚀性毒物中毒者（洗胃可致消化道穿孔）；②正在抽搐、大量呕血者；③原有食管静脉曲张或上消化道大出血病史者。可根据毒物的种类选用适当的洗胃液。①胃黏膜保护剂，对口服腐蚀性毒物者，可用牛奶、蛋清、米汤、植物油等保护胃肠黏膜；②溶剂，饮入如汽油、煤油等有机溶剂时，可向胃内注入液体石蜡150~200ml，使毒物溶解而不被吸收，然后进行洗胃；③解毒剂，可通过与体内存留的毒物进行中和、氧化、沉淀等作用，改变毒物的理化性质，使毒物失去毒性。如生物碱、毒蕈类中毒可选用1:5000高锰酸钾氧化解毒，但切勿使高锰酸钾结晶直接接触口腔及胃黏膜；④中和剂，吞服强酸时可采用弱碱，如镁乳、氢氧化铝凝胶等中和（忌用碳酸氢钠，因其遇酸生成二氧化碳，使胃肠充气膨胀，有造成穿孔的危险）。强碱可用弱酸性物质如食醋、果汁等中和。碘中毒用1% ~10% 淀粉溶液、面糊、米汤等中和；⑤沉淀剂，有些化合物可与毒物作用后生成溶解度低、毒性小的物质，因而可用作洗胃剂。如乳酸钙或葡萄糖酸钙遇氟化物或草酸盐生成氟化钙或草酸钙沉淀、生理盐水与硝酸银作用生成氯化银、2% ~5% 硫酸钠遇可溶性钡盐生成不溶性硫酸钡；⑥吸附剂，活性炭是一种强有力的吸附剂，可吸附很多种毒物（对氰化物无效）。一般可用 20 ~30g 活性炭加入 200ml 温开水，调拌成悬混液，由胃管注入，但有导致便秘的副作用。常用洗胃液及适应证见表 9 – 2。

表 9 – 2 常用洗胃液及其适应证

洗胃液	适应证	注意事项
清水或生理盐水	砷、硝酸银、溴化物及不明原因的中毒	儿童宜用生理盐水
1:5000 高锰酸钾	安眠药、氰化物、砷化物、无机磷中毒	1605 等硫代类中毒禁用
2% 碳酸氢钠	有机磷杀虫药、氨基甲酸酯类、苯、汞、香蕉水中毒	敌百虫及强酸禁用
0.3% 过氧化氢溶液	阿片类、士的宁、氰化物、高锰酸钾	
鸡蛋清、牛奶	腐蚀性毒物、硫酸铜	
10% 活性炭	河豚毒、生物碱中毒	
液体石蜡	硫黄中毒	口服液体石蜡后再用清水洗胃
1% ~3% 鞣酸	阿片类、辛可芬、洋地黄、阿托品、颠茄、草酸、发芽马铃薯、毒蕈等中毒	
0.3% 氧化镁	阿司匹林、草酸中毒	
5% 硫酸钠	氯化钡、碳酸钡中毒	
5% ~10% 硫代硫酸钠	氯化物、碘、汞、铬、砷中毒	

（3）导泻 导泻可减少肠道毒物的停留和吸收，并可消除活性炭的致便秘作用。一般不用油类泻药，以免促进脂溶性毒物吸收。常用盐类泻药，如 20% 硫酸钠或硫酸镁 15g 溶于水中，口服或经胃管注入。严重脱水及口服强腐蚀性毒物的患者禁止导泻。镁离子若吸收过多，对中枢神经系统有抑制作用，故肾功能不全或昏迷患者不宜使用含镁化合物。

（4）全肠道灌洗 是一种快速清除肠道毒物的新方法，可在 4 ~6h 内清空肠道，效果显著，已逐渐取代以往的温肥皂水连续灌肠法。方法是用高分子聚乙二醇等渗电解质溶液，以 2L/h 的速度灌洗，主要用于吸收缓慢、中毒严重、中毒时间超过 4h 者。

4. 促进已吸收毒物的排出 常用方法包括利尿、高压氧和血液净化疗法。

（1）强化利尿及改变尿液酸碱度 主要用于以原形从肾脏排出的毒物中毒。方法：①强化利尿：如无脑水肿、肺水肿和肾功能不全等情况，可快速输入葡萄糖或其他晶体溶液（速度约为 200 ~400ml/h），随后静脉注射或滴注呋塞米等强利尿剂，促进毒物随尿液排出；②碱化尿液：静脉滴注 5% 碳酸氢钠使尿液 pH 达 8.0，可加速弱酸性毒物如苯巴比妥和水杨酸类排出；③酸化尿液：静脉应用大剂量维生素 C 或氯化铵使尿 pH 小于 5.0，有利于弱碱性毒物如士的宁、苯丙胺等排出。如有急性肾功能衰竭则不宜应用利尿方法解毒。

（2）高压氧治疗　高压氧已广泛用于急性中毒治疗，尤其对于一氧化碳中毒，更是一种特效抢救措施。方法：压力 2.0～2.5ATA（绝对大气压），1～2 次/d，每次 1～2h，直至脑电图恢复正常为止。

（3）血液净化治疗　是指把患者血液引出体外，通过净化装置除去其中某些有毒物质，达到净化血液、清除毒物目的的一系列技术，常用方法包括血液透析、血液灌注和血浆置换等。①血液透析：可清除分子量小于 500D、水溶性强、蛋白结合率低的毒物，如醇类、水杨酸类、苯巴比妥、茶碱等物质，而对短效巴比妥类、有机磷杀虫药等脂溶性毒物清除作用差。氯酸盐、重铬酸盐中毒时易引起急性肾功能衰竭，应首选此法；②血液灌流：是使血液流过装有活性炭或树脂的灌流柱，毒物被吸附后，血液再输回患者体内的方法。对分子量 500～40000D 的水溶性和脂溶性毒物均有清除作用，包括镇静催眠药、解热镇痛药、洋地黄、有机磷杀虫药及毒鼠强等。此法对脂溶性强、蛋白质结合率高、分子量大的毒物清除能力远大于血液透析，是目前急性中毒的首选净化方式；③血浆置换：是将患者的血液引入特制的血浆交换装置，将分离出的血浆弃去并补充相应的正常血浆或代用液，借以清除患者血浆中的有害物质，减轻脏器的损害的方法。主要用于清除蛋白结合率高、分布容积小的大分子物质，对蛇毒、毒蕈等生物毒及砷化氢等溶血性毒物中毒疗效最佳。此法还可清除肝功能衰竭所产生的大量内源性毒素，补充血液中有益成分，如有活性的胆碱酯酶等。

5. 特效解毒剂的应用　对于毒物明确者，应及时采用特殊解毒药，但毒物未明确或中毒超过限定时间不宜应用。

（1）金属中毒解毒药　此类药物多属于螯合剂。常用的有依地酸钙钠，可与多种金属形成稳定而可溶的金属螯合物排出体外，主要用于治疗铅中毒。二巯丙醇、二巯丙磺钠、二巯丁二钠等巯基螯合物含有活性巯基，进入人体后可与某些金属形成无毒、难解离的可溶性螯合物随尿排出，此类药物还能夺取已于酶结合的重金属，使酶恢复活力，可用于砷、汞、铜、锑、铅等中毒。

（2）高铁血红蛋白症解毒药　小剂量亚甲蓝（美蓝）可使高铁血红蛋白还原为正常血红蛋白，是亚硝酸盐、苯胺、硝基苯等高铁血红蛋白生成性毒物中毒的特效解毒药。用法为 1% 亚甲蓝 5～10ml 稀释后静脉注射。注意，大剂量亚甲蓝（10mg/kg 以上）的效果相反，可引起高铁血红蛋白，适用于氰化物中毒的治疗。

（3）氰化物中毒解毒药　一般采用亚硝酸盐 - 硫代硫酸钠疗法。中毒后立即给予亚硝酸盐，适量亚硝酸盐可使血红蛋白氧化，产生一定量高铁血红蛋白。高铁血红蛋白一方面能与血中氰化物结合，另一方面还能夺取已与氧化型细胞色素氧化酶结合的氰离子，形成氰化高铁血红蛋白。后者与硫代硫酸钠作用，可转化为毒性较低的硫氰酸盐排出体外，从而达到解毒目的。方法：立即以亚硝酸异戊酯吸入，3% 亚硝酸钠溶液 10～15ml 缓慢静脉注射，随即用 50% 硫代硫酸钠 20～40ml 缓慢静脉注射。

（4）有机磷杀虫药中毒解毒药　如阿托品、碘解磷定、氯解磷定、双复磷等。

（5）中枢神经抑制剂解毒药　①纳洛酮：为阿片受体拮抗剂，对麻醉镇痛药引起的呼吸抑制有特异的拮抗作用，对急性酒精中毒和镇静催眠药中毒引起的意识障碍亦有较好疗效。用法为 0.4 ~ 0.8mg，静脉注射。重症患者必要时可于 1h 后重复给药。②氟马西尼：为苯二氮䓬类中毒的特效解毒药。

6. 对症治疗 多数急性中毒并无特效解毒剂或解毒疗法，须积极对症支持治疗助患者渡过难关，并保护生命脏器，使其恢复功能。严重中毒，出现脑水肿、肺水肿、呼吸衰竭、休克、心律失常、肾功能衰竭、电解质及酸碱平衡紊乱等情况应积极采取相应有效措施救治。

（二）护理要点

（1）一旦发现中毒患者，立即使其脱离中毒环境，迅速协助医生做出初步诊断，备齐抢救器材、药品，维持呼吸道通畅并给氧，迅速建立静脉通路。

（2）分清轻重缓急，根据病情及不同毒物、中毒途径采取相应的救护措施，如催吐、洗胃、灌肠、应用解毒剂等。各种措施应交叉、顺序进行。

（3）密切监测生命体征、意识、瞳孔等，随时注意维持呼吸、循环功能，且不可顾此失彼。

（4）留取标本做毒物鉴定，包括抽取胃内容物、采集呕吐物、大小便、血标本等，各种标本及时送检。

（5）建立特别护理记录单，记录所有抢救措施、所用药品、患者生命体征及其他相关项目，保留空药瓶以备核查，执行口头医嘱时一定要核对清楚。

（6）正确使用解毒剂，注意观察用药反应及病情变化，为医生调整用药剂量和抢救措施提供准确依据。

（7）对于服毒自杀患者，清醒者不可独居一室，室内的锐利器械均需严格保管，以防患者再次自杀。

（8）向患者及相关人员普及防毒知识。

知识链接

急性中毒的预防

公众和一般的行政科研机构对由工业、农业和环境中的化学物质所引起对人的中毒反应，以及毒物的来源，对急性中毒的治疗，是否会引起后遗症等不甚了解。世界发达国家的大城市地区都设有中毒控制和信息中心，对有关中毒问题提供咨询和指导，被认为是预防医学在实践中的典范。如在美国有六十多个地区中毒控制中心，全年（1997 年）达 200 万个中毒咨询电话。中毒控制和信息咨询中心的定义为：提供 24h 不间断的有关中毒的电话咨询，为市民和各医院医务工作者提供中毒的信息知识和临床咨询。中心的毒理实验室能提供快速的药物和化学品毒理分析，并对社区医院和广大市民进行中毒的知识普及和预防教育，以减少中毒病例和中毒事件的发生率。

第二节　常见急性中毒患者的救护

一、急性有机磷杀虫药中毒

【引导案例】

患者，男，20岁，服敌敌畏昏迷1h被人发现而急诊送入医院。查体：大汗，双瞳孔针尖样大小，双肺布满湿啰音，心率86次/min，律齐，无杂音。请问，你该如何抢救？

有机磷杀虫药（organophosphorous insecticides）是我国目前使用广泛的一类高效杀虫剂，生产或生活中过量接触均可引起中毒。急性有机磷杀虫药中毒是我国急诊常见的危重症，占急诊中毒的近半数。

知识链接

有机磷杀虫药属有机磷酸酯类化合物，对人畜均有毒害。多呈油状或结晶状，色泽由淡黄色至棕色，稍有挥发性，且有大蒜味。除敌百虫外，一般难溶于水，不易溶于有机溶剂，在碱性条件下易分解失效。根据毒性大小分为四类：①剧毒类，如甲拌磷（3911）、对硫磷（1605）；②高毒类，如甲胺磷、氧化乐果、敌敌畏、甲基对硫磷；③中度毒类，如乐果、敌百虫、乙硫磷；④低毒类，如马拉硫磷、辛硫磷等。

（一）常见原因

1. 生产及使用过程中的不当　在生产、包装、保管、运输、销售、配制、喷洒有机磷杀虫药的过程中，如忽视防护，使用不慎，或进入刚喷药的农田作业，均可由皮肤及呼吸道进入人体引起中毒。

2. 生活性中毒　误服或自服杀虫药，误食被有机磷杀虫药污染的粮食、水、瓜果蔬菜及毒杀的家禽、家畜等，可经胃肠道进入人体引起中毒。滥用有机磷杀虫药治疗皮肤病或驱虫也可发生中毒。

（二）发病机制

1. 毒物的吸收、代谢及排出　有机磷杀虫药主要经过胃肠道、呼吸道、皮肤和黏膜吸收。吸收后迅速分布于全身各器官，其中以肝脏浓度最高，其次为肾、肺、脾等，肌肉和脑最少。

有机磷杀虫药主要在肝内代谢并进行多种形式的生物转化。一般先经氧化后毒性增强，后经水解毒性降低。

有机磷杀虫药代谢产物主要通过肾脏排泄，少量经肺脏排出，48小时后可完全排尽，体内一般无蓄积。

2. 中毒机制　主要是抑制体内胆碱酯酶的活性。正常情况下，胆碱能神经递质乙酰胆碱被胆碱酯酶水解为乙酸及胆碱而失去活性，有机磷杀虫药进入人体后与体内胆碱酯酶迅速结合，使其成为磷酰化胆碱酯酶，后者比较稳定，且无分解乙酰胆碱能力，从而使组织中的乙酰胆碱无法被水解而过量蓄积，引起胆碱能神经先兴奋后抑制的一系列毒蕈碱样（M样）、烟碱样（N样）和中枢神经系统症状，严重者可昏迷死亡。

（三）临床表现

因乙酰胆碱分布及作用广泛，所以有机磷杀虫药中毒表现多种多样。轻者以毒蕈碱样表现为主；中度中毒出现毒蕈碱样和烟碱样表现；重度中毒，毒蕈碱样和烟碱样表现加重并出现中枢神经系统表现。

1. 毒蕈碱样症状 因类似毒蕈碱作用而得名，又称M样症状。早于其他症状。主要是由于副交感神经末梢兴奋所致，表现为：①腺体分泌亢进：多汗、流涎、流泪、口吐白沫、肺水肿等；②平滑肌痉挛：瞳孔缩小、恶心、呕吐、腹痛、大小便失禁、气管、支气管痉挛致呼吸困难等；③血管功能受抑：心动过缓、血压下降、心律失常等。

2. 烟碱样症状 又称N样症状。主要是由于乙酰胆碱在横纹肌神经肌肉接头处过度蓄积和刺激，使面、眼睑、舌和全身横纹肌发生肌纤维颤动，甚至全身肌肉发生强直性痉挛。患者表现为肌束颤动、牙关紧闭、抽搐、全身紧缩和压迫感，继而发生肌力减退和瘫痪，呼吸肌麻痹引起周围性呼吸衰竭。

3. 中枢神经系统症状 可出现头晕、头痛、疲乏、共济失调、烦躁不安、谵妄、抽搐和昏迷等表现。

4. 中毒后"反跳"、迟发性多发性神经病和中间型综合征 某些有机磷杀虫药如乐果和马拉硫磷口服中毒后患者经急救后临床症状好转，可在数日至1周后突然急剧恶化，再次出现急性中毒的症状，甚至发生肺水肿或突然死亡，此为中毒后"反跳"现象。其发生原因可能和残留在皮肤、毛发和胃肠道的有机磷杀虫药重新被吸收或解毒药停用过早有关。个别急性中毒患者在重度中毒症状消失后2~3周可发生迟发性神经损害，主要表现为肢体末端的感觉、运动障碍，可发生下肢瘫痪、四肢肌肉萎缩等症状，为迟发性多发性神经病。目前认为这种病变可能是由于有机磷杀虫药抑制神经靶酯酶并使其老化所致。还有少数病例在急性症状缓解后和迟发性神经病变发生前，约在急性中毒后1~4天出现一系列肌无力症状，可累及肢体近端肌群、颈屈肌、呼吸肌等部位，表现为眼睑下垂、眼外展障碍、面瘫、上肢和呼吸肌麻痹等症状，常导致患者死亡，称"中间型综合征"。其发病机制与胆碱酯酶长期被抑制，影响神经肌肉接头处突触后功能有关。

（四）辅助检查

1. 全血胆碱酯酶活力（CHE）测定 是诊断有机磷中毒的特异性指标，能反应中毒严重程度、判断疗效和估计预后。正常人全血胆碱酯酶活力值为100%，该值降至正常人均值70%以下即有意义。

2. 尿中有机磷杀虫药分解产物测定 对硫磷和甲基对硫磷在体内氧化分解生成对硝基酚，敌百虫中毒时生成三氯乙醇，均由尿排出。此类分解产物的测定有助于中毒的诊断。

（五）救护措施

1. 急救原则

（1）立即终止接触毒物、迅速清除毒物 立即使患者脱离中毒现场，脱去污染衣物。用清水或肥皂水彻底清洗污染的皮肤、毛发、外耳道、手部（先剪去指甲）及甲缝等处，避免毒物再吸收。不能用热水洗，以免促使局部血液循环而增加毒物吸收。眼部染毒时，用生理盐水反复彻底冲洗后，滴入抗生素眼药水或眼膏。口服中毒者用清水、生理盐水、2%碳酸氢钠溶液（敌百虫中毒禁用，因碱性溶液可使其转化为毒性更强的敌敌畏）或1:5000高锰酸钾溶液（对硫磷忌用）反复洗胃，直至洗出液清亮为止。并保留胃管24h以上，以便反复洗胃。然后用硫酸钠胃管灌入导泄。

（2）解毒剂的应用

抗胆碱药：阿托品能与乙酰胆碱争夺胆碱受体，阻断乙酰胆碱对副交感神经和中枢神经的 M 受体作用，能缓解毒蕈碱样症状和中枢神经系统症状，并可兴奋呼吸中枢。但不能恢复胆碱酯酶活力，对烟碱样症状和晚期呼吸肌麻痹无效。阿托品应早期、足量、反复给药，根据病情每10～30min或1～2h给药一次，直到毒蕈碱样症状明显好转或患者出现"阿托品化"表现，再逐渐减量或延长给药间隔时间。阿托品化的表现包括：①瞳孔较前扩大；②皮肤干燥无汗、口干、颜面潮红；③肺部啰音减少；④心率增快达90～100次/min。

胆碱酯酶复能剂：常用药物有碘解磷定（PAM－I）、氯磷定（PAM－Cl）、双复磷（DMO4）和双解磷（TMB4）等。该类药物能分解磷酰化胆碱酯酶，恢复胆碱酯酶活力，对解除烟碱样作用明显。但中毒48～72h后被抑制的乙酰胆碱酶变为不可逆性，即所谓"老化"，胆碱酯酶复活药疗效降低，故须早期、足量应用。复能剂与阿托品合用，可取得协同效果。

（3）对症治疗　有机磷杀虫药中毒主要致死原因有肺水肿、呼吸衰竭、休克、心脏骤停等。因此应加强对重要生命脏器心、脑、肺等的监护及支持治疗。病情危重者可用血液净化疗法，发现病情变化及时处理。

2. 护理要点

（1）观察病情

①密切观察生命体征、瞳孔、意识的变化，有助于准确判断病情。

②密切观察解毒剂的疗效及副作用，如动态监测全血胆碱酯酶活力，观察面色、皮肤、口唇、心率、肺部啰音变化等。

③观察有无"反跳"、迟发性脑病及猝死的发生，发现异常迅速通知医生并配合抢救。

④观察患者情绪反应，尤其对自杀者及时发现情绪变化以免意外发生。

（2）维持呼吸功能　中毒早期，呼吸道有大量分泌物且常伴有肺水肿而致呼吸困难，中毒晚期常因呼吸机麻痹或呼吸中枢受抑致呼吸衰竭，故保持呼吸道通畅、维持呼吸功能对救护成败至关重要。及时有效地清除呼吸道分泌物、充分保证患者氧供，必要时行气管插管或气管切开，予以机械辅助呼吸以维持有效通气。

（3）用药护理

应用抗胆碱药时的护理注意事项：①注意阿托品化判断及观察，对中、重度有机磷杀虫药中毒，必须早期、足量、反复给药直至达到"阿托品化"；②注意阿托品不足、阿托品化和阿托品中毒的区别（表9－3）。对于阿托品不足的患者应适当增加药量或缩短用药时间；对于阿托品中毒患者应立即停药，并予以补液、利尿，酌情给予毛果芸香碱对抗，必要时采取血液净化治疗；③大剂量使用低浓度阿托品输液时可能引起血管内溶血，所以治疗时多采用阿托品少量多次静脉推注的方式。

表 9-3　阿托品化、阿托品中毒和阿托品不足的鉴别

症状表现	阿托品化	阿托品中毒	阿托品不足
皮肤	干燥、颜面潮红	干燥、紫红	苍白、多汗
体温	正常或轻度升高	明显升高（>39℃）	体温多偏低
瞳孔	明显扩大且不再缩小	瞳孔明显散大（常>5mm）	瞳孔缩小
心率	心率增快≤120 次/min	心动过速（≥120 次/min）	心率减慢
神经系统	意识清楚或模糊	谵妄、幻觉、昏迷	昏迷

应用胆碱酯酶复能剂时的护理注意事项：①早期用药，边洗胃边应用特效解毒剂，首次应足量给药；②中度以上中毒必须复能剂与阿托品并用。两者可取长补短，取得较好较快的疗效。两种解毒药合用时，阿托品的剂量应减少，以免发生阿托品中毒；③密切观察用药效果及副反应，此类药副作用有：口苦、咽痛、恶心、短暂的眩晕、视力模糊或复视、血压升高等，注射过快可暂时性抑制呼吸。用药时应稀释后缓慢静推或静滴为宜；④复能剂在碱性溶液中不稳定，易水解成有剧毒的氰化物，故禁与碱性药物配伍使用，在配药时应加以注意；⑤碘解磷定药液刺激性强，注射时外漏可刺激组织，引起剧痛及麻木感，故静脉输入时，应确保针头在血管内方可注射给药，且输注过程中应加强巡视。不宜肌注用药。

（4）心理护理　护士应详细了解患者服毒或染毒的具体原因，针对不同的心理特点予以心理疏导，以诚恳的态度为患者提供情感上的支持，并认真做好家属的思想工作。

二、急性一氧化碳中毒

【引导案例】

患者，女，46 岁，被人发现昏倒在地，室内有明显煤气味。发现者考虑患者呼吸微弱，就地予以人工呼吸。请问，这样处理正确吗？如果你在现场，该如何施救？

一氧化碳（carbon monoxide，CO）为含碳物质不完全燃烧产生的一种无色、无味、无刺激性的气体，比空气略轻（相对密度为 0.967），不溶于水，易溶于氨水。吸入过量一氧化碳即可导致急性一氧化碳中毒，又称煤气中毒，是我国北方气体中毒致死的主要原因之一。

（一）常见原因

1. 职业性中毒　常为意外事故，多发生集体中毒。炼钢、炼焦、烧窑等工业生产中，如炉门关闭不严或管道泄漏及煤矿瓦斯爆炸时都有大量 CO 产生，容易发生一氧化碳中毒。

2. 生活性中毒　家用煤炉产生的气体中 CO 含量高达 6%～30%，若室内门窗紧

闭，火炉无烟囱或烟囱堵塞、漏气、倒风，在通风不良的浴室内使用燃气加热器淋浴，CO浓度较高的失火现场均可发生一氧化碳中毒。

（二）发病机制

CO中毒主要引起组织缺氧。经呼吸道吸入肺内的CO，有85%迅速与血液中红细胞的血红蛋白（Hb）结合形成稳定的碳氧血红蛋白（COHb）。CO与Hb的亲和力比O_2与Hb的亲和力大240倍。COHb不能携带氧，且不易解离，其解离比氧合血红蛋白（HbO_2）慢3600倍，故可导致组织缺氧。COHb还使血红蛋白氧离曲线左移，血氧不易释放给组织而使组织缺氧进一步加重。中枢神经系统对缺氧最为敏感，故首先受累。

（三）临床表现

临床表现与血液中COHb浓度有关，也与患者中毒前的健康状况及中毒时的体力活动有关。按病情轻重分为轻、中、重度三种临床类型。

1. 轻度中毒　血液COHb浓度为10%~20%。患者表现为头痛、头晕、恶心、呕吐、心悸、全身无力，甚至短暂性晕厥等。原有冠心病患者可出现心绞痛。患者如能及时脱离中毒环境，吸入新鲜空气或氧气后，症状很快消失。

2. 中度中毒　血液COHb浓度为30%~40%。除上述症状加重外，患者皮肤及口唇黏膜呈"樱桃红色"，兴奋、烦躁、谵妄、判断力减低、运动失调、幻觉、视力减退、意识模糊或浅昏迷。患者经积极治疗可以恢复正常，且无明显并发症。

3. 重度中毒　血液COHb浓度大于40%。患者处于深昏迷，各种反射消失，可呈去大脑皮质状态（可睁眼，但无意识，呼之不应、肌张力增强）。常并发脑水肿、肺水肿、惊厥、呼吸衰竭、休克、心律失常、上消化道出血等。皮肤受压部分可出现红肿水疱或出现压迫性肌肉坏死（横纹肌溶解症），坏死肌肉释放的肌球蛋白可引起急性肾小管坏死和肾功能衰竭。患者死亡率高，抢救能存活者多有不同程度后遗症。

> **知识链接**
>
> 　　少数重症患者经抢救复苏后经过约2~60天的"假愈期"，可发生迟发性脑病，出现下列临床表现之一：①精神意识障碍，呈痴呆、谵妄或去大脑皮质状态。行为紊乱为首发表现，还可能有精神错乱；②锥体外系神经障碍，出现震颤麻痹综合征；③锥体系神经损害，如偏瘫、病理反射阳性或大小便失禁；④大脑皮质局灶性功能障碍，如失语、失明或继发性癫痫；⑤脑神经及周围神经损害，如视神经萎缩、听神经损害、皮肤感觉障碍或缺失、水肿、色素减退等。

（四）辅助检查

1. 血液COHb测定　血中COHb测定是诊断CO中毒的特异性指标，但需及早取血（脱离中毒环境8h内）测定才有诊断价值。

2. 脑电图检查　CO中毒时常出现弥漫性低波幅慢波，其表现与临床病变程度不一定呈平行关系，其改变常晚于临床症状。

3. 头部CT检查　并发脑水肿时可见病理性密度减低区。

4. 动脉血气分析　PaO_2和SaO_2降低，中毒时间较长者常呈代谢性酸中毒。

（五）救护措施

1. 急救原则

（1）现场急救　进入中毒现场迅速打开门窗进行通风、换气，断绝煤气来源。迅速将患者移至空气新鲜处，解开衣扣、腰带，保持呼吸道通畅。注意保暖。如发生呼吸心脏骤停，应立即进行现场心肺复苏。

（2）迅速纠正缺氧　氧疗是治疗 CO 中毒最有效的方法，能加速血液 COHb 解离和 CO 排出。有条件者应积极采用高压氧治疗，能增加血液中物理溶解氧含量，提高总体氧含量，缩短昏迷时间和病程，预防迟发性脑病发生，减少神经、精神后遗症和降低病死率。高压氧还可引起血管收缩，减轻组织水肿，对防治肺水肿有利。高压氧治疗应早期应用，最好在中毒后 4h 进行，一般每次 1~2h，1~2 次/d。

（3）防治脑水肿，促进脑细胞代谢　严重中毒后 24~48h 脑水肿达高峰，应积极采取措施，降低颅内压和恢复脑功能。①脱水治疗：快速静滴 20% 甘露醇 250ml，6~8h 一次。症状缓解后减量。亦可用呋塞米、50% 葡萄糖等利尿脱水；②糖皮质激素：地塞米松 10~20mg/d，疗程 3~5 日；③抽搐治疗：地西泮 10~20mg 静脉注射，抽搐停止后静滴苯妥英钠 0.5~1.0g；④促进脑细胞功能恢复；常用三磷腺苷、辅酶 A、细胞色素 C、大剂量维生素 C、胞磷胆碱、脑活素等药物，以促进脑细胞代谢。

（4）对症支持治疗　对昏迷、窒息和呼吸停止者应及时行气管插管进行机械通气；高热抽搐者，可采用头部降温、亚低温疗法及止痉药物；呼吸抑制者可应用呼吸兴奋剂；及时纠正休克、代谢性酸中毒、水与电解质紊乱，预防各种并发症的发生。

2. 护理要点

（1）观察病情　严密观察生命体征的变化，尤其是呼吸和体温；观察瞳孔大小变化及神志改变，防治脑水肿；注意观察患者神经系统的表现及皮肤、肢体受压部位损害情况，如有无急性痴呆性木僵、癫痫、失语、惊厥、肢体瘫痪等。

（2）氧疗护理　患者脱离中毒现场后应立即给氧，采用高浓度面罩给氧或鼻导管给氧（氧流量应保持 5~10L/min）。通常持续吸氧 2 天才能使 COHb 浓度降至 15% 以下。症状缓解后及测定血中 COHb 浓度降至 5% 时可停止吸氧。重症患者及早采用高压氧治疗。

（3）对症护理　①维持呼吸道通畅，昏迷伴呕吐者，头应偏向一侧，及时清理呼吸道内分泌物，以免堵塞呼吸道引起窒息或并发吸入性肺炎。必要时行气管插管或气管切开；②重度中毒昏迷者，有高热、昏迷、烦躁抽搐时，应加床栏，以防坠伤，并设专人守护；昏迷患者要加强口腔、皮肤及眼的护理，防治口腔炎、坠积性肺炎及褥疮；③伴有高热应给予以物理降温，头部戴冰帽，体表放置冰袋，必要时可采用冬眠疗法；抽搐者予以解痉治疗；④昏迷患者经抢救苏醒后应绝对卧床休息，观察 2 周，避免精神刺激。⑤准确记录液体出入量，输液不宜过多、过快，防治脑水肿、肺水肿及水、电解质代谢紊乱等并发症发生。

（4）心理护理　患者清醒后对陌生环境和突发患病常有恐惧。医护人员应予介绍病区情况，说明病情。急性一氧化碳中毒昏迷者清醒后精神尚处于不平衡状态，多安慰和鼓励患者，可适当安排家属探视。出院时留有后遗症者应鼓励患者继续治疗的信心，如痴呆或智力障碍者应嘱其家属悉心照顾，并教会家属对患者进行语言和肢体锻炼的方法。

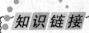

如何预防一氧化碳中毒

1. 加强预防 CO 中毒的宣传。严禁在板房、临时安置房内使用木炭火盆、火炉等取暖用具取暖。居室内火炉要安装烟囱。烟囱室内结构要严密，室外要通风良好。厂矿使用煤气或产生煤气的车间、厂房要加强通风。使用燃气热水器一定要找专业安装人员安装，严禁热水器安装在淋浴间内。经常检查燃气管道和燃气设备，如有泄漏，立即停止使用，并马上与燃气公司联系维修。炉灶设备在使用时一定要有人照看。

2. 加强对 CO 的监测报警设施。进入高浓度 CO 环境内执行紧急任务时，要戴好防毒面具，最好两人同时工作，以便监护和自救。

3. 冬季尽量少到娱乐场所，特别是喜欢到卡拉 OK 包厢里娱乐的市民更要注意避免一氧化碳中毒。虽然大部分卡拉 OK 包厢都有通风设备，但这类场所的空间相对密闭；尤其是在冬季，包厢里一般都开了空调或暖气，大门紧闭。在狭小的空间内如果抽烟人数较多，极易产生一氧化碳，从而存在中毒的风险。

三、镇静催眠药中毒

镇静催眠药是中枢神经系统抑制药，常规剂量使用具有镇静和催眠作用，一次服用大剂量可引起急性镇静催眠药中毒。常用的镇静催眠药见表 9 - 4。

表 9 - 4 常用镇静催眠药分类

类别	主要药物
苯二氮类（BZD）	氯氮 （利眠宁）、地西泮（安定）、阿普唑仑、三唑仑
巴比妥类	巴比妥、苯巴比妥、异戊巴比妥、硫喷妥钠
非巴比妥非苯二氮䓬类（NBNB）	水合氯醛、格鲁米特（导眠能）、甲喹酮、甲苯氨脂（眠尔通）
吩噻嗪类（抗精神病药）	氯丙嗪、硫利达嗪（甲硫达嗪）、奋乃静、三氟拉嗪

（一）常见原因

应用本类药物或服药自杀造成过量药物进入人体内。

（二）发病机制

1. 苯二氮类 在神经元突触后膜表面有由苯二氮䓬受体、γ - 氨基丁酸（GABA）受体及氯离子通道组成的大分子复合物。苯二氮类与苯二氮受体结合后，可增强 GABA 与 GABA 受体的亲和力，使与 GABA 受体耦联的氯离子通道开放，从而增强 GABA 对突触后的抑制效应。

2. 巴比妥类 效应与苯二氮类相似。但苯二氮类主要选择性作用于边缘系统，影响情绪和记忆力；巴比妥类主要作用于网状结构上行激活系统而引起意识障碍。巴比妥类对中枢神经系统的抑制有剂量—效应关系。随着剂量的增加，效应依次表现为镇静、催眠、麻醉，延脑中枢麻痹。

3. 非巴比妥类和非苯二氮类　对中枢神经系统的毒理作用与巴比妥类相似。

4. 吩噻嗪类　主要作用于网状结构，抑制中枢神经系统多巴胺受体，减少邻苯二酚氨的生成，可以减轻焦虑、紧张、幻觉、妄想等精神症状。吩噻嗪类药物还具有抑制脑干血管运动中枢、阻断 α 肾上腺素能受体、抗组胺、抗胆碱等作用。

（三）临床表现

1. 苯二氮类中毒　中枢神经系统抑制较轻，主要症状为头晕、嗜睡、言语不清、意识模糊、共济失调。严重过量者可出现血压下降、呼吸抑制。同时服用了其他镇静催眠药或酒精、存在基础心肺疾病或老年患者可发生长时间昏迷，呼吸或循环衰竭并危及生命。

2. 巴比妥类中毒　中毒表现与服药剂量有关，依病情轻重分为：

（1）轻度中毒　表现为嗜睡、记忆力减退、言语不清、判断力和定向力障碍。

（2）中度中毒　表现为昏睡或浅昏迷，呼吸浅而慢，眼球震颤。

（3）重度中毒　表现为深昏迷，呼吸浅慢甚至呼吸停止，血压下降，体温不升，长期昏迷患者可并发炎症、肺水肿、脑水肿、肾功能衰竭而危及生命。

3. 非巴比妥非苯二氮类中毒　与巴比妥类中毒相似。

4. 吩噻嗪类中毒　常表现为锥体外系反应①震颤麻痹综合征；②静坐不能；③急性肌张力障碍反应，如斜颈、吞咽困难、牙关紧闭等；④自主神经系统症状：低血压、休克、心律失常；⑤抗胆碱症状：瞳孔散大、口干、尿潴留、肠蠕动减慢；⑥严重者可发生昏迷、呼吸抑制。

（四）辅助检查

1. 药物浓度测定　血液、尿液、胃液中药物浓度测定，对诊断有参考意义，但与病情严重程度及预后无关。

2. 其他检查　对严重中毒患者还应检查动脉血气分析、血糖、肝肾功能及电解质等，以协助判断病情。

（五）救护措施

1. 急救原则

早期重点是通过洗胃、活性炭吸附、导泻等方法清除胃肠内的毒物，同时注意呼吸支持、抗休克和加速毒物排泄；后期重点在于防治因长时间昏迷所致的各类并发症。

（1）迅速清除毒物

①催吐洗胃：服药12h内均应洗胃，清醒者可先催吐。可选用1:5000高锰酸钾溶液或清水或淡盐水洗胃，深昏迷者在洗胃前应行气管插管。

②活性炭及泻剂的应用：活性炭可有效吸附消化道中的镇静催眠药。首次剂量为1～2g/kg，用2倍的水制成混悬液口服或胃管内注入，2～4h后可重复使用，直至症状改善。同时常给予硫酸钠导泻。

③强化利尿、碱化尿液：静脉输注葡萄糖或生理盐水3000～4000ml/d，同时予以呋塞米强化利尿以促进毒物排泄。长效巴比妥类中毒时还可用5%的碳酸氢钠碱化尿液，可使肾排泄量提高5～9倍，减少毒物在肾小管中的重吸收。

④血液透析、血液灌流：对长效苯巴比妥中毒有效，危重患者可考虑应用；对苯二氮䓬类无效。

（2）应用特效解毒剂　巴比妥类中毒无特效解毒药。氟马西尼是苯二氮䓬类中毒的特效解毒药，能通过竞争抑制苯二氮䓬受体而阻断苯二氮䓬的中枢神经系统抑制作用，但不能改善遗忘症状。用法为 0.2mg 缓慢静脉注射，需要时重复注射，总量可达 2mg。

（3）应用中枢神经系统兴奋剂　对深昏迷或呼吸抑制的重症患者可适量应用，如纳洛酮、贝美格、尼可刹米、洛贝林等。

（4）对症支持治疗　纠正体温过高或过低，预防各种感染，对昏迷者加强监护，及时发现并处理各种并发症，如肺炎、消化道出血、肝肾功能衰竭等。

2. 护理要点

（1）询问病史　确定患者有无应用镇静催眠药史。注意了解所用药物名称、剂量及服用时间，是否经常服用该类药物，服药前后是否有饮酒史，发病前有无情绪激动。

（2）观察病情　严密观察生命体征及意识状态，若患者瞳孔散大、血压下降、呼吸变浅或不规则，常提示病情恶化，应及时向医生报告，采取紧急处理措施；用药时应注意观察药物的作用及患者的反应，监测脏器功能变化，尽早防治各脏器衰竭。

（3）保持呼吸道通畅、给氧　及时清除呼吸道内的分泌物并给予持续氧气吸入，防止脑组织缺氧而加重脑水肿，必要时行气管插管予以机械通气。

（4）饮食护理　昏迷时间超过 3~5 天，营养不易维持者，可由鼻饲补充营养及水分。应给予高热量、高蛋白易消化的流质饮食。

（5）心理护理　对服药自杀者，不宜让其单独留在病房内，防止再度自杀。长期服用大量催眠药的患者，包括长期服用苯巴比妥类药物的癫痫患者，叮嘱其不能突然停药，应遵医嘱逐渐减量后停药。向失眠者普及睡眠紊乱的原因及避免方法的知识，加强镇静药、催眠药使用的监管，避免滥用药物。

知识链接

切勿滥用镇静催眠类药物

失眠者自身因素常为过度紧张或强脑力劳动，或精神受到应激原刺激使患者处于焦虑、抑郁、恐惧之中，以上均可使大脑功能紊乱，午睡时间过长，或夜尿过多也可致失眠，环境因素多为外界吵闹、噪音等使患者难以入睡。

避免方法：脑力过度疲劳或处于应激状态者，晚上要做些轻松的工作，可睡前淋浴或用热水泡脚，睡前可喝热牛奶一杯，禁止饮用有兴奋作用的饮料。另外，白天坚持锻炼，每周 3~4 次，每次半小时，运动种类可步行、慢跑、做操等，对减轻应激反应、促进睡眠有一定的帮助，保持睡眠的规律性是重要的，按时上床，早睡早起有利健康。夜尿多者应在晚上限制液体入量。午睡半小时左右较合适。环境噪音干扰入睡者，可关闭门窗，采取听轻松音乐或录音故事，放松全身肌肉，做深呼吸慢慢可以入睡，偶尔服用安眠药是可以的，但不能长期服用，失眠者应采取心理及物理疗法为主。

四、急性酒精中毒

过量饮酒后引起以神经精神症状为主的急症，称为酒精中毒（alcohol poisoning），酒精也叫乙醇。

（一）常见原因

急性中毒主要是因过量饮酒所致，也可见于接触工业酒精，经呼吸道吸入导致急性酒精中毒者。

（二）发病机制

1. 乙醇的吸收与代谢　乙醇主要经胃肠道和呼吸道吸收。胃内有食物可延缓其吸收，空腹饮酒1.5h胃内吸收率为90%，2.5h全部吸收。吸收后的酒精迅速通过血液循环分布于全身各个组织，1h内血液内浓度最高，以后迅速减少。进入体内90%的酒精在肝脏通过乙醇脱氢酶和过氧化氢酶氧化成乙醛，继而进一步氧化成二氧化碳和水，10%以原型从肺、肾排出。人在饮酒后8h尿液已无酒精。

2. 中毒机制

（1）抑制中枢神经系统功能　乙醇具有脂溶性，可通过血脑屏障作用于大脑神经细胞膜上的某些酶，进而影响细胞功能。乙醇对中枢神经系统作用呈剂量依赖性，表现为先兴奋后抑制，严重者可出现共济失调、昏睡、昏迷和呼吸、循环衰竭。

（2）干扰代谢　乙醇经肝脏代谢生成大量还原型烟酰胺腺嘌呤二核苷酸（NADH），使之与氧化型的比值（NADH/NAD）升高，影响体内多种代谢过程。可使乳酸增多、酮体蓄积，引起代谢性酸中毒；还可使糖异生受阻，引起低血糖症。

（三）临床表现

中毒表现与饮酒量及个体耐受性有关，常分为三期：

1. 兴奋期　血乙醇浓度>500mg/L，有欣快感、兴奋、多语、情绪不稳、喜怒无常，易激怒，可有粗鲁行为或攻击行为，也可能沉默不语或入睡，驾车易发生车祸。

2. 共济失调期　血乙醇浓度>1500mg/L，表现为言语不清、视物模糊、眼球震颤、行动笨拙，步态不稳，还可有恶心、呕吐、困倦等。

3. 昏迷期　血乙醇浓度>2500mg/L，表现为昏睡、瞳孔散大、血压下降、心率加快、体温降低、呼吸变慢并有鼾音，严重者出现呼吸、循环衰竭而危及生命。

急性中毒患者苏醒后常有头痛、头晕、乏力、恶心、纳差等症状，重症中毒患者常发生轻度酸碱及水电解质失衡，低血糖和肺炎等。有时还可出现肌肉肿胀、酸痛或伴有肌球蛋白尿。

知识链接

小儿过量摄入乙醇，一般无兴奋过程，很快沉睡甚至昏迷，可发生低血糖惊厥、休克、脑水肿等。老人因肝功能减退，乙醇在肝脏内代谢减慢，更易引起中毒，并易诱发心脑血管疾病。

（四）辅助检查

血清或呼出气中乙醇浓度测定，对诊断急性酒精中毒、判断中毒轻重及评估预后均有参考价值。

（五）救护措施

1. 现场救护

（1）防止继续摄入酒精　对于已出现急性酒精中毒症状的患者，要及时阻止患者再次饮入酒精。

（2）轻度中毒者应适当卧床休息，多饮水，同时注意保暖。

（3）转送　对严重中毒患者应迅速转送到附近医院进一步诊治。

①清除毒物：清醒能合作者可饮温水迅速催吐，但禁用吗啡。乙醇吸收快，一般洗胃意义不大，饮酒2h内者可考虑选用1%碳酸氢钠或0.5%活性炭混悬液、生理盐水等洗胃。有剧烈呕吐者可不洗胃。对严重中毒患者如有昏迷时间长、休克、呼吸衰竭等情况应尽早行透析治疗。

②应用纳洛酮：纳洛酮可逆转酒精中毒对呼吸中枢的抑制作用，对呼吸衰竭、休克、意识障碍有较好疗效。用法：0.4～0.8mg加入25%葡萄糖液20ml中缓慢静脉注射，必要时20min重复一次；也可用1.2～2mg加入5%～10%葡萄糖液中持续静滴。

③促进乙醇氧化代谢：可予50%葡萄糖液100ml，同时肌注维生素B_1、维生素B_6和烟酸各100mg，以加速乙醇在体内氧化代谢。

④对症治疗：对于烦躁不安、过度兴奋者，可给予小剂量地西泮镇静，禁用吗啡、氯丙嗪及巴比妥类镇静剂。迅速纠正低血糖，维持水、电解质和酸碱平衡，预防感染。

⑤维持生命脏器功能：保证气道通畅、供氧，必要时行气管内插管或切开，并行机械通气辅助呼吸，监测并维护各重要生命脏器如心、肺、脑、肝、肾的功能。

2. 护理要点

（1）观察病情　严密观察生命体征、意识、瞳孔变化，并做好护理记录。特别是有外伤史的患者，要加强监护，必要时行颅脑CT检查。观察呕吐物的量和性状，分辨有无胃黏膜损伤情况。

（2）维持呼吸道通畅　昏迷者取平卧位，头偏向一侧，防止呕吐物堵塞呼吸道引起窒息。及时清除呼吸道内分泌物及口腔内的呕吐物，保持呼吸道通畅，遵医嘱吸氧。

（3）注意保暖　急性酒精中毒患者全身血管扩张，散发大量热量，应注意保暖如提高室温、加盖棉被等，并补充能量。

（4）保证患者安全　严重中毒患者应绝对卧床休息，兴奋躁动者适当约束，共济失调者严格限制活动，以免摔伤或撞伤。

（5）用药护理　快速建立静脉通道保证各种抢救药物及时输注。遵医嘱应用各种药物并注意观察药物疗效及其副作用。

（6）心理护理　急性酒精中毒后兴奋躁动者要予以心理安慰，避免言语刺激患者而出现粗鲁行为。对借酒消愁者要予以同情和关心，待患者情绪稳定以配合治疗。

五、强酸、强碱中毒

（一）强酸中毒

急性强酸类中毒是指硫酸、盐酸、硝酸等强酸经呼吸道、皮肤或消化道进入人体，引起局部烧伤及全身中毒。

1. 常见原因和发病机制 强酸类毒物具有强烈的刺激和腐蚀作用，可使接触部位的蛋白质凝固，造成凝固性坏死。作用于局部如口腔、支气管、肺泡、食管、胃、肠、皮肤等可引起相应部位充血、水肿、坏死及溃疡，严重时导致受损器官的穿孔、瘢痕形成、狭窄及畸形。肝、肾常有脂肪变性和坏死。

2. 临床表现

（1）皮肤接触强酸类毒物后即发生灼伤、腐蚀、坏死和溃疡形成。不同的酸引起的损害不一。硫酸所引起的皮肤溃疡界限清楚，周围微红，溃疡较深，溃疡面上覆以灰白色或棕黑色痂皮，局部疼痛难忍。接触50%～60%硝酸后局部呈黄褐色，并有结痂，经1～2周后脱落；如接触98%的硝酸，皮肤呈Ⅲ度灼伤，局部呈褐色，结痂的皮肤界限清楚，周围红肿起疱，痂皮脱落后形成溃疡。盐酸接触皮肤后，易出现红斑和水疱。

（2）酸雾刺激或直接溅入眼部，可引起结膜炎症，角膜灼伤、浑浊甚至穿孔，严重时引起全眼炎以至失明。

（3）口服强酸类毒物后，口、咽、喉头、食管、胃黏膜烧伤，均有剧烈灼痛，反复恶心、呕吐，呕吐物含血液和黏膜组织，表现为口渴、喉头水肿、喉头痉挛、吞咽困难甚至窒息。食管及胃黏膜严重腐蚀，受损组织收缩变脆，严重者1～2天内可发生胃穿孔。大量强酸吸收入血后，可发生酸中毒和肝、肾损害。病程后期，患者可发生食管、幽门和肠狭窄性梗阻。

（4）强酸烟雾吸入后能引起上呼吸道刺激症状，轻者产生鼻炎、咽炎、喉炎及支气管炎，严重者发生喉头水肿，支气管肺炎，甚至肺水肿。

3. 救护措施

（1）紧急处理

①对皮肤接触强酸中毒者，首先脱去污染衣物，立即用大量流动水冲洗，局部可给予2%～5%碳酸氢钠或1%氨水或肥皂水以中和酸，然后再用水冲洗。如眼受到损害，应立即用大量清水或生理盐水彻底冲洗，然后给予可的松及抗生素眼药水交替滴眼，疼痛明显时可滴以0.5%丁卡因溶液。

②口服强酸中毒者禁忌催吐和洗胃，尽快给患者口服弱碱溶液，如镁乳（氢氧化镁合剂）60ml、氢氧化铝凝胶60ml或石灰水（0.17%氢氧化钙）上清液200ml。如一时得不到上述药物可服用鸡蛋清60mg或牛奶200ml保护消化道黏膜，也可服米汤、豆浆、淀粉糊后，再服植物油100～200ml，作为润滑剂。强酸中毒时禁服碳酸氢钠溶液，以免产生二氧化碳气体而使胃肠道胀气甚至穿孔。

③吸入强酸气体中毒者应给予吸氧，保持呼吸道通畅，必要时气管切开。还可用2%碳酸氢钠溶液雾化吸入。

④立即静脉输液，每日输液总量为1500～2500ml。静脉滴注0.16mol/L乳酸钠500ml，以纠正酸中毒。铬酸中毒时，应用5%硫代硫酸钠每次10～20ml，每日1～2次缓慢静注。氢氟酸或草酸中毒时，可用10%葡萄糖酸钙10ml缓慢静注。

⑤止痛：吗啡10mg皮下注射或哌替啶50～100mg肌内注射。

⑥防治肺水肿：及早应用肾上腺素皮质激素预防肺水肿，可预防性给予泼尼松口服，每次 5 ~ 10mg，每日 3 次。已发生肺水肿者，给予氢化可的松 200 ~ 300mg 或地塞米松 20 ~ 30mg，加入 5% 葡萄糖 500ml 中静脉滴注。适当控制输液量和输液速度，给予吸氧及利尿等措施。

⑦应用抗生素防治继发性感染。

⑧有瘢痕性食管狭窄者应考虑食管扩张术。

（2）护理要点

①立即将中毒者转移至空气新鲜流通处，并注意抢救者的自我保护，如戴口罩、手套、穿靴子或戴脚套等。

②在彻底清洗皮肤后，烧伤创面可用无菌或洁净的三角巾、床单、被罩、衣服等包扎。眼内彻底冲洗后，可应用氢化可的松或氯霉素眼药膏或眼药水点眼，并包扎双眼。

③观察病情：除严密观察生命体征、神志改变外，还应注意观察有无纵隔炎、腹膜炎、胃肠穿孔的表现，如患者有无腹痛、腹肌紧张，压痛、反跳痛等情况；准确记录液体出入量，及早发现并防治休克、急性肾功能衰竭等并发症。

④宜用 4 ~ 6L/min 吸氧，防止发生急性呼吸窘迫综合征

⑤饮食护理：早期严格禁食，静脉补充营养，恢复期时宜给予流质饮食，以后逐渐过渡到半流质及普食，避免生、硬、刺激性食物。如较早发生吞咽困难者，应留置胃管鼻饲供给营养。

⑥口腔护理：可用 1% ~ 4% 过氧化氢溶液擦洗口腔，防止厌氧菌感染，注意动作应轻柔，尽量避开新鲜创面。

⑦心理护理：由于此类患者极度痛苦，尤其是脸部皮肤灼伤造成毁容或出现食管狭窄不能进食者，极易产生悲观绝望情绪。因此，应密切监控患者，防止其发生过激行为。加强与患者及其家属沟通，进行心理疏导，积极争取各方支持，鼓励患者树立战胜疾病信心和生活下去的勇气。

（二）强碱中毒

急性强碱类中毒是指氢氧化钠、氢氧化钾、氧化钠、氧化钾、碳酸钠、碳酸钾等强碱类物质经皮肤或消化道进入人体，引起局部烧伤及全身中毒。

1. 常见原因和发病机制 强碱类中毒多为直接溅洒于皮肤、黏膜、眼所致的刺激与强腐蚀、灼伤，误服也可中毒。强碱类物质接触皮肤或进入消化道后，可与组织蛋白结合形成可溶性、胶样的碱性蛋白盐，并能皂化脂肪，使组织脱水，造成严重的组织坏死。此种坏死组织易于溶化而遗留较深的溃疡。碱吸收后可引起碱中毒和肝、肾脂肪变性与坏死。

2. 临床表现

（1）皮肤黏膜受强碱类毒物损伤后，发生充血、水肿、糜烂，局部先为白色，后变为红色和棕色，并形成溃疡。严重碱灼伤可引起体液丢失而发生休克。

（2）眼部接触强碱物质后，可发生严重角膜炎和角膜溃疡甚至失明。

（3）口服强碱后，可发生口腔、咽喉、食管和胃的严重灼伤和腐蚀。常有强烈的

烧灼痛、呕吐血性胃内容物，亦常有腹绞痛，腹泻及血性黏液便，严重者可发生食管、胃及十二指肠穿孔。吸收过量的强碱可引起碱中毒、休克、昏迷、肝肾损伤、呼吸及循环功能障碍、肾功能衰竭。存活者常遗有食管狭窄。

（4）强碱类烟雾中毒 如氢氧化铵可释放出氨气，吸入氨气后可引起呼吸道刺激症状，呛咳、咳出大量痰液及坏死组织、喉及支气管痉挛、呼吸困难、肺炎及肺水肿，少数病例可因反射性声门痉挛而发生呼吸骤停。

3. 救护措施

（1）紧急处理

①皮肤接触者，应立即用大量流动水冲洗，冲洗时间为 15～30min 或更长，然后用1%～2%的醋酸溶液湿敷以中和剩余碱，切忌在冲洗前应用中和剂，以免产生中和热，加重组织灼伤。

②眼部接触者，禁用酸性液中和，应立即用大量清水反复冲洗，然后滴入1%的硫酸阿托品。高浓度氨气接触眼部应在冲洗后，交替滴入皮质类固醇滴眼液和抗生素滴眼液，每1～2h一次。

③口服强碱者，禁忌催吐和洗胃。立即用食醋、3%～5%醋酸、5%稀盐酸、大量橘汁或柠檬汁中和，然后服用生蛋清或牛奶。碳酸盐中毒时忌用醋或醋酸，以免发生穿孔。早期应用肾上腺皮质激素，地塞米松20mg/d，连用2～3周，可预防和减轻消化道瘢痕狭窄。

④吸入性氨中毒者，应给予吸氧，保持呼吸道通畅，必要时气管切开。

⑤补液和纠正电解质紊乱，防止休克。

⑥止痛，可用吗啡10mg皮下注射或哌替啶50～100mg肌内注射。

⑦防治肺水肿：同强酸类中毒处理。

⑧适当应用抗生素以预防或控制感染。

（2）护理要点 同强酸类中毒。

第三节 中 暑

【引导案例】

李某，男，33岁，建筑工人，既往体健。在高温环境下工作时突感头重、胸闷、高热、恶心、呕吐、汗少，随后晕倒在地，紧急送往附近医院急诊。请问，此患者最可能诊断是什么？该如何抢救？

中暑（heat illness）是指在高温环境或烈日曝晒等情况下，引起人体体温调节功能紊乱、汗腺功能衰竭、水电解质代谢紊乱及脑组织细胞受损为主要表现的一组急性临床综合征，又称急性热致疾患（acute heat illness，heat emergency，heat injury）。

一、常见原因

机体产热过多、机体散热减少、机体热适应能力下降等因素造成机体的产热和散热不能处于动态平衡状态，使机体调节中枢功能障碍，表现为体温升高及水盐代谢障碍。其中高温气候是引起中暑的主要原因和决定性因素，除此之外，人的健康水平、经济水平等与中暑的关系也极为密切，各种危险因素见表9-5。

表9-5 中暑发生的危险因素

分 类	内 容
生理性因素	脱水、疲劳、年老、小儿、肥胖、妊娠、缺乏生理及环境适应力，曾有热相关疾病史等
环境条件	炎热的气候、不透气衣物、缺乏休息、劳动或负荷过大等
药物	药物成瘾、正在进行某些药物疗法、乙醇、咖啡因等
合并疾病及先天异常	中枢神经系统损害、汗腺功能障碍、糖尿病、腹泻、感染性疾病、皮肤疾病等
精神压力	竞争压力及过度动机性

二、发病机制

正常人的体温在下丘脑体温调节中枢的控制下，使机体产热与散热处于平衡状态，维持体温在37℃左右。下丘脑通过对肌张力、血管张力和汗腺功能的控制而进行调控。常温下散热的主要机制是辐射，其次是传导、对流和蒸发。当外界温度增高并超过皮肤温度时，人体散热几乎仅依靠出汗以及皮肤和肺泡表面的蒸发。如果机体产热大于散热或散热受阻，则体内就有大量的热蓄积，引起组织、器官功能的损害。高温环境下机体可能因大量出汗而出现脱水及电解质紊乱，体温在39℃以上的体质较弱者的心肺负担较重，可能会发生意外。根据发病机制不同，中暑可分为热痉挛、热衰竭、热射病和日射病四种。

1. 热痉挛（heat cramps） 主要是由于高温环境下依靠大量出汗来散热时，使得水、钠和氯的丢失过量，使肌肉产生疼痛性痉挛。

2. 热衰竭（heat exhaustion） 是运动员中最常见的热损伤表现。可以热痉挛为前驱表现，是由于严重脱水和电解质紊乱，以及周围血管扩张、循环血容量不足而发生低血容量性休克。年轻人常发生于对高热、潮湿的环境尚未适应而从事剧烈运动后；老年人主要是由于心血管系统对高温反应不适应及正常代偿机制的损伤。

3. 热射病（heat stroke） 主要是体温调节机制突然破坏，以致散热受阻而表现为中枢神经系统抑制，少汗，体温≥41℃，以及严重的生理和生化异常。

4. 日射病 高温时对中枢神经系统起抑制作用，使患者注意力不集中，反应迟钝，四肢无力。烈日辐射长时间作用于头部，可穿透头皮和颅骨引起脑组织损伤、充血。大脑温度可达40℃~42℃，体温不一定升高。

三、临床表现

根据临床表现的轻重，中暑可分为先兆中暑、轻度中暑和重度中暑，它们之间的关系是渐进的。

1. 先兆中暑 在高温环境下劳动工作一定时间后，出现大汗、口渴、头晕、注意力不集中、眼花、耳鸣、胸闷、心悸、恶心、四肢无力、体温正常或略升高。脱离高温环境，稍事休息，即可恢复。

2. 轻度中暑　除具有先兆中暑症状外，同时兼有以下情况之一而不能继续工作：①面色潮红、皮肤灼热、胸闷、心悸；②体温在38℃以上；③有早期周围循环衰竭的表现，如恶心、呕吐、面色苍白、四肢皮肤湿冷、多汗、脉搏细速、血压下降等。如进行及时有效的处理，3~4h可恢复正常。

3. 重度中暑　除具有轻度中暑症状外，伴有高热、痉挛、晕厥和昏迷。重度中暑又可分为以下几种类型：

（1）**热痉挛**　多见于健康青壮年。在高温环境下进行剧烈劳动，大量出汗后出现肌肉痉挛性、对称性和阵发性疼痛，持续约3min后缓解，常在活动停止后发生。多发生在四肢肌肉、咀嚼肌、腹直肌，最常见于腓肠肌，也可发生于肠道平滑肌。无明显体温升高。

（2）**热衰竭**　此型最常见，多见于老年人、儿童和慢性疾病患者，在严重热应激时，由于体液和体钠丢失过多、补充不足所致。表现为疲乏、无力、眩晕、恶心、呕吐、头痛等。可有明显脱水征，如心动过速、低血压、直立性晕厥。可出现呼吸增快、肌痉挛、多汗，体温轻度升高。无明显中枢神经系统损害表现。

（3）**热射病**　是一种致命性急症，又称中暑高热，以高热、无汗、意识障碍"三联症"为典型表现。直肠温度可超过41℃，甚至高达43℃。皮肤干燥、灼热而无汗。患者可有严重的神经系统症状，如不同程度意识障碍、嗜睡、木僵甚至昏迷。此型可发生于任何年龄的人，但以老年人或有心血管疾患者较多见。

（4）**日射病**　在烈日下活动时间过长，脑组织温度可达40℃~42℃，受到伤害的主要是头部，所以，最早出现的不适是剧烈头痛、恶心呕吐、烦躁不安，继而出现昏迷及抽搐。体温多不升高。

四、辅助检查

1. 血常规　外周血白细胞总数增高，以中性粒细胞增高为主，应与合并感染相鉴别。热射病时血小板可减少。热衰竭者因血液浓缩使血细胞比容增高。

2. 电解质检查　热射病患者可发现高钾、高钙，热痉挛常为血钠、血氯降低，热衰竭有低钠低氯血症。

3. 尿常规　有不同程度的蛋白质、血尿和管型尿

4. 其他生化检查　血尿素氮、血肌酐、血清酶可升高。有凝血功能异常时，应考虑DIC的发生。

五、救护措施

救治原则为尽快使患者脱离高温环境、迅速降温和保护重要脏器功能。一般先兆中暑患者应及时脱离高温环境并适当补液；轻度中暑患者应同时迅速采取降温措施以保护重要脏器；重度中暑患者还应注意纠正水、电解质酸碱平衡紊乱，防治循环衰竭、休克、肾衰竭等并发症。

（一）现场救护

1. 脱离高温环境　迅速将患者搬离高温环境，安置到通风良好的阴凉处或20℃~

25℃房间内，解开或脱去外衣，同时可以吹送凉风并喷以凉水或以凉湿床单包裹全身。

2. 降温 轻症患者可反复用冷水擦拭全身，直至体温低于38℃，重者亦可用30%的乙醇擦拭全身。体温持续在38.5℃以上者可口服水杨酸类解热药物，如阿司匹林、吲哚美辛等。

3. 补充液体 如果患者神志清楚，并无恶心、呕吐，可饮用含盐冰水、饮料、绿豆汤等，以起到降温和补充血容量的作用。

4. 转送 先兆中暑和轻度中暑的患者经现场救护后一般可恢复正常，重度中暑者应立即送医院进一步救护。

（1）迅速降低深部体温 可选用物理降温和药物降温的方法。物理降温可选用：①放置冰袋；②用冰水或40%~50%乙醇擦浴全身；③进行冰水浴，将患者浸浴在4℃的冰水中，并不断用力按摩四肢皮肤，浸浴时每10~15min测肛温一次，肛温降至38℃时可停止，当体温回升至39℃以上时可再行浸浴。因发生低血压和寒战的并发症较多，此方法已不再推荐，但如经其他方法无法降温时，亦可考虑此方法；④进行体内降温，可以用4℃~10℃的5%葡萄糖氯化钠溶液1000ml经股动脉向心性注入体内，或用4℃~10℃的10%葡萄糖氯化钠溶液1000ml注入胃内，或用4℃糖盐水200ml+氨基比林0.5g保留灌肠，对于痉挛者，可同时加入10%水合氯醛15ml。药物降温必须与物理降温同时应用，可防止因物理降温造成的肌肉震颤，减少机体分解代谢，从而减少机体产热，扩张周围血管，以利散热。使用的药物有①氯丙嗪25~50mg稀释在500ml 4℃的葡萄糖氯化钠溶液内，快速静脉滴注，2h内滴注完毕。低血压者禁用；②地塞米松10~20mg静脉注射；③人工冬眠：氯丙嗪8mg+哌替啶25mg+异丙嗪8mg，用生理盐水稀释成10ml后缓慢静脉注射，1h无反应，可重复使用一次，注意观察血压、呼吸变化。

（2）维持水、电解质及酸碱平衡 迅速建立通畅的静脉通路，遵医嘱补液，监测并记录24h出入量。对年老体弱、有心血管疾病者，静脉补液要控制液量和滴速，以免发生肺水肿。

5. 并发症的防治 疑为急性肾功能衰竭早期使用20%甘露醇及注射呋塞米，保持尿量30ml/h以上。热痉挛者应及时补充钠盐，痉挛严重时，可静脉推注10%葡萄糖酸钙10~20ml。此外，应注意预防感染、DIC的发生。

（二）护理要点

1. 维持有效降温

（1）应用冰袋降温时，冰袋的放置位置要准确，应放置在头部、腋下、腹股沟等大血管处，注意及时更换，尽量避免同一部位长时间直接接触，以免冻伤。

（2）行冰水擦浴过程中，必须用力按摩患者四肢和躯干，以防止周围血管收缩，导致皮肤血流淤滞。酒精擦浴的手法宜采用拍打式，而不用摩擦式手法，因为摩擦式易产热。拍打时头上置冰袋，以减轻头部充血引起的不适，足底放热水袋，以促进血液循环提高擦浴效果。拍打时要避开前胸、腹部、后颈部等部位，选择背部、臀及四肢，并应顺大动脉走行的方向进行，在大动脉处应适当延长时间，以提高降温效果。

（3）行冰水浴过程中，也必须用力按摩患者四肢和躯干。年老体弱、新生儿、昏迷、休克、心衰者均不能耐受，应禁用。

知识链接

冰（冷）水擦拭顺序

上肢擦拭顺序：自侧颈→肩→上臂外侧→手背；自侧胸→腋窝→上臂内侧→肘窝→手心；背部擦拭顺序：自颈下→臀部；下肢擦拭顺序：自髂骨→大腿外侧→足背；自腹股沟→大腿内侧→足内踝；自臀下→大腿后侧→腘窝→足跟。

---

2. 病情观察

（1）密切观察生命体征　要特别注意体温的变化，每 15～30min 测量一次肛温；密切观察神志、瞳孔、周围血管的充盈程度、末梢循环情况、尿量及各脏器的功能状况；进行心电监护，严密观察心律的变化。

（2）降温效果的观察　在降温过程中，根据肛温变化调整降温措施。密切观察末梢循环情况，如果患者高热而四肢末梢厥冷、发绀，可提示病情加重；经过治疗后患者体温下降、四肢末梢转暖、发绀减轻或消失，则提示治疗有效，病情好转。对于使用药物降温的患者，如有呼吸抑制、深昏迷、血压下降（收缩压 < 80mmHg）时，应停止用降温药物。

（3）并发症的监测　监测水电解质情况；监测有无急性肾功能衰竭，准确记录出入量、测尿比重、查肾功能；监测有无 DIC，检查凝血时间、凝血活酶时间、血小板计数和纤维蛋白原；监测动脉血气，如有呼吸抑制应及时行机械通气；监测有无脑水肿，注意神志、瞳孔、呼吸的变化，必要时可通过颅内压监测结果指导我们的治疗。

3. 一般护理

（1）患者多取平卧位，对意识不清者要使其头偏向一侧，防止舌后坠阻塞气道，保证呼吸道通畅；多休息。对于惊厥的患者，应置于保护床内，加设护栏，防止坠床和碰伤。

（2）给予高热量、高维生素易消化的清淡流质或半流质饮食，鼓励患者多饮用淡盐水、绿豆汤等。意识不清者应及时留置胃管，给予鼻饲，还可静脉输注，保持每日液体摄入量 3000ml 左右。

（3）对大量出汗的患者要及时更换衣服和被褥，保持皮肤清洁、舒适。卧床患者要防止压疮的发生。

（4）做好口腔护理，每日用生理盐水或漱口液清洁 2 次，防止黏膜溃疡和感染。

4. 心理护理　中暑发病急，多数患者在发病时没有家属陪同，会产生恐惧和焦虑的心理。在帮助患者脱离高温环境的同时，给予安慰和心理上的支持，使患者放松紧张情绪，更好的配合各项救护工作，取得满意的救治效果。

怎样才能防止中暑呢？

要尽量减少高温时的户外活动，更要避免长时间在高温、高湿的环境下活动，尤其是要避免长时间暴露在烈日下。年老体弱者、儿童、孕妇及心脑血管、肝、肾病患者，应尽量减少在高温环境中的停留时间。改善劳动、居住条件，加强隔热、通风、遮阳，使用电风扇、空调等降温措施。合理调整夏季作息时间，不在中午强烈的日光下活动，适当午休，保证充分睡眠，增强机体对高热的耐受力。烈日下活动应戴遮阳帽，穿宽松透气浅色衣物，要不断地主动饮水，最好饮用一些淡的糖盐水，携带防暑药。对于有心脑血管疾病、糖尿病等慢性病的人群，是中暑的高危人群，应根据医生的嘱咐定时服药，一旦感到身体不适，应及时到医院就诊。特别是对于不习惯用电风扇、空调的老年人，在酷暑期要向其宣传中暑的症状及降温的知识，纠正传统的观念，做好降温措施。

第四节 冻 僵

全身冻伤称冻僵（cold stiffening），冻僵又称意外低温（accidental hypothermia），是寒冷环境引起体温自发下降至低于35℃而体温调节中枢并未受损，所导致以神经系统和心血管损伤为主的严重的全身性疾病。冻伤（frostbite）是寒冷引起的局部组织损伤，轻度仅有皮肤及皮下组织受累，深度冻伤累及较深组织，出现感觉异常及僵直，以四肢和面部为多见。低温（hypothermia）定义为深部体温＜35℃，常分为意外低温即原发性低温和继发性低温。继发性低温是由于下丘脑体温调节中枢功能受损引起的，常存在潜在的疾病或药物作用。本节主要讨论意外低温，即冻僵。

一、常见原因

接触寒冷时间过长或温度过低都可致冻僵。在寒冷环境中逗留和工作时间过久，而保暖御寒措施不足，陷埋于积雪或浸没于冰水等情况时可发生。老人、婴儿、体质极度衰弱者和患有慢性心血管疾病、前脑垂体及甲状腺功能减退、脑血管意外后遗症等全身抵抗力较低的患者，偶尔在温度过低的室内亦可发生冻僵和冻伤。饥饿、疲劳、酒精中毒等，如遇意外的低温环境、风和潮湿的作用，在既无御寒条件又无防冻常识的情况下更易诱发本病。另外，手术时间过长、严重烧伤等创伤患者也容易发生低温。

二、发病机制

寒冷刺激体温调节中枢，通过肾上腺素能交感神经使体表血管收缩，减少热量散失以保持体温，并通过运动神经增加肌肉张力和抖动来产生热量。但是所增加的热量都是有限的，仅比安静状态时增加40%～60%。寒冷使氧耗量和心排血量增加，在5℃的环境中，氧耗量增加3倍，心排血量增加95%。寒冷影响意识和思维活动，降低对外界的反应性和工作能力。当寒冷继续存在，体温下降到35℃以下称低温。低温影响脑和心脏功能，并妨碍葡萄糖等能量代谢。体温在26℃～33℃时，寒冷直接作用于心肌、使心率减慢和心律失常；17℃～26℃时，血红蛋白与氧亲和力增高，氧释放减少，使组织缺氧；12℃时，细胞膜钠通道阻断，钠离子不能进入细胞内，使肌纤维无应激反应，并出现感觉和运动神经麻痹，周围血管扩张而导致失热，进一步引起体温下降。倘若低温为时较短，体温回升时神经和肌肉的功能可以恢复。如果低温持续数小时，神经和肌肉发生退行性变，即使体温恢复正常，其功能亦难以恢复。冻僵损伤血管内皮细胞，解冻后血管腔内亦形成血栓和引起组织缺血坏死。冻伤是局部温度过低，致使局部血管先收缩、后扩张，毛细血管壁通透性增加，血浆渗出，组织水肿，血管内血液浓缩和血管壁损害，形成血栓以致引起组织坏死。病变可仅限于皮肤或累及深部组织，包括肌肉和骨骼。

由于低温降低了整个酶活性，并使外周血管扩张以及对需氧代谢的影响，低温事实上影响到机体的每个系统。机体对寒冷反应的病理生理过程，分为功能代偿和功能衰竭两个阶段。

1. 功能代偿阶段 主要表现在人体受冻之初，一方面用增强机体代谢、增加产热量以维持机体的中心温度，如心跳加快、血压上升，呼吸次数增加，肌肉收缩，出现寒战；另一方面表现为外周血管收缩，毛孔关闭，停止排汗，以减少散热。如继续受冻，四肢皮肤温度逐渐降低，皮肤发凉，苍白，然后中心体温下降；当直肠温度降至33℃时寒战停止，肌肉内糖原缺乏，肌肉活动减少，关节和肌肉发硬，大小便失禁，血压下降；当直肠温度降至30℃时，知觉迟钝，昏迷，进入衰竭期。

2. 功能衰竭阶段 由于体温的不断下降，则逐渐出现疼痛性发冷，知觉迟钝至痛觉丧失。意识模糊、意识丧失至深昏迷，逐渐呈假死状态，最后死亡；由于体液由血管内移至组织间，血液浓缩，浓度增加，同时外周血管收缩，循环阻力增大，冠状动脉血流降低，心排血量减少，血压下降，心率下降，出现传导阻滞甚至心室纤颤等；随着体温下降，呼吸中枢受到抑制，呼吸变浅，变慢，以至呼吸心脏停搏；肾血管痉挛，肾小球滤过压下降，如持续过久，可导致代谢性酸中毒、氮质血症及急性肾衰竭。

知识链接

冻伤的分度

冻伤处局部皮肤苍白冰冷、疼痛和麻木。根据损害程度临床分为四度，第一、二度主要为组织血循环障碍，第三、四度有不同深度的组织坏死。

一度：皮肤浅层冻伤。初起皮肤苍白，继为蓝紫色，以后有红肿、发痒、刺痛和感觉异常。

二度：为皮肤全层冻伤。除红肿外，出现水疱，疱破后易感染。如无感染，经2～3周后水疱干枯成痂。

三度：冻伤累及皮肤全层和皮下组织。皮肤由苍白色渐变为蓝色，转而为黑色，感觉消失。坏死组织脱落形成溃疡，易继发感染。愈合后可留瘢痕，并可影响功能。

四度：皮肤、皮下组织、肌肉，甚至骨骼均被冻伤。冻伤部位呈暗灰色，边缘可有水肿和水疱，感觉和运动完全丧失。2～3周后坏死组织分界清晰，形成干性坏疽，有水肿和继发感染转为湿性坏疽。常后遗有伤残和功能障碍。少数可并发肺炎、心包炎。

三、临床表现

冻僵患者在寒冷初期有头痛不安，面色苍白，寒战，四肢肌肉和关节僵硬，皮肤苍白冰冷，呼吸和心跳加快，血压增高。当体温持续下降低于33℃时，患者感觉疲乏，嗜睡，记忆丧失，呼吸、心跳减慢，脉搏细弱，感觉和反应迟钝。体温低于26℃时，心排血量减少、血压下降，心律失常，幻觉，进一步进展至木僵和昏迷，甚至发生心室颤动、心脏停搏。寒冷影响肾小管水和钠的再吸收，使尿量增多，血容量减少。肝细胞缺氧，影响葡萄糖代谢使血糖降低和血钾增高。体温降至20℃时，一般心跳、呼吸停止。低温还可引起胃黏膜糜烂和出血以及胰腺炎症。冻僵体温恢复后可出现血栓形成和组织缺血性坏死。

冻伤常发生在手指、足趾、耳廓和鼻，亦可发生在腕、前臂、足、面、肘、踝等部位；如陷埋于雪中时，还可发生在臀部、腹壁和外生殖器官等部位。

四、辅助检查

实验室检查可发现代谢性酸中毒、高钾、高磷、低钠血症、高糖血症。血液学方面异常包括血液浓缩、血黏度增高、血小板减少、粒细胞较少以及消耗性凝血病。

五、救护措施

慎重判断严重冻僵与死亡，部分冻僵患者即使心跳暂时停止，经积极抢救，仍有复苏之可能。救治原则：脱离寒冷现场，迅速复温，挽救生命，减少伤残。

（一）现场救护

1. 脱离寒冷现场　托住患者的头、背、腰及下肢，轻轻地把他抬入暖和的室内，更换湿冷的衣服，必要时可剪开衣裤、手套和鞋袜，用毛毯或被褥包裹身体。抢救过程中注意：搬动患者时动作要轻柔、缓慢，避免粗暴移动和过度活动引起软组织损伤与骨折。

2. 迅速复温　可采取主动外周复温的方法，如毛毯、床褥加热，热水袋温暖全身，或将患者轻轻放入盛有38℃~42℃温水的浴缸或大木盆中，只露出头部，并轻轻按摩其身体各部，促进血液循环；水温应较恒定，以能使皮肤表面恢复到36℃为宜，时间半小时左右。在野外没有温水时，可将冻伤的肢体放入健康人腹部、腋下，或一起套入棉衣或被褥中复温，切忌火烤冻伤部或一开始就浸入热水中，也不要在患部用雪或手揉擦，以免引起皮肤破溃或坏死。

3. 心肺复苏　如果发现患者呼吸、心跳停止，应迅速将其移至较暖和处进行心肺复苏，注意保暖，并定时从肛门测量体温，了解体温的变化。

4. 转送　经现场初步处理后迅速送到附近的医院进一步救治，过程中注意保暖，不能中断复温。

（1）持续保暖、复温　是冻僵救治的关键环节。将患者安置于20℃~25℃的温室，或重症监护病房中。体温<31℃时，将患者浸泡于40℃~44℃或稍低温度的浴缸中，也可用热风、44℃热水袋温暖全身；体温在32℃~33℃时，可用毛毯或被褥裹好身体，

使其缓慢复温。当患者出现寒战或恢复知觉时，或冻伤肢体的指甲、皮肤出现潮红时，即应停止加温，用软毛巾擦干身体，再用厚棉被包裹，使体温每小时上升 0.6℃ ~1℃，直至正常。如深部体温每小时升高不足 0.5℃ ~1℃，可采取主动深部体温复温措施：用温液进行灌肠、洗胃和膀胱冲洗；进行血液透析，使患者血液在体外经温透析液加温；进行腹膜透析，将透析液加温至 37℃，也可取得较好效果。

（2）维持呼吸循环功能　保持气道通畅，积极给予 100% 氧气，必要时可行气管插管。心搏停止或有心室颤动的患者应立即进行胸外心脏按压或电除颤。避免使用洋地黄类制剂。心律失常可用利多卡因、普萘洛尔等，所有药物的使用均需小心。若存在酸中毒，低氧和低温时，心脏对药物和除颤常没有反应。有报告显示低温室颤患者利多卡因治疗是无效的，而溴苄胺是已知唯一抗心律失常有效的药物。严重的低血压需使用血管活性药。多巴胺是唯一对低温患者有一定作用的正性变力药物。一般忌用盐酸肾上腺素，以避免发生心室颤动。

（3）纠正酸碱失衡　只有严重酸中毒时（pH ＜7.1），才静脉使用碳酸氢钠，且需非常小心。动脉血气常不能正确反映病情，如化验时血液已被加温至 37℃；那些复温和复苏时用于指导使用碳酸氢钠和调节通气的指标也不能正确反映患者情况。

5. 并发症的防治　早期使用破伤风抗毒血清及抗生素，以减少继发感染。遵医嘱静脉滴注温低分子右旋糖酐，可减低血液黏稠度并扩张血管，使毛细血管血流通畅，防止血栓形成，也可酌情抗凝治疗。积极纠正缺氧、血液浓缩、电解质紊乱和预防脑水肿和肾衰竭。

（二）护理要点

1. 观察病情　严密观察全身皮肤及肢体的血运情况，抬高患肢并适当制动，加强护理，注意防止再冻伤。持续监测肛温和水温变化，严格掌握复温速度，避免因周围血管迅速扩张导致内脏缺血，或较冷的外周血流入内脏造成内脏进一步降温而致死。保持水温在 38℃ ~43℃。严格监测心率、心律、血压、呼吸、血氧饱和度、瞳孔、尿量等生命体征的细微变化并详细记录，发现病情变化及时配合医生处理。

2. 营养支持　神志清楚的患者，可给热饮料及高营养、高热量饮食。

3. 输液护理　保持静脉通道畅通，及时给予抢救药物如强心剂、升压药、呼吸兴奋剂、抗心律失常药等，观察药物疗效，并做好气管插管、除颤的准备。应用温低分子右旋糖酐（分子量 7000 ~10000 为宜）静脉滴注，用以降低血液黏稠度，防止血栓形成，给药时间越早越好，每日 500 ~1000ml，持续 7 ~10 日，但输注速度不宜过快。用药前必须做过敏试验，阴性者方可用药。

4. 改善局部血液循环　促进局部血液循环从而可减轻组织损伤，增加组织保持率。在复温时，患者所盖之床褥要求轻、软，必要时可放支被架，防止受冻肢体受压；注意调整水温，水温超过 45℃，可引起烫伤。复温后将冻肢浸泡于 40℃ 的 0.1% 氯己定溶液中，每日 1 ~2 次，每次 20min，连续浸泡 5 ~6 天；用呋喃西林霜剂或呋喃西林可的松霜剂等药膏涂于冻伤处，每日 1 ~2 次；用辣椒秆、茄子秆煮水洗患处，每天 2 ~3 次，每次 0.5h，洗后擦干再涂药膏；擦干肢体，用无菌棉垫与敷料保温包扎，防止复温后血流通畅而出现渗血、水肿、水疱。注意及时变换体位，防止因受压而出现皮损，如有破损应严格无菌换药，防止继发感染。另外，应尽早采用理疗、按摩等疗法。

5. 心理护理 消除患者焦虑和恐惧的心理，多陪伴患者，向其解释治疗措施和目的，使其能积极配合治疗，最大程度的恢复组织功能。重度冻伤患者可因冻伤程度不同或就医时间过迟造成残疾，患者常有悲观情绪，应给予特殊关怀，及时沟通，使其树立战胜疾病的信心，提高患者对疾病的心理抗病能力。

第五节 电 击 伤

电击伤（electrical injury），俗称触电，是指当一定强度电流直接通过人体或感应电通过人体所致组织损伤及各器官功能障碍。电流通过中枢神经和心脏时，可引起呼吸抑制、心室纤维颤动或心搏骤停，造成死亡或假死；电流局限于一侧肢体，可造成该肢体残疾。致伤同时可能伴有电火花、电弧等高温以及其引燃衣服致火焰的烧伤，故又称电烧伤。

一、常见原因

1. 主观因素 在工作中没有严格执行安全操作规程和安全用电制度，日常生活不懂用电的基本知识和电存在的危险性或对安全用电不加重视，麻痹大意等等。如误碰裸露电线或开关；在电线上挂衣晒物；随便玩弄电器设备；身体进入高压电弧内；直接用手拉救触电者；雷雨时在大树下避雨，或撑铁柄伞等。

2. 客观因素 电动机、变压器等电器及线路等没有定期检查维修产生漏电。高温、高湿度场所、腐蚀性化学车间、雷雨季节等，使电器绝缘性降低，容易漏电。地震、暴风雨使电线杆倒落、电线断裂下落，火灾时电线烧断以及电网、雷击电等。人体淋雨受潮，皮肤电阻减低，也会使大电流容易通过人体。

二、发病机制

电击发生时，人体作为导电体，当外界电流进入人体，人体便成为电路中导体的一部分。电流对人体的伤害包括电流本身以及电流转换为电能后的热和光效应两个方面的作用。电流击伤对人的致命作用：一是引起心室颤动，导致心脏停搏，此常为低电压触电死亡的原因。二是对延髓呼吸中枢的损害，引起呼吸中枢抑制、麻痹导致呼吸停止，此常为高压触电死亡的原因。电流转换为热和光效应则多见于高压电流对人的损害，造成人体的电烧伤，轻者仅烧伤局部皮肤和浅层肌肉，重者则可烧伤肌肉深层，甚至骨髓。电流对机体的伤害和引起的病理改变极为复杂，但其主要的发病机制是组织缺氧。

电流对人体引起损伤的程度，与以下诸多因素有关。

1. 电流的种类和频率 电流分直流和交流两大类，前者电流方向不变，后者电流方向呈周期性变化。人体对交流电耐受性比直流电差，交流电所引起损伤比直流电严重。人体可耐受250mA直流电而不受损伤，但70～80mA交流电通过心脏即可发生心室颤动或造成呼吸中枢麻痹、呼吸肌痉挛而呼吸停止。不同频率的交流电对人体的影响不同，对 15～50Hz 的低频交流电的耐受力最差，目前工业用电、民用电均为 50～60Hz 的交流电，最易产生室颤，甚至死亡。当频率大于 20000Hz 时，损害作用明显减轻。高压交流电引起呼吸骤停者较多，但易于恢复，而高压直流电引起室颤及心跳骤停者较多，常致人死亡。

2. 电流强度 是决定损伤的重要因素，通过人体的电流越强，对人体造成的影响亦越大。一般来说，1～2mA 的电流可以引起麻木、刺痛感；15～20mA 的电流可以使肌肉出现强直性收缩，但可摆脱电流；20～25mA 的电流可使手的屈肌发生收缩，不能摆脱电源而造成手烧伤，出现呼吸困难；50mA 以上的电流，可致心室颤动或心脏骤停，还可引起呼吸机痉挛而致呼吸停止；100mA 以上的电流通过脑部，可造成意识丧失。

3. 电压高低 电工学一般以 36V 以下为安全电压，12V 以下为绝对安全电压。但如在潮湿环境下接触 12V 电压也可能产生危险。民用电及日常生活用电为 220V 及 380V。电压越高，产生电流就越大，对人体的损害也越严重。直流电压在 380V 以下极少引起伤亡事故；而交流电在 65V 以上即会造成触电伤害。220V 电压通过心脏，能引起心室颤动；1000V 以上高电压先引起呼吸中枢麻痹，呼吸停止，继而心跳停止；220～1000V 的交流电可同时影响心脏和呼吸中枢。高电压尚可使脑组织出现点状出血、水肿软化。

4. 触电部位的电阻 在一定的电压下，进入机体的电流强度与接触部位的电阻成反比。电阻越小，通过的电流越大，组织损害越严重。人体各组织的电阻不同，由大到小依次为骨、皮肤、脂肪、肌肉、血管和神经。皮肤电阻变化很大，潮湿或油腻的皮肤比干燥清洁的皮肤导电能力强 1000 倍。当电流刚接触皮肤时，皮肤的电阻阻碍了电流进入体内，部分电流在此处转化为热能，是该处皮肤凝固炭化。皮肤凝固炭化后电阻减少，于是电流进入人体，并沿体内电阻最小的组织血液和神经组织进行，造成血管壁和神经组织变性坏死，血管内血栓形成。电流在体内一般沿电阻小的组织前行，引起损伤。

5. 电流通过和途径 电流进入及流出的部位以及在体内流经的途径，都与机体损伤的程度有关。同样强度的电流只流过肌肉、肌腱等组织时，即使造成重度电灼伤甚至局部炭化，也不致影响生命，但若电流经心脏、延髓、脊髓等重要组织和脏器时危险极大，常为致命性电损伤。

6. 电流接触时间 电流对人体的损害程度与接触电流的时间成正比。电流通过人体时间越长，机体受损越严重。如 100mA 电流，电压为 500V 的电源，通电 1～2s 皮肤即可造成三度烧伤；高压电流通过人体时间小于 0.1s，不致引起死亡，超过 1s，可能导致死亡。实际上人体触电受伤时真正触电时间以秒计算遭雷击者触电时间甚至只有几十毫秒。

触电方式

1. 单相触电　也称单线触电。此种触电是日常生活，生命中最常见的电击方式。是指人体接触一根电线，电流通过人体，经皮肤与地面接触后由大地返回，形成电流环形通路。

2. 二相触电　是指人体不同的两处部位同时接触同一电路上的两根电线，电流从电位高的一根，经人体传导流向电位低的一根电线，形成环形通路而触电。

3. 间接接触触电　主要是跨步电压触电，跨步电压差也可引起电损伤。当电线断裂落地，以落地点为中心的20cm以内地区形成很多同心圆，各圆周的电压不同。电压由中心点向外周逐渐降低。如有人走近10cm以内的区域，两脚迈开0.8m，两脚之间即形成电压差，称为跨步电压，电流从电压高的一只脚进入，从电压低的一只脚流出，引起肌肉痉挛，使人触电。如果人跌倒，电流可流经心脏，会造成更大损伤。

三、临床表现

1. 全身表现　全身症状表现的轻重与电损伤程度的因素密切相关。临床上分为轻型、重型和垂危型三型。

（1）**轻型**　由触电者在瞬间接触电压低、电流弱的电源而引起。触电后因肌肉强烈收缩，可导致人体被弹离电流。表现为精神紧张、惊慌、尖叫、四肢软弱、面色苍白、头晕、心悸和呼吸急促，敏感者会有短暂意识丧失或晕厥。一般可恢复，恢复后可有触电处皮肤肌肉疼痛、疲乏、头痛及神经兴奋症状，可有不同程度的心律失常如期前收缩、阵发性心动过速等。

（2）**重型**　多发生于电压高、电阻小、电流强大额情况下，触电或触电后未能及时脱离电源，遭受电损害时间较长者。神志清醒者可表现为恐惧、惊慌、呼吸频率增快；神经不清者可表现为肌肉抽搐、呼吸不规则、血压下降、心率加快，心律不齐，或伴有抽搐、休克。肾脏直接损伤和坏死肌肉组织产生肌球蛋白尿、溶血后血红蛋白损伤肾小管，可发生急性肾衰竭，脱水和血容量不足亦加速急性肾衰竭的发生。有些患者可转入"假死"状态（心跳呼吸极其微弱或暂停，心脏停搏），经积极治疗，一般也可恢复，或遗留有头晕、耳鸣、眼花、听力或视力障碍、定向力丧失和癫痫发作等。

（3）**危重型**　多见于高压电击伤，特别是雷击时，或低压电通电时间较长者。患者昏迷，心脏、呼吸骤停，瞳孔扩大，如复苏不及时可致死亡。

2. 局部表现　主要为电流通过皮肤出现的电热灼伤。常有入口和出口两个创面，皮肤入口灼伤比出口处严重。

（1）低压电引起的损伤较轻，创面小，直径约0.5~2cm，呈圆形或椭圆形，与正常皮肤分界清楚，边缘规则整齐，焦黄或灰白色，无痛的干燥创面，偶可见水疱，一般不损伤内脏，截肢率低。

（2）高压电引起的损伤面积大，创口深，可深达肌肉、血管、神经、骨骼，有"口小底大，外浅内深"的特征。创面中心是黑色的炭化区，其外侧呈灰白色或黄白凝固坏死区、最外圈为潮红带，24～36h后潮红带进行性加宽，深部水肿加重，皮肤烧伤面积不大，但深部组织损伤严重，成立体形。电流可造成血管壁的变性坏死或血管栓塞，从而引起继发性出血或组织的继发性坏死，致残率很高。电击周围部位烧伤较轻，如有衣服点燃，可出现与触电部位无关的大面积烧伤。

3. 并发症和后遗症　肌肉强烈收缩和抽搐的机械暴力可使四肢关节脱位和骨折。大量组织的损伤和溶血可引起高钾血症。神经系统后遗症有失明、耳聋、少数出现短期性格改变、精神失常、周围神经病变、肢体瘫痪。少数受高压电损伤患者可导致局部组织坏死继发感染、继发性出血、血供障碍、内脏破裂或穿孔，或因血浆肌球蛋白增高导致急性肾衰竭等。

四、辅助检查

早期可有肌酸磷酸激酶（CPK）、同工酶（CK－MB）、乳酸脱氢酶（LDH）、天门冬氨酸转氨酶（AST）的活性增高。尿中查见血红蛋白或肌红蛋白尿。

五、救护措施

救护原则为迅速脱离电源，分秒必争的实施有效心肺复苏或心电监护。

（一）现场救护

1. 迅速脱离电源　使触电者脱离电源是急救的第一步，应根据触电现场具体情况选择方法。具体方法包括：①关闭电掣：迅速关闭电源或拔掉插座，对于高压触电者，迅速通知供电部门停电；②挑开电线：用绝缘棒或干竹竿等绝缘物挑开电线，并妥善处置电线，以免再触及他人；③切断电线：如抢救者不能接近触电者或不便将电线挑开时，可用绝缘钳子或干燥木制长柄的刀、斧或锄头斩断电线，并妥善处理电线断端；④拉开触电者：如触电者俯卧在电线或漏电的电器上、上述方法不易使用时，可用干木棒将触电者剥离触电处，或用干燥绝缘的绳索套在触电者身上，将其拉离电源。在抢救过程中，应注意：①避免给触电者造成其他伤害。如防止脱离电源后，从高处坠下骨折或死亡；②抢救者必须与触电者绝缘，不用手牵拉触电者，脚下垫绝缘物品使自己与大地绝缘。

2. 现场心肺复苏　心脏停搏或呼吸停止者，脱离电源后立即在现场进行心肺复苏术。采取口（鼻）人工呼吸，有条件时予以气管插管，应用高浓度正压给氧。进行胸外按压，头部放置冰袋降温。连续进行，不能停歇。

3. 转送　在早期复苏之后，应积极转院进一步救治，途中不中断抢救。

（1）维持有效呼吸　重症患者尽早做气管插管，给予呼吸机辅助呼吸，同时注意清除气道内分泌物。

（2）心电监护和纠正心律失常　电击伤使心肌纤维受损，可致心律失常，应进行心电监护及时发现心律失常。最严重的心律失常是室颤，且极为顽固，抢救时一定要充满信心。胸外电除颤效果确实可靠，药物除颤效果稍差。常用的药物包括：①0.1%盐酸肾上腺素，一般采用1～5mg静脉注射或气管内滴入，如无效可每5min注射一次。如触电后心搏存在，禁用肾上腺素，以免引起室颤；②利多卡因，室颤时首次用量1mg/kg，稀释后静脉缓慢注射，必要时 10min 后再注射 0.5mg/kg，总量不超过 3mg/kg。

（3）纠正酸碱平衡紊乱　对于心搏骤停者应及时给予 5% 碳酸氢钠 100 ~ 200ml 以纠正酸中毒。以后可根据血气分析结果酌情应用，不可盲目应用碱性药物，造成医源性碱中毒。

（4）创面处理　局部电烧伤的处理与烧伤处理相同。在医院应用消毒无菌液冲洗后以无菌敷料包扎。局部坏死组织与周围健康组织分界清楚，应在伤后 3 ~ 6 天及时切除焦痂。如皮肤缺损较大，则需植皮治疗。

4. 并发症的防治　必要时应用抗生素预防感染，并注意预防破伤风的发生。防治肺水肿和急性肾功能衰竭。

（二）护理要点

1. 密切观察病情变化　定时测量体温、脉搏、呼吸、血压。复苏后患者尤其注意观察心率和心律，及时判断和发现心律失常。注意呼吸频率，判断有无喉部肌肉痉挛引起窒息发生。观察尿的颜色和量的变化，对严重肾功能损害或脑水肿损害使用利尿剂和脱水剂者，应准确记录尿量。神志不清者，防止坠床，同时注意电击后精神方面的症状如兴奋、烦躁等，避免发生意外。

2. 合并伤的护理　注意触电者有无其他合并伤存在，因患者触电后弹离电源或自高空跌下，常伴有颅脑损伤、气胸、血胸、内脏破裂、四肢骨折、骨盆骨折等，应配合医生做好抢救。特别是电流伤害到脊髓应注意保持脊椎固定，防止脊髓再次受损。

3. 加强基础护理　病情严重者注意口腔护理、皮肤护理，预防口腔炎和褥疮的发生。保持患者局部伤口敷料的清洁、干燥、防止脱落。

4. 心理护理　患者表现出恐惧、精神紧张等症状。对此护理人员要给予同情，根据患者的文化程度，用适当的话语向他讲解麻醉方法，解释手术前、后注意事项。使患者有安全感，情绪稳定，恢复战胜疾病的勇气，配合医护人员完成各项治疗。

第六节　淹　溺

【引导案例】

某景区正值旅游旺季，某私人老板用简易的浮排送游客上湖心岛，在返航时，游客蜂拥挤向浮排一侧，突然侧翻，游客全部落入水中，请问，你若在场如何进行科学施救？

淹溺（drowning）又称溺水，是指人淹没入水或其他液体中，短时间内大量液体、泥沙等充塞呼吸道及肺泡或过度屏气引起反射性喉痉挛，导致窒息和缺氧，肺泡失去通气、换气功能，使机体处于危急状态。淹溺后窒息合并心搏停止者称为溺死（drowning death）。从水中救起后暂时窒息，但尚有大动脉搏动者称为近乎淹溺（near drowning），如不及时抢救，4 ~ 6min 内即可死亡。在我国，淹溺是人群意外伤害致死的第三位原因，0 ~ 14 岁年龄组为第一位死因，以每年 7、8、9 三个月发生率最高。

一、常见原因

淹溺多发生于不会游泳或不慎落水及投水自杀者。意外事故中以洪水灾害、翻船发生溺水日益多见。

1. 自然灾害 如强风暴、海啸等。洪涝灾害一般来势比较凶猛，可能在较短时间内使来不及躲避者溺水而死亡，尤其是老弱病残者更易受伤害。

2. 意外事故 为常见的原因。①缺乏游泳能力意外落水。多见于儿童、青少年和老人，以误落入水为多，也有投水自杀者、遇有洪水、船只沉船等。②熟悉水性而遇到意外的情况。多见于在游泳过程中，时间过长体力消耗；受冷水刺激发生肢体抽搐；海水浴场游泳时，遇有大浪或漩涡、肢体被植物缠绕；在浅水区跳水或潜入到浅水，头部撞硬物，发生颅脑外伤；入水前饮酒或使用一些镇静药；心脑血管疾病、癫痫或一些不能胜任游泳的疾病在游泳时急性发作；小儿由于玩水或看护不到位而落水等情况。其中，手足抽筋是最常见的。另外，游泳过程中因为不小心吸入气管少量水而引发咳嗽，由于没有恰当处理，反而坚持继续游泳，在头沉入水下的过程中呛咳，引起的大量水引入肺部，造成溺水。

3. 灾难事故 海面作业的船只遇到台风导致翻船，以及交通事故、工程意外、矿难透水事故等导致的溺水。

4. 自杀或谋杀 跳水自缢或被他人谋害溺水。

二、发病机制

发生溺水后，首先是本能的屏气，以避免水进入呼吸道。不久，由于缺氧，不能继续坚持屏气而被迫深呼吸，使大量水分、泥、杂草等随着吸气而进入呼吸道和肺泡，堵塞气管，引起窒息，使肺失去通气、换气功能，引起严重缺氧、高碳酸血症和代谢性酸中毒。淹溺损伤的靶器官为肺脏，除了头部或脊髓外伤所致的中枢神经系统损害外，其他脏器的损害多继发于低氧血症和缺氧造成的酸中毒。吸入肺里的液体会造成肺顺应性降低、通过肺泡毛细血管膜进入微循环、引起气管痉挛，甚至会导致阻塞后肺水肿。可有两种情况：

1. 干性淹溺（dry drowning） 占淹溺者的 10%~15%。发生溺水后，首先是初期的恐慌、自发性屏气或由于水分的刺激，发生喉头痉挛，导致呼吸道完全梗阻而窒息，呼吸道和肺泡很少或无水吸入，引起潜水反射（呼吸暂停、心动过缓、剧烈外周血管收缩），以保证心脏和大脑血液供应，造成低通气，导致低氧血症和高碳酸血症。当喉头痉挛时，心脏也可反射性地停搏。此种情况下发生的肺水肿是继发于声门关闭时试图吸气造成胸腔内高负压，导致肺实质液体从血管内溢出至血管外间隙。

2. 湿性淹溺（wet drowning） 占淹溺者的 80%~90%。人淹没于水中，不能坚持屏气而被迫深呼吸，从而使大量水进入呼吸道和肺泡，阻滞气体交换，引起全身严重缺氧和二氧化碳潴留，进而引起代谢性酸中毒。由于淹溺的介质不同，引起的病变也有差异。

（1）淡水淹溺（freshwater drowning） 约 90% 淹溺者发生于淡水，其中 50% 发生

在游泳池。淡水（江、河、湖、泊、池中的水）较血浆或其他体液渗透压低，浸没后，通过呼吸道或胃肠道进入体内的淡水迅速吸收进入血液循环，引起高血容量，从而稀释血液，引起低钠、低氯和低蛋白血症；血中的红细胞，在低渗血浆中破碎引起血管内溶血，溶血后引起高钾血症，使心室颤动而致心脏停搏；溶血后过量的游离血红蛋白堵塞肾小管，引起急性肾衰竭。有学者认为，血容量增加不足以造成显著电解质紊乱或血液稀释，淡水吸入最重要的危害是肺损伤，肺泡表面活性物质破坏肺顺应性下降，肺泡塌陷，导致通气/血流比例失调，引起低氧血症。肺实质结构破坏导致炎症反应加重水肿。此外，肺泡内液体也妨碍气体交换。

（2）海水淹溺（saltwater drowning） 海水俗称碱水，约含3.5%氯化钠及大量钙盐和镁盐，渗透压是血浆的3~4倍。高渗海水可通过肺泡将水吸出，引起血液浓缩及血容量减少，电解质扩散到肺毛细血管内导致血钾及钠增高。海水对呼吸道和肺泡有化学性刺激作用，肺泡上皮细胞和肺毛细血管内皮细胞受海水损伤后，大量蛋白质及水分向肺间质和肺泡腔内渗出，引起肺水肿。一旦发生肺水肿，病情危重，发展迅速，死亡率高，常合并出现呼吸窘迫综合征。高钙血症可导致心律失常，甚至心脏停搏。高镁血症可抑制中枢和周围神经，舒张横纹肌、扩张血管和降低血压。

淹溺者无论吸入淡水或海水，都可引起肺顺应性降低、严重缺氧、二氧化碳潴留、肺水肿和混合性酸中毒。同时可能吸入杂质及异物，如泥沙、污物、化学物质等，引起严重肺部损伤，即使恢复通气也可发生持续低氧血症和代谢性酸中毒，增加死亡率。不慎跌入粪坑、污水池和化学物贮槽时，还可引起皮肤和黏膜损伤以及全身中毒。

三、临床表现

淹溺者表现神志丧失、呼吸停止及大动脉搏动消失，处于临床死亡状态。近乎淹溺者临床表现个体差异较大，与溺水持续时间长短、吸入水量多少、吸入水的性质及器官损害范围有关。

1. 轻度淹溺 落水片刻，患者可吸入少量的液体，意识清楚，有反射性呼吸暂停，血压升高，心率增快，肤色正常或稍苍白。

2. 中度淹溺 溺水后1~2min，由于不能坚持屏气被迫吸入大量水分，患者有剧烈呛咳呕吐，呕吐物可能被重新吸入或发生反射性喉痉挛而加重缺氧和窒息。患者出现意识模糊、烦躁不安、呼吸表浅不规则、血压下降，心跳减慢，反射减弱。约75%溺水者发生肺水肿。

3. 重度淹溺 溺水3~4min，患者被救出后已经处于昏迷状态，患者面色青紫或苍白、肿胀、眼球凸出、四肢厥冷，血压测不到，口腔、鼻腔和气管充满血性泡沫，可有抽搐。呼吸、心跳微弱或停止。胃内积水呈胃扩张状态，可见上腹部膨隆。

此外，淹溺患者常合并有肺炎、脑外伤、脊髓损伤（跳水时）和空气栓塞（深水潜水时）等，从而出现相应的临床体征。

四、辅助检查

1. 动脉血气分析 约有75%病例有明显混合型酸中毒；几乎所有患者都有不同程

度的低氧血症。

2. 血液检查　淹溺者，常有白细胞轻度增高。淡水淹溺，血钠、钾、氯化物可轻度降低，有溶血时血钾往往增高。海水淹溺，出现短暂性血液浓缩轻度高钠、高氯血症，血钙和血镁增高，罕见致命性电解质紊乱，复苏后可恢复正常。

3. 尿液检查　可见蛋白尿、管型尿、血红蛋白尿等。

4. 心电图检查　心电图常见表现有窦性心动过速、非特异性 ST 段和 T 波改变，通常数小时内恢复正常。出现室性心律失常、完全性心脏传导阻滞是提示病情严重。

5. X 线检查　肺部 X 线检查有肺门阴影扩大或加深，肺间质纹理增粗，肺野中有大小不等的絮状渗出或炎症改变，或有两肺弥漫性肺水肿的表现。约 20% 病例胸片无异常发现。如疑有颈椎损伤时，应进行颈椎 X 线检查。

五、救护措施

救治原则：离开水源、争分夺秒、尽快救治。

（一）现场救护

1. 迅速将淹溺者救出水面　救护者应镇静，尽可能脱去衣裤，尤其要脱去鞋靴，水性不好的不可轻易下水。对神志不清的淹溺者，救援者可以游过去，使其面朝上并救上岸；对神志清楚、还能露出水面的淹溺者，用棍子、绳子、毛巾、桨、长杆或投入木板、救生圈等，让落水者攀扶上岸，尽量不要用手直接去拉落水者；如果救援者游到淹溺者附近，应从其后方出手救援，一手托着他的头，将面部托出水面，或抓住腋窝仰游，将淹溺者救上岸（图 9 - 1）；不可迎面接近溺水者，以防被其抱住不放，同时避免扭曲溺水者的躯干，以免影响到脊椎。

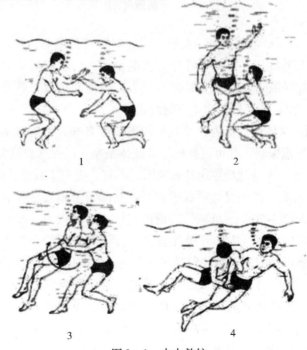

图 9 - 1　水中救护

2. 保持呼吸道通畅　立即清除患者口、鼻中的污泥、杂草，有义齿者要拿出，松解领口和紧裹的内衣、胸罩和腰带，呕吐者则将其头部偏向一侧，用手指、手帕等去除呕吐物，确保呼吸道通畅。

3. 倒水处理　倒水是利用头低足高位，将进入呼吸道和胃内的积水迅速倒出来（图9-2）。

（1）膝顶法　急救者取半蹲位，一腿跪地，另一腿屈膝，将淹溺者腹部横置于救护者屈膝的大腿上，使头部下垂，并用手按压其背部，使呼吸道及消化道内的水倒出。

（2）肩顶法　急救者抱住淹溺者的双腿，将其腹部放在急救者的肩部，使淹溺者头胸部下垂，急救者进步奔跑，使积水倒出。

（3）抱腹法　急救者从溺水者背后双手抱住其腰腹部，使淹溺者背部在上，头胸部下垂，摇晃淹溺者，以利倒水。注意，切忌倒水时间过长，以免影响心肺复苏的进行；倒水时注意使淹溺者头胸部保持下垂位置，以利积水流出。在倒水过程中谨防胃内容物吸入肺内。

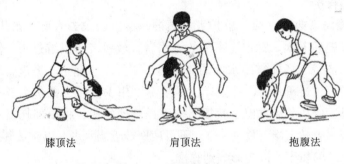

膝顶法　　　　　　肩顶法　　　　　　抱腹法

图9-2　淹溺倒水方法

4. 心肺复苏　呼吸、心脏停搏，瞳孔散大，口唇青紫明显，神志不清，尽快进行口对口人工呼吸和胸外按压。口对口呼吸时吹起量要大，吹气后用双手压迫胸部，加大呼出量，尽量增加呼吸道气量和克服肺泡阻力；经短期抢救，呼吸不恢复者，不可轻易放弃，至少坚持3~4h，转院途中应持续进行。

5. 保暖　特别是对体温过低者，要及时换下浸湿衣裤，必要时用剪刀剪开裹紧的衣服，擦干身体，注意保暖，并可进行向心性肢体按摩，以促进血液循环。

6. 转送　经现场初步处理后迅速转送到附近医院，进一步救治，途中不中断救护。

（1）维持呼吸功能　首先保持呼吸道通畅，立即给予高流量吸氧，湿化瓶内放入乙醇，使浓度达到50%~70%，可减低肺泡内泡沫表面的张力，改善气体交换、纠正缺氧和迅速改善肺水肿。对行人工呼吸无效者应行气管内插管予正压给氧，必要时给予气管切开，机械辅助呼吸。静脉注射呼吸兴奋剂，如洛贝林、尼克刹米等。

（2）维持循环功能、水和电解质平衡　当建立通气和换气后，强调维持心排血量和外周灌注，需要用大孔径外周导管建立两条静脉通路或中央静脉通路，对淡水淹溺而血液稀释者，适当限制入水量，可静脉滴注3%氯化钠溶液500ml，或输入全血或红细胞，必要时可重复一次。对海水淹溺者，血容量偏低，此时不宜限制补液量，可予

5%葡萄糖溶液或低分子右旋糖酐，或输入血浆，以稀释血液，勿用盐水。应注意掌握输液的量和速度，有条件者行中心静脉压（CVP）监测，结合CVP、动脉压和尿量，分析、指导输液治疗。如果血气pH低于7.25，应立即静脉滴入5%碳酸氢钠。心力衰竭时用强心剂毛花苷C；心律失常时用药物纠正；一旦出现心室颤动，立即予电除颤。

7. 并发症的防治 使用大剂量肾上腺皮质激素和脱水剂防治脑水肿；由于淹溺时泥沙、杂物、呕吐物等吸入气管，容易发生肺部感染，应给予抗生素预防或治疗，对污染水域淹溺者，还应尽早实施经支气管镜下灌洗；防治急性肾功能衰竭。

（二）护理要点

1. 保持呼吸道通畅 宜采取半卧位，以利于呼吸。及时清除呼吸道内的分泌物，必要时行气管插管或气管切开。

2. 密切观察病情变化 观察呼吸、心律情况，监测中心静脉压、血压，记每小时尿量，监测血气分析及生化指标。观察全身皮肤、黏膜的改变，提早发现溶血、DIC等并发症。

3. 输液护理 对淡水淹溺者应严格控制输液速度，从小剂量、低速度开始，避免短时间内大量液体输入，加重血液稀释程度、肺水肿。对海水淹溺者出现血液浓缩症状的应及时保证5%葡萄糖和血浆液体等的输入，切忌输入生理盐水。

4. 复温护理 对于淹溺者，水温越低，人体的代谢需要越小，存活机会越大。但是低温亦是淹溺者死亡的常见原因，在冷水中超过1h复苏很难成功，特别是海水淹溺者。因此，及时复温对患者的预后非常重要。患者心跳呼吸恢复以后，应脱去湿冷的衣物，以干爽的毛毯包裹全身予以复温。其他复温方法尚有热水浴法、温热林格液灌肠法等。注意复温时速度不能过快，使患者体温恢复到30℃～32℃，并尽快送至医院，在医院内条件下进行复温。

5. 心理护理 淹溺患者经抢救清醒后常产生较大的情绪反应，伴有不同程度的精神症状。可表现出恐惧、压抑、缺乏生活热情、过度活动或固定于一处不动。除生活上给予体贴照顾外，还应对患者进行热心的劝慰；对无自制力者要适当严加约束，切忌让其重入险境（如江河、大海）。对于淹溺患者清醒脱险后，应尽早安排与家人和亲友见面，以缓解患者的情绪反应。

知识链接

水中自救方法

落水后要保持头脑清醒。采取仰卧位，头顶向后，口向上方，使口鼻露出水面进行呼吸。深吸气浅呼气使身体浮于水面，以待他人抢救，不可将手上举或挣扎。在游泳时如发生小腿腓肠肌痉挛，应深吸一口气，把脸浸入水中，迅速将身体抱成一团，把痉挛（抽筋）下肢的拇指用力向上扳，直到剧痛消失，痉挛也就停止。

第七节 高原病

高原病（high altitude sickness）或称高山病（mountain sickness），或称高原适应不全症，是与高原低氧环境有关的一种特发病，是由于人体对高原低压性缺氧不适应，导致人体各系统、各器官功能性或器质性改变而产生的各种缺氧综合征。严重者可出现高原肺水肿和高原脑水肿，危及生命。本病常在海拔3000m以上高原发病，返回平原后迅速恢复为其特点。

一、常见原因

高原地区空气稀薄、大气压力低，这种低氧环境引起机体缺氧是高原病的主要病因。另外个体适应的差异性较大，以上呼吸道感染、疲劳、寒冷、精神紧张、饥饿、妊娠、干燥、太阳辐射、营养不良等为常见的发病诱因。

二、发病机制

在高原地区，大气与肺泡中氧分压之差随着登高高度的增加而缩小，直接影响肺泡气体交换、血液携氧和结合氧在组织中释放的速度，致使机体供氧不足，产生缺氧。低氧性肺动脉高压是高原适应生理的重要环节，而显著的肺动脉高压又是各型高原病的重要发病机制。

久居高原者，机体逐渐在神经体液的调节下，各种功能相应的改变，以适应高原地区特殊的自然条件，尤其是呼吸和循环系统更为明显。由于长期缺氧，使外周化学感受器对缺氧的敏感性降低，导致肺泡换气过低。其病理特点是动脉血氧饱和度降低，血红蛋白和血细胞比容增高，肺动脉压也较高原健康居民为高。缺氧刺激使红细胞生成素增多；β_2-肾上腺素能受体参与红细胞生成素的产生，导致血液黏稠度增加。

初登高原者，由于低氧而通过外周化学感受器（主要为颈动脉球），间接刺激呼吸中枢引起早期通气增加，机体可吸入更多的氧气以进行代偿。此过程即人体对高原低氧的适应过程，约需1~3个月可逐渐过渡到稳定适应，称为高原习服。

高原病与海拔高度、停留高原时间、个体差异等因素有明显关系。个体的适应差异极大，一般在海拔3000m以内能较快适应；4200~5330m仅部分人，且需较长时间才能适应；5330m左右为人的适应临界高度，易于发生缺氧反应。海拔愈高，大气中氧分压愈低，则机体缺氧程度也相应加重。登高速度与劳动强度也均能影响高原反应的发生速度和严重程度。移居高原一年内为适应不稳定期，血压波动明显，而以升高者居多。肾素分泌增加，血液黏稠度增高等，均可能对高血压形成有影响。

我国学者将其分为急性高原病和慢性高原病两大类。

1. 急性高原病 指初入高原时，特别是最初几天内出现的急性缺氧反应或疾病。包括急性高原反应、高原脑水肿、高原肺水肿。

2. 慢性高原病（又称蒙赫氏病） 指抵高原后半年以上方发病或原有急性高原病症状迁延不愈者，少数高原世居者也可发病。包括慢性高原反应、高原红细胞增多症、高原心脏病、高原高血压病、高原低血压病等。

三、临床表现

（一）急性高原病

1. 急性高原反应 短时间内进入3000m以上高原，或高原地区居民在平原生活一段时间后重返高原时，均可产生反应，有头痛、头昏、心悸、气短。重者有食欲减退、恶心、呕吐、失眠、疲乏、排尿减少、腹胀和胸闷。检查有口唇轻度发绀及面部、手、踝水肿等。其症状虽涉及多系统，但无器质性损害。发病高峰期是在进入高原后24~48h，通常1~2周自愈。

2. 高原脑水肿 又称高原脑水肿或高原昏迷，是急性高原病的危重类型。发病率约0.5%，但较易引起死亡。见于快速进入4000m以上高原者，发病急，多在夜间。急性缺氧引起脑部小血管痉挛和通透性增加，产生脑水肿。患者除有早期的急性高原反应的症状外，伴有颅压增高现象，如剧烈头痛、呕吐等。还可出现神志恍惚、抑郁或兴奋、谵妄等精神症状。个别患者抽搐，以后嗜睡、昏睡以至昏迷。患者脉率增快，呼吸极不规则，瞳孔对光反应迟钝，有时出现病理反射及视盘水肿和出血等。脑脊液生化正常，压力可稍偏高。有时昏迷迁延较久则留有后遗症，甚至死亡。

3. 高原肺水肿 高原肺水肿发病率约为3%~5%。在急性高原反应的基础上，当海拔达4000m以上则发病，但也可在2500m快速登山者中发病。所以有在登山后3~48h急速发病，也有迟至3~10天才发病者，是急性高原病中恶性、严重的类型。其特点是发病急，病情进展迅速，多发生于夜间睡眠时，不及时诊断和治疗者可危及生命。主要表现头痛、胸闷、咳嗽、呼吸困难等，个别严重者可有少尿、咯血或咯血性泡沫痰、不能平卧、烦躁或嗜睡，甚至神志不清。合并感染时体温升高，心率快，第二心音亢进或分裂，有的出现心功能不全，双肺呼吸音降低，满布湿啰音，眼底检查可见视网膜静脉弯曲扩张，视盘充血，有出血斑。寒冷与呼吸道感染可加重缺氧，咳嗽或劳累也为重要诱因。

（二）慢性高原反应

通常发生在年龄20~50岁的男子。按临床表现又分为五种类型，但各类型间表现互有交叉，大多数病例是以肺动脉高压和心脏改变为主的混合型。

1. 慢性高原反应 有些患者虽在高原居住一定时间，但高原反应症状始终迁延存在，常出现神经衰弱综合征，有时可有心律失常或短暂性昏厥。

2. 高原红细胞增多症（HAPC） 是常见的慢性高原病。海拔愈高，居留时间愈久，其红细胞也愈多。红细胞增多，引起血液黏稠度增高，循环阻力增加，加重心脏负荷和组织缺氧，随之引起一系列缺氧表现。本病应与真性红细胞增多症鉴别。

3. 高原心脏病 以小儿为多见，起病急。入高原1~2周发病，持续缺氧使肺动脉压增高，最终导致右心衰竭；血压增高及血液黏稠度增加等可累及左心室，出现心脏肥大和全心衰竭。此外，缺氧也可致心肌细胞的浊肿、灶性坏死和心肌纤维断裂等。临床症状小儿有发绀、气急、水肿、阵发性咳嗽、夜啼、精神萎靡等；成人有心悸、咳嗽、发绀、水肿、体力衰退等。无论是小儿高原心脏病还是成人高原心脏病，一旦确诊，均应含有心功能诊断，这对判定疾病的严重程度、治疗效果及预后都有重要意义。转低地后，症状和体征减轻或消失。

4. 高原高血压病 多见于初到高原者，主因缺氧使小血管收缩、痉挛，循环外周阻力增高，心率加速，循环时间缩短导致。采用世界卫生组织关于诊断高血压的数值，即血压≥140/90mmHg 或达到其中一项者，除外其他原因所致的高血压，返平原后血压恢复正常者，即可诊断。

5. 高原低血压病 我国患病率为 10% 左右。高原低血压的临床症状多与慢性高原反应相似，发病原因与长期低氧所致组胺含量增多以及肾上腺皮质功能减退有关，久居和世居高原者的醛固酮分泌量减少，从而导致血压偏低。多数患者不需特殊治疗，对症状明显者可酌情对症处理。

四、辅助检查

1. 血常规检查 急性高原病患者可有轻度白细胞增多；慢性高原病者红细胞计数超过 $7 \times 10^{12}/L$，血红蛋白浓度超过 180g/L，血细胞比容超过 60%。

2. 胸部 X 线检查 高原肺水肿时显示双侧肺野有密度较淡、片状云絮状模糊阴影。高原心脏病者表现肺动脉突出，右肺下动脉干横径 >15mm，右心室增大。

3. 心电图检查 慢性高原心脏病患者表现电轴右偏、极度顺钟向转位、肺型 P 波或尖峰形 P 波、右心室肥大劳损、T 波倒置和（或）右束支阻滞。仅少数患者 P－R 及 Q－T 间期延长及双室肥厚，右室肥厚与肺动脉高压呈正相关。

4. 动脉血气分析 高原肺水肿患者表现低氧血症、低碳酸血症和呼吸性碱中毒；高原心脏病者表现为 $PaCO_2$ 增高和低氧血症。

5. 肺功能检查 慢性高原病患者肺活量下降，峰值呼气流速降低，每分通气量下降。

五、急救护理

救治原则 尽快返回平原，迅速吸氧，改善通气，预防并发症。

（一）现场救护

1. 休息 在急性高原反应症状未改善前，不应继续登高，应卧床休息，减少机体耗氧。如为急性肺水肿，应绝对卧床休息，并注意保暖。

2. 吸氧 是解决缺氧最有效的方法，特别是对于急性高原病应尽早给予。对于轻型高原反应可间断吸氧；高原脑水肿者，首先持续给氧（95% 的氧和 5% 二氧化碳），清醒后仍应间断给氧；高原肺水肿者，早期充分吸氧，氧的流量为 6～8L/min，可将70% 乙醇加入湿化瓶中。对于慢性高原病，可间断吸氧，能充分缓解症状。

3. 下高原 特别是对于高原脑水肿、高原肺水肿者，经一般处理后症状持续存在甚至恶化者，应将患者迅速转移至低海拔区继续治疗。

4. 转送 经过初步处理后，症状不能缓解者应及时转送至医院高原病专科就诊。

（1）减轻急性高原反应 采用乙酰唑胺，剂量 0.25g 口服，每日 2～4 次，上山前2 天起服至登高原后 3 天。该药起利尿作用，可降低急性高原病的发病率及其严重程度，并可减轻睡眠时的缺氧状况。乙酰唑胺可提高动脉氧浓度及改善动脉血的氧合作用，防止进一步损伤肺部气体交换；还可减少蛋白尿和周围水肿等。泼尼松 5～10mg，每日 2 次口服，上山后用 3 天有利于减轻症状。此外尚可用适量镇静药、各种维生素以及氨茶碱等。

（2）减轻脑水肿　应用高渗葡萄糖、甘露醇、肾上腺皮质激素、细胞色素 C 等积极治疗以减轻脑水肿，降低脑细胞代谢，提供能量以促进恢复。可酌情使用中枢神经兴奋药如盐酸山梗菜碱（洛贝林）、尼可刹米（可拉明）等。

（3）减轻肺水肿　药物可用氨茶碱、α 受体阻断药、速尿、胆碱能阻断药及肾上腺皮质激素等。防止上呼吸道感染；严禁大量饮水。呋塞米（速尿）可用 20～40mg 立刻静脉注射或 40～80mg 口服，2 次/d，为期 2～3 天。有烦躁不安时，可用少量镇静药。也可采用 0.25g 氨茶碱溶于 50% 葡萄糖液 40ml 缓慢静注，以降低肺动脉压。口服泼尼松或静脉缓慢滴入氢化可的松可减少毛细血管渗出及解除支气管痉挛。

5. 并发症的防治　有呼吸和心力衰竭时，应立即采用相应治疗。注重水、盐和电解质平衡、抗感染以及采取保护胃黏膜的措施。

（二）护理要点

1. 观察病情　严密观察生命体征、瞳孔及神志的变化。应用利尿剂者，要注意观察尿量及脱水情况、监测水电解质。

2. 吸氧护理　保持呼吸道通畅，特别是昏迷的患者，要注意防止舌后坠而影响呼吸道通畅，做好行气管插管或气管切开的准备。根据情况可选择鼻塞给氧法，面罩加压吸氧法，高压氧舱疗法。给氧过程中随时观察患者心率、呼吸、血氧饱和度的变化，如症状改善，血氧饱和度 >90% 可调气流量改为间断吸氧。

3. 休息与活动　急性高原反应者应立即停止运动，卧床休息。慢性高原反应患者应注意体质锻炼，提高对缺氧的适应能力。锻炼呼吸功能的方法有呼吸操、气功等。

4. 饮食护理　初入高原时应多食碳水化合物类、多种维生素和易消化食品，禁止饮酒。不能进食者，应给予静脉补充，保证机体的能量供给。

5. 输液护理　对高原肺水肿患者，输液滴速控制约 30 滴/min，注意保暖、防止受冷以免加重肺水肿。常用降低肺动脉压的药有硝普钠、硝苯地平、卡托普利等，硝普钠通过使用输液泵准确控制剂量不要同其他药物混合滴注，要避光，注意观察患者用药的副作用，如低血压、出汗、恶心、意识模糊，必要时监测血氰化物水平。

6. 心理护理　患者常会产生恐惧，紧张等心理，因此护理人员耐心向患者解释病情，消除紧张顾虑，用温和言语提供现实性的保证以减轻患者的恐惧，积极地配合治疗，促进病情早日康复。

知识链接

高原病的预防

1．全面体格检查　凡孕妇及有明显心、肺、肝、肾等疾病，高血压Ⅱ期，患有癫痫、严重神经衰弱，消化道溃疡活动期，严重贫血者，不宜进入高原地区。

2．逐渐登高　是预防急性高原病的最好的方法，以逐渐适应。升至海拔2500m以上高度后每24h内的上升高度不能超过600m，每增加600～1200m就应增加1d适应。在4000m至5000m高原，每天只上升150m较合适。

3．药物预防　专用药品有高原康、党参、红景天、复方丹参片等；维生素C、维生素E、复合维生素B，增强低氧耐受性。也可自备氧气袋。

4．学会正确的呼吸方法　游客在行走或攀登时，将双手置于臀部，使手臂、锁骨、肩胛骨及腰部以上躯干的肌肉作辅助呼吸，以增加呼吸系统的活动能力。

5．注意保暖，保证充足的睡眠与饮食，进行适当的锻炼，禁止饮酒。

目标检测

1．名词解释：急性中毒　中暑　淹溺　触电
2．简述急性中毒的临床表现及救护措施。
3．简述有机磷杀虫药的中毒机制和主要临床表现。
4．简述一氧化碳中毒的救护措施。
5．简述急性酒精中毒的临床表现。
6．简述强酸强碱中毒的护理要点。
7．简述中暑的临床表现、现场救护与护理要点。
8．简述对冻僵患者的复温措施。
9．简述如何对触电者进行现场救护。
10．简述如何对淹溺者进行紧急救护。
11．简述急性高原病的临床表现与现场救护。

（马　杰　王春艳）

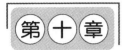

第十章

常用急救技术及护理

学习目标

掌握：常用急救技术的操作方法和护理。
熟悉：常用急救技术适应证与禁忌证。
了解：常用急救技术的概述。

第一节　机械通气技术及护理

一、概述

机械通气技术是指由于各种原因所致呼吸器官不能够维持正常的气体交换，发生呼吸功能障碍时，用人工方法或机械装置的通气代替、控制或辅助患者呼吸，以达到增加通气量、改善气体交换、减轻呼吸功消耗、维持呼吸功能等为目的的一系列措施。其作用是在患者自然通气和（或）氧合功能出现障碍时，运用器械（主要是呼吸机）使患者恢复有效通气并改善氧合。机械通气给呼吸衰竭患者予以呼吸支持，维持生命，为基础疾病治疗、呼吸功能改善和康复提供条件，是危重患者及重伤员重要的生命支持手段。

人体正常呼吸动作的产生，有赖于呼吸中枢调节下的呼吸肌、胸廓、气管、支气管树、肺和肺泡等器官和组织的共同协调运动。而呼吸机则可完全脱离呼吸中枢的调节和控制，人为地产生呼吸动作，满足人体呼吸功能的需要，达到以下目的：①治疗的基本目的是维持代谢所需的肺泡通气。应用气管插管或气管切开保持呼吸道通畅，加上正压通气以维持足够的潮气量，保证患者代谢所需的肺泡通气。②纠正低氧血症和改善氧运输：呼吸机的应用可改善换气功能，近年来由于应用了呼气末正压通气（positive end-expiratory pressure，PEEP）等方法，可使肺内气体分布均匀，纠正通气/血流比例失调，减少肺内分流，提高氧分压。③减少呼吸功：应用机械通气可减少呼吸肌的负担，降低氧耗量，有利于改善缺氧，同时也可减轻心脏的负荷。

（一）通气的分类

1. 切换方式不同　压力切换型、容量切换型、时间切换型、流速切换型、混合切换型。

2. 调控方式不同   简单、微电脑控制。

3. 工作动力不同   手动、气动（以压缩气体为动力）、电动。

（二）机械通气的模式

①间歇正压通气（IPPV）

②持续气道正压通气（CPAP）

③间歇指令通气（IMV）

④分钟指令性通气（MMV）

⑤呼气末正压通气（PEEP）

⑥双水平气道正压通气（BIPAP）

⑦成比例辅助通气（PAV）

⑧容积支持通气（VSV）

⑨压力支持通气（PSV）

⑩压力调节容量控制通气（PRVC）

⑪压力释放通气（PRV）

⑫容积保障压力支持通气（VAPSV）

⑬高频通气（HFV）

二、适应证与禁忌证

（一）适应证

判断是否应行机械通气可参考以下条件：①呼吸衰竭且一般治疗无效；②呼吸衰竭伴有严重意识障碍；③呼吸频率大于40/min 或小于6~8/min；④呼吸节律异常或自主呼吸微弱甚至消失；⑤严重肺水肿。$PaO_2 < 50mmHg$，尤其是吸氧后仍不见缓解。⑥$PaCO_2$进行性升高，pH 动态下降。患者有以上任何一项，均应行机械通气。

1. 预防性通气治疗   危重患者有时尚未发生呼吸衰竭，但从临床疾病的病理过程、呼吸功、心肺功能储备等多方面判断，存在呼吸衰竭的高度危险时，可行预防性通气治疗，有助于减少呼吸功和氧消耗，减轻患者的心肺负担。如血流动力学不稳定者、外科大手术后、严重衰弱、严重创伤、误吸入综合征、高代谢状态等。

2. 治疗性通气治疗   若患者已经出现呼吸衰竭的表现，如呼吸困难、呼吸浅速、发绀、咳痰无力、呼吸欲停或已停止，出现意识障碍、循环功能不全时；患者不能维持自主呼吸，近期内预计也不能恢复有效自主呼吸，呼吸功能受到严重影响时，可应用机械通气治疗。

（二）禁忌证

严格讲呼吸机治疗没有绝对禁忌证，但对于一些特殊情况，应采用相应机械通气或者采取相应特殊通气方式，否则会造成严重不良后果。如下情况列为相对禁忌证。

（1）伴有肺大泡的呼吸衰竭患者。

（2）张力性气胸，纵隔气肿，胸腔大量积液未行引流者。

（3）大咯血或严重误吸引起窒息者。

（4）急性心肌梗死及充血性心力衰竭。

（5）低血容量性休克需补充血容量者。

（6）活动性肺结核。

（7）心源性休克。

三、呼吸机的使用和护理

（一）呼吸机的使用

1. 检查装置 检查呼吸机安装是否正确，管道间连接是否紧密，各附件是否齐全，供氧、电源是否完好足够。

2. 选择呼吸机与患者链接的方式 不同类型呼吸机的构造、工作原理不同，性能也有差别。临床上应根据患者、病情及应用呼吸机时间的长短，而选择不同的呼吸机。

（1）密封口罩 适用于需先给患者充分供氧，待缺氧有所缓解后，再考虑建立能维持较长时间的人工气道的患者。

（2）气管插管 适用于需要短期作机械通气治疗的患者。

（3）气管切开 适用于需要长期作机械通气治疗的患者。

3. 根据患者情况确定呼吸模式 打开气源、电源开关，选择成人或儿童模式，根据患者情况选择确定通气方式：

（1）自主呼吸（SPONT） 患者自主呼吸情况尚好，可辅助患者呼吸，增加氧气吸入，降低呼吸肌作功。

（2）同步间歇指令通气（SIMV） 是一种容量控制通气与自主呼吸相结合的特殊通气模式，两种通气共构成每分通气量。这一种通气方式一般用于撤机前的过渡准备。

（3）机械辅助呼吸（MAV） 在自主呼吸的基础上，呼吸机补充自主呼吸不足的通气量部分。

（4）机械控制呼吸（CMV） 指呼吸机完全取代自主呼吸，提供全部通气量，是患者无自主呼吸时最基本、最常用的支持通气方式。

（5）持续气道正压（CPAP） 在自主呼吸的基础上，无论吸气还是呼气均使气管内保持正压水平的一种特殊通气模式，有助于防止肺萎缩，改善肺的顺应性，增加功能残气量。可用于患者撤机前。

（6）呼气末正压通气（PEEP） 在呼气末维持呼吸道一定正压的呼吸方式，目的是在呼气终末时保持一定的肺内压，防止肺泡塌陷。通常所加 PEEP 值为 $5 \sim 15cm\ H_2O$，使用时从低 PEEP 值开始，逐渐增至最佳 PEEP 值。"最佳 PEEP 值"是指既改善通气、提高 PaO_2，又对循环无影响的 PEEP 值。

4. 调节呼吸机各通气参数 主要的参数有：潮气量（或每分钟通气量）及波形呼吸时比、呼吸频率、呼吸灵敏度；氧浓度、低压、高压报警；流速；低压、高压通气报警；低、高氧浓度报警；机器工作压力。不同呼吸机的报警参数略有不同，参照说明书进行调节。气道压安全阀或压力限制一般设置在维持正压通气峰压上 $5 \sim 10cm\ H_2O$。

（1）潮气量 成人 $8 \sim 12ml/kg$，儿童 $5 \sim 6ml/kg$。每分钟通气量：成人 90 ～

120ml/kg，儿童 120～150ml/kg。

（2）呼吸频率　接近生理呼吸频率。新生儿 40～50 次/min，婴儿 30～40 次/min，年长儿 20～30 次/min，成人 16～20 次/min。

（3）呼吸时间比（I∶E）　一般 1∶（1.5～2），阻塞性通气障碍可调至 1∶3 或更长的呼气时间，限制性通气障碍可调至 1∶1。

（4）通气压力（EPAP）　0.147～1.96kPa（＜2.94kPa）

（5）吸氧浓度（FiO_2）　一般机器氧浓度从 21%～100% 可调，既要纠正低氧血症，又要防止氧中毒。一般为 30%～40%，不宜超过 60%。如超过 60% 时间应小于 24h。应以最低的吸氧浓度使动脉血 PaO_2 ＞8.0kPa。如给氧后发绀不能缓解可加用 PEEP。复苏时可用 100% 氧气，不必顾及氧中毒。

（6）呼气末正压（PEEP）　一般在 10cmH_2O 左右，多数患者在 3～6cmH_2O。

（7）触发灵敏度（sensitivity）　压力触发 -1～2cmH_2O，流量触发 1～3L/min

5. 通气　打开氧气、压缩空气，调节湿化器，一般应将湿化器的温度调至 34℃～36℃。

6. 测试　接上模拟肺并检测管道连接有无漏气，测试各旋钮功能，模拟肺试机正常后再与患者连接。

7. 观察　连接呼吸机后严密监测患者的生命体征、皮肤颜色及血气分析结果并做好记录。一般接呼吸机后半小时抽血气并调整呼吸机参数，以后根据病情及时评估并调整参数。

8. 记录　记录呼吸机使用时间与性能，清理用物归回原处。

9. 停机　待自主呼吸恢复、缺氧情况改善后试停机。

10. 关机　顺序为：关呼吸机→关压缩机→关氧气→切断电源。

（二）呼吸机治疗期间的护理

1. 严密观察病情　使用呼吸机治疗的患者须派专人护理，密切观察治疗反应和病情变化，并做详细记录。除生命体征、神经精神症状外，重点观察呼吸情况，包括呼吸频率、胸廓起伏幅度、呼吸肌运动、有无呼吸困难、自主呼吸与机械呼吸的协调等。定时监测血气分析。综合患者的临床表现和通气指标判断呼吸机治疗的效果。

2. 加强气道管理　对气管插管或气管切开患者，应加强导管护理，及时清除呼吸道分泌物。特别应做好呼吸道湿化，防止痰液干涸，保持气道通畅。可通过蒸汽、雾化或直接滴注等方法，湿化液不应少于 250ml/d，以使痰液稀释易于吸出、咳出而肺底不出现啰音为宜。湿化蒸发器的温度调至 32℃～35℃ 为宜，湿化罐内加蒸馏水，痰液黏稠者可用乙酰半胱氨酸，或用生理盐水持续滴入气管导管或套管或吸痰前缓慢注入。

3. 做好生活护理　帮助患者定时翻身，经常拍背，以防止因呼吸道分泌物排出不畅引起阻塞性肺不张和长时间压迫导致压疮。昏迷患者注意防治眼球干燥、污染或角膜溃疡，用凡士林纱布覆盖眼部，滴抗生素眼液 2～3 次/d。加强口腔护理，预防口腔溃疡发生。改善营养状态，给予营养支持。

4. 心理护理　向患者及其家属说明呼吸机治疗的目的、需要配合的操作等。执行每一项操作时，都向患者做好解释，赢得他们的主动配合。询问患者的感受，可用手势、点头或摇头、睁眼或闭眼等方法进行交流。经常和患者握握手、抚摸额头、说话，给予支持和鼓励。可做一些卡片和患者交流，增加视觉信息传递。鼓励有书写能力的患者把自己的感受和要求写出来，以供医务人员参考。长期应用呼吸机的患者可产生依赖，要教育患者加强自主呼吸的锻炼，争取早日脱机，在脱机前做必要的解释。

5. 及时处理人机对抗　呼吸机与自主呼吸不协调的危害很大，可增加呼吸功、加重循环负担和低氧血症，严重者可危及患者生命。

（1）表现　①不能解释的气道高压报警或气道低压报警，或气道压力表指针摆动明显；②呼吸气 CO_2 监测，CO_2 波形可出现"箭毒"样切迹，严重时出现冰山样改变；③潮气量很不稳定，忽大忽小；④清醒患者出现躁动，不耐受。

（2）常见原因　①治疗早期患者不配合或插管过深；②治疗中出现病情变化，使患者需氧量增加，CO_2 产生过多，或肺顺应性降低、气道阻力增加使呼吸功增大，或体位改变等，均可造成人机对抗，常见症状如咳嗽、发热、抽搐、肌肉痉挛、疼痛、烦躁、体位改变，发生气胸、肺不张、肺栓塞、支气管痉挛、心功能急性改变等；③患者以外的原因：最常见的是呼吸机同步性能不好，其次是同步功能的触发灵敏度装置故障或失灵，管道漏气所致的通气不足也可使呼吸频率增加致呼吸拮抗。

（3）处理　处理呼吸机与自主呼吸协调的方法：①脱开呼吸机（气道高压的患者慎用），并用简易呼吸器辅助通气，一方面检查呼吸机问题，另一方面感受患者的气道阻力；②若是患者的问题，可用物理检查、气道湿化吸痰、胸部 X 线检查等鉴别是否有全身异常，如发热、气道阻塞、气胸等；③必要时更换气道导管或套管；④呼吸机与自主呼吸不协调的原因去除后仍不协调或短时间内无法去除时，可采用药物处理，以减少呼吸机对抗所致的危害。药物作用的目的是抑制自主呼吸，常用镇静药与肌肉松弛剂，但需注意药物的副作用如抑制排痰、低血压、膈肌上抬等。

6. 常见报警原因与处理

（1）气道高压报警　设置报警上限通常比吸气峰压值高 1.0kPa（$10cmH_2O$），如果气道压力上升高于该值，呼吸机则报警。常见原因与处理：①气管、支气管痉挛：常见于哮喘、过敏、缺氧、湿化气道不足或湿化温度过高，湿度太大，气道受物理刺激（如吸痰、更换气管套管等）。由于患者颈部移动所致的气管插管的移动亦很常见。处理方法是应用解痉、支气管扩张剂等药物，针对原因，对症处理；②气道内黏液潴留：处理方法为充分湿化气道，及时吸引，加强翻身、叩背和体位引流；应用祛痰剂，配合理疗等；③气管套管位置不当：处理方法是校正套管位置；④患者肌张力增加，刺激性咳嗽或肺部出现新的合并证：如肺炎、肺水肿、肺不张、张力性气胸等。处理方法为查明原因，对症处理；合理调整有关参数，如吸氧浓度、PEEP 等。并发气胸者，行胸腔闭式引流；⑤气道高压报警上限设置过低：处理方法为合理设置报警上限比吸气峰压高 1.0kPa。

（2）气道低压报警低压　吸气压力的低压报警通常设定在 0.5～1.0kPa（5～$10cmH_2O$），低于患者的平均气道压力。如果气道压力下降，低于该值，呼吸机则报警。最可能的原因是患者的脱机，如患者与呼吸机的连接管道脱落或漏气，吸痰时可视为接头脱落而报警，吸痰结束后立即连接管道。

（3）通气不足报警　常见原因包括机械故障、管道连接不好或人工气道漏气，患者与呼吸机脱离，氧气压力不足。处理方法为维修或更换空气压缩机，及时更换破损部件；正确连接电源；正确连接管道，使管道保持正确角度，及时倒掉贮水瓶的积水；氧气瓶的压力保证在 $30kg/cm^2$ 以上；通知中心供气站，开大分流开关，使之达到所需压力。

（4）吸氧浓度报警　原因包括人为设置氧浓度报警的上、下限有误，空气 - 氧气混合器失灵，氧电池耗尽。处理方法为正确设置报警限度、更换混合器、更换电池。

7. 常见并发症及处理

（1）导管堵塞　气管插管或套管完全或部分被堵塞，多由于气管分泌物干燥结痂、导管套囊脱落引起。管腔完全堵塞时患者突然出现窒息，甚至死亡。护理时应加强呼吸道湿化、吸痰及套管内管的消毒，保持呼吸道通畅。一旦发现气囊脱落，应立即拔管，更换导管。

（2）脱管　常发生在气管切开的患者，原因有系带固定不紧，患者剧烈咳嗽、躁动不安或呼吸机管道牵拉过紧、患者翻身时拉脱等。应密切观察患者的呼吸状态，如呼吸机低压报警、患者突然能发出声音或有窒息征象，应紧急处理，如重新置管有困难，可行紧急气管插管。

（3）气管损伤　由于套囊压力大，压迫气管内壁引起局部黏膜缺血坏死，严重者可穿透气管壁甚至侵蚀大血管引起致命性大出血。应注意定时（一般2h）进行气囊放气，最好选用大容量低压气囊。

（4）通气不足与通气过度　为预防通气不足，应注意观察病情，特别是肺部呼吸音和血气结果。通气过度可导致呼吸性碱中毒。急性呼吸衰竭或心脏手术后患者，机械通气早期可使患者过度通气，但时间不宜过长。慢性呼吸衰竭患者开始应用呼吸机时通气量不宜过大，应使 $PaCO_2$ 逐渐下降。

（5）肺气压伤　由于气道压力过大引起，可引起间质性肺气肿、纵隔气肿、气胸及动静脉空气栓塞等。应避免气道压力过高，尽量降低气道峰压。发生气胸应行胸腔闭式引流。

（6）呼吸道感染　致病菌多为革兰阴性杆菌，以绿脓杆菌为主。应严格无菌操作及进行环境、器械的消毒，必要时应用有效抗生素。

（7）肺不张　因气管插管过深至一侧气管或痰块阻塞支气管所致。应注意调节气管插管位置，并加强呼吸道的管理。

8. 撤机

（1）条件　①导致呼吸衰竭的原发病因已去除，患者自主呼吸能力强，咳嗽吞咽反射良好，神志清楚，肺部感染基本控制，痰液量明显减少；②吸氧浓度（FiO_2）< 40%；③血气分析正常或接近正常。

（2）准备　向患者做好解释工作，尤其是原有慢性肺功能不全的患者，常可能在心理上产生对呼吸机的依赖性。因而要加强心理护理，解除患者的心理负担和顾虑，并加强营养支持和肺功能锻炼等。

（3）根据不同病情选用适当的撤机方法　①直接撤机：适用于原心肺功能好，支持时间短的患者；患者自主呼吸良好，且不耐受气管插管，直接撤离呼吸机，让其自主呼吸。测量潮气量 >5ml/kg，RR >10 次/min，MV >0.1L/kg，咳嗽反射恢复，可拔除气管导管。必要时经面罩或鼻导管吸氧；②呼吸机过渡：可用 SIMV、PSV、MMV、VS 等模式过渡；③间接撤机：如射流给氧、"T"形管给氧等，注意监测 SpO_2，逐渐延长脱机时间，宜在白天进行。

（4）撤机困难的原因及处理　对脱机困难的患者，需要做较长时间的观察、摸索和调试。大部分患者最终可能获得成功；部分患者需要长期呼吸机治疗。①原因：主要为原发病因未得解除、呼吸肌疲劳和衰弱、心理障碍等；②处理：尽早、尽快控制和去除原发病因；采用特殊呼吸模式与功能，尽早锻炼呼吸肌力量，预防呼吸肌疲劳与衰竭；加强营养支持治疗，增加呼吸肌力量；帮助患者树立信心，克服心理障碍；原有慢性呼吸功能不全者，尽早做腹式呼吸，增强和改善呼吸功能。

9. 停机后监护　密切观察患者的呼吸情况，一旦出现以下变化，应立即行二次插管机械辅助通气：①烦躁不安、发绀、呼吸频率明显加快，出现三凹征、鼻翼扇动等呼吸困难表现；②心脏手术后患者出现低心排量；③拔管后喉头水肿或痉挛导致通气困难；④心率增快或减慢，血压下降或突然出现心律失常；⑤$PaO_2 \leqslant 8kPa$（60mmHg），$PaCO_2 \geqslant 6.7kPa$（50mmHg）。停机后，患者由于长时间的气管内刺激，常有咳嗽、痰液黏稠，可通过雾化吸入、拍背、震荡或刺激咽部产生咳嗽等方法促进呼吸道分泌物排出，保持呼吸道通畅，预防肺部感染。应疑有喉头水肿者可适当用地塞米松喷喉或静脉滴注。

10. 维护　病室内环境每天消毒 1～2 次。呼吸机应有专人负责管理，定期维修、保养。呼吸机的外部管道、呼吸活瓣、雾化装置应每 2～3 天更换消毒一次。管道应定期采样做细菌培养。

第二节　气管内插管术

一、概述

气管内插管（endotracheal intubation）是将特制的气管导管通过鼻腔或口腔，经过咽喉和声门插入气管内的一种操作技术。是救护危重患者必不可少的技术之一，是解除呼吸道梗阻、保证呼吸道通畅、短时间内进行辅助呼吸的有效途径。

气管内插管术包括气管内插管和气管切开置管。气管内插管的优点：保持呼吸道通畅，便于清除气管内的分泌物，便于实施辅助呼吸和人工呼吸。

二、适应证与禁忌证

（一）适应证

除在全身麻醉时广泛应用外，气管内插管主要是在急危重症患者中应用。原则上气管内插管是在病情紧急且插管保留时间较短的情况下使用，其适应证包括：

（1）各种上呼吸道梗阻，需立即建立可控制的人工气道者。

（2）各种原因造成的下呼吸道分泌物潴留需行气管内吸引者。

（3）呼吸、心搏骤停行心脑肺复苏者，呼吸衰竭需要进行机械通气者，药物中毒以及新生儿严重窒息时，都必须行气管内插管。

（4）各种手术施行气管内麻醉者；气管内给药、给氧，使用呼吸器者。

（5）婴幼儿气管切开前需行气管定位者。

（6）各种原因导致的新生儿窒息复苏。

（二）禁忌证

（1）喉头水肿、急性喉炎、喉头黏膜下血肿、插管创伤引起的严重出血等，此为绝对禁忌证。

（2）咽喉部烧灼伤、肿瘤或异物。

（3）主动脉瘤压迫气管者，插管可造成动脉瘤损伤出血。

（4）下呼吸道分泌物潴留难以从插管内清除者，应行气管切开置管。

（5）颈椎骨折、脱位者。

（6）血液病（如血小板减少性紫癜等）。

（7）插管易诱发喉头声门或气管黏膜出血或血肿，继发呼吸道急性梗阻。

（8）操作者对插管基本知识未掌握，插管技术不熟练或插管设备不完善。

三、操作方法

（一）物品准备

备气管插管包或插管盘，含以下物品：

1. 喉镜　由喉镜柄和喉镜片组成。镜片有直、弯两种类型，分成人、儿童、幼儿用3种规格。成人常用弯型，操作时可不挑起会厌，从而减少对迷走神经的刺激。喉镜片是插管时伸入口腔咽喉部显露声门的部分，使用前应检查镜片近尖端处的电珠有无松动，是否明亮。

2. 气管导管　多用带气囊的硅胶管（保证气囊良好）。一般成年男性经口插管用F36～40号，成年女性用F32～36号。鼻腔插管应相应小2～3号，且不带套囊。小儿可按以下公式选择导管：1～7岁，号数 = 年龄 + 19；8～10岁，号数 = 年龄 + 18；11～14岁，号数 = 年龄 + 16。

3. 导管管芯　管芯的作用是使导管保持一定弯度，以适应患者情况，有利于插管操作。可用细金属条，长度以插入导管后其远端距离导管开口0.5～1cm为宜。一般导管进入声门即应拔出管芯，再使导管深入，否则易造成气管损伤。

4. 其他　另备牙垫、喷雾器（内装1%丁卡因或其他局麻药）、插管钳、吸引装置、胶布、消毒凡士林、吸氧面罩、简易呼吸器或吸引器等。

（二）操作

根据插管的路径可分为经口腔和经鼻腔插管，根据插管时是否利用喉镜暴露声门分为明视插管和盲探插管。

1. 经口明视插管术　是临床应用最广泛的一种气管内插管方法，也是快速建立可靠人工气道的方法。操作关键在于用喉镜暴露声门，若声门无法暴露，易导致插管失败或出现较多并发症。其禁忌证或相对禁忌证包括：①呼吸衰竭不能耐受平卧位的患者；②由于张口困难或口腔空间小，无法经口插管者；③无法后仰者（疑有颈椎骨折者）。

（1）准备　携带用物到患者床旁，选择合适尺寸的无菌气管套管，将床头拉开60cm左右，除去床头隔板。

（2）体位　操作者位于患者头侧，将患者取仰卧位，头、颈、肩相应垫高，头后仰并抬高8~10cm。

（3）给氧　清除口腔分泌物，取下义齿，检查牙齿是否松动。用面罩充分给氧。

（4）暴露会厌　操作者双手将患者下颌向前、向上托起使口张开，或用右手拇指推开患者的下唇和下颌，示指抵住上门齿，以二指为开口器，使嘴张开，左手持喉镜，使带照明的喉镜呈直角倾向喉头，沿右侧口角置入，轻柔地将舌体推向左侧，使喉镜片移到正中，见到悬雍垂（此为暴露声门的第1个标志）。然后顺舌背弯度置入，切勿以上切牙为支点，将喉镜柄向后压以免碰到上切牙。喉镜进入咽部即可见到会厌（此为暴露声门的第2个标志）。

（5）暴露声门　看到会厌后，如用直喉镜，应直接挑起会厌，可显露声门。如用弯喉镜，见到会厌后必须将喉镜片置入会厌与舌根交界处（会厌谷）（图10-1），再上提镜片，才能使会厌翘起，上贴喉镜，即显露声门（图10-2）。如果喉镜未达此处即上提镜片，由于会厌不能翘起，舌体隆起挡住声门，可影响插管操作。声门呈白色，透过声门可见呈暗黑色的气管，声门下方是食管黏膜，呈鲜红色并关闭。

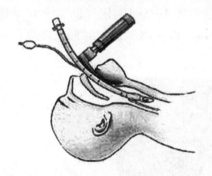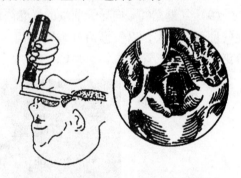

图10-1　弯喉镜片置入会厌与舌根交界处　　图10-2　喉镜挑起会厌腹面暴露声门

（6）插入导管　暴露声门后，右手持已润滑好的导管，将其尖端斜口对准声门，在患者吸气末（声门打开时），轻柔地随导管沿弧形弯度插入气管内（图10-3）。过声门1cm后应将管芯拔出，以免损伤气管。将导管继续旋转深入气管，成人5cm，小儿2~3cm。

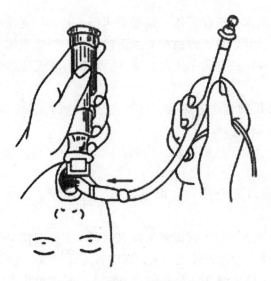

图 10 - 3　气管插管时持管与插入方法

（7）确认插管部位　导管插入气管后，立即塞入牙垫，然后退出喉镜。检查确认导管在气管内，而非在食管内。确认的方法：①将耳凑近导管外端，感觉有无气体进出；②若患者呼吸已停止，可用嘴对着导管吹入空气或用呼吸囊挤压，观察胸部有无起伏运动，并用听诊器听两肺有无清晰的肺泡呼吸音，注意是否对称。如果呼吸音不对称，可能为导管插入过深，进入一侧支气管所致，可将导管稍后退，直至两侧呼吸音对称。

（8）固定　证实导管已准确插入气管后，用长胶布妥善固定导管和牙垫。

（9）气囊充气　向导管前端的气囊内注入适量空气 3 ~ 5ml 封闭气道（图 10 - 4），注气量不宜过大，以气囊恰好封闭气道不漏气为准。以免机械通气时漏气或呕吐物、分泌物倒流入气管。

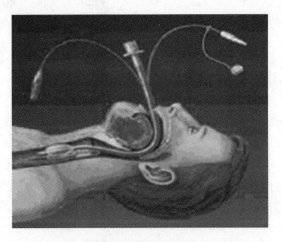

图 10 - 4　导管前段的气囊内注入封闭气道

（10）吸引 用吸痰管吸引气道内分泌物，了解呼吸道通畅情况。

2. 经鼻盲探插管术 适应证与经口插管的禁忌证基本相同，经口途径有困难时再考虑经鼻途径。禁忌证或相对禁忌证包括：①呼吸停止；②严重鼻或颌面骨折；③凝血功能障碍；④鼻或鼻咽部梗阻，如鼻中隔偏曲、息肉、囊肿、脓肿、水肿、过敏性鼻炎、异物、血肿等；⑤颅底骨折。

（1）术前检查患者鼻腔有无鼻中隔歪曲、息肉及纤维瘤等，选择合适的鼻孔，必要时鼻腔内滴数滴呋麻滴鼻液，并作表面麻醉（2%利多卡因喷雾剂）。

（2）选择合适管径的气管导管（不带气囊），润滑导管，可向插管侧鼻孔滴入少量液状石蜡。

（3）患者体位同前。操作时导管一进入鼻腔就将导管与面部呈垂直方向插入鼻孔，使导管沿下鼻道推进，经鼻后孔至咽腔，切忌将导管向头顶方向推进，否则极易引起严重出血。操作过程中可一面注意倾听通过导管的气流，一面用左手调整头颈方向角度，当感到气流最强烈时，迅速在吸气相时推入导管（图10－5），通常导管通过声门时患者会出现强烈咳嗽反射。

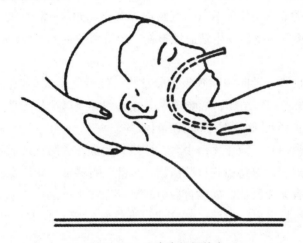

图10－5 经鼻盲探插管术

（4）如果推进导管时呼吸气流声中断，为导管误入食管的表现，或进入舌根会厌间隙。应稍稍退出，重试。插入后务必确认导管在气管内，而不是在食管内。

（5）反复尝试插管容易造成喉头水肿、喉痉挛及出血，引起急性缺氧，诱发心脏骤停。建议在3次不成功后改其他方法。

3. 经鼻明视插管术 气管导管通过鼻腔方法同盲插，声门暴露方法基本同经口明视插管法。当导管通过鼻腔后，用左手持喉镜显露声门，右手继续推进导管进入声门，如有困难，可用插管钳夹持导管前端送入声门。检查确认导管位置并固定。

四、护理

为满足患者的身心需要，护理人员在术前以及术后均需对无论是经口还是经鼻气管插管患者进行耐心、细致、专业的护理。

（1）插管前护理　检查插管用具是否齐全适用，根据患者年龄、性别、身材、插管途径选择合适的导管。检查喉镜灯泡是否明亮、气囊有无漏气，准备胶布。如有呼吸困难或呼吸停止者，插管前应先行人工呼吸、吸氧等，以免因插管费时而增加患者缺氧时间。

（2）插管中护理

①插管动作要轻柔，勿损伤，操作迅速准确，勿使缺氧时间过长，以免引起反射性心跳、呼吸骤停。

②插管时应使喉部暴露充分，视野清晰。喉镜的着力点应始终放在喉镜片顶端，并采用上提喉镜的方法。声门显露困难时，可请助手按压喉结部位，可能有助于声门显露，或利用导管管芯将导管弯成"L"形，用导管前端挑起会厌，施行盲探插管。必要时，可施行经鼻腔插管、逆行导管引导插管或纤维支气管镜引导插管。

（3）插管后护理　插管后患者取平卧位，头部稍后仰，每隔2h翻身，转动头部，以改变气管的压迫部位，防止局部黏膜损伤。翻身或搬动时，注意观察胸部呼吸幅度，监听肺部呼吸音，以确定有无插管脱出或滑入右主气管。

（4）注意气囊的充气与定时放气。气囊内充气不超过3~5ml。若充气过度或时间过长，则气管壁黏膜可因受压发生缺血性损伤，导管留置期间每4h放气1次，一次放气5~10min后再充气。

（5）加强气道护理，及时清除呼吸道分泌物，保持气道通畅。注意湿化吸入的气体，防止气管内分泌物稠厚结痂，影响呼吸道通畅。吸痰时严格无菌操作，动作轻柔，每次吸痰时间不超过15s，必要时于吸氧后再吸痰。

（6）气管插管吸痰时，应戴无菌手套，严格无菌操作，防止造成呼吸道感染。

（7）加强口腔护理，保持鼻腔口腔清洁，用液状石蜡油防止干燥。

（8）注意观察有无并发症，如插管后引起喉炎、喉水肿、声带麻痹、呼吸道炎症、牙齿松动或脱落、黏膜出血、呛咳、喉痉挛、支气管痉挛、血压升高、心律失常，甚至心脏骤停等。

（9）导管留置时间一般不宜超过72h，如72h后病情不见改善，可考虑行气管切开术。

（10）拔管前先吸净口腔和呼吸道内的痰液及分泌物，将气囊放气后边吸边拔管。拔管后应注意观察患者的反应，保持清洁和呼吸道通畅，重症患者拔管后1h应查动脉血气变化。2h后可进食，以防误咽引起窒息。

第三节　气管切开置管术

一、概述

气管切开术是指切开颈段气管前壁，并插入适当的气管套管，使患者直接经套管呼吸，以解除喉源性呼吸困难、呼吸机能失常或下呼吸道分泌物潴留所致呼吸困难的一种常见急救手术。

二、适应证和禁忌证

（一）适应证

（1）喉梗阻 咽喉部炎症、肿瘤、异物、外伤或瘢痕性狭窄等因素引起的急慢性喉梗阻，而病因不能在短时间内解除者。

（2）下呼吸道分泌物阻塞 各种原因引起的昏迷、颅脑病变、呼吸道烧伤、神经麻痹等引起的喉肌麻痹，咳嗽反射消失或胸部大手术后不能有效咳嗽排痰所导致的下呼吸道分泌物阻塞者。

（3）需要较长时间应用呼吸机辅助呼吸者。

（4）呼吸道异物，无法经口取出者。

（5）咽部、喉部和颌面颈部等重大手术，为了便于麻醉和呼吸管理，防止血液、分泌物流入下呼吸道，保持术后呼吸道通畅而行预防性气管切开术。

（二）禁忌证

（1）气管切开部位以下的病变引起的呼吸道梗阻者。

（2）严重出血性疾病患者。

三、操作方法

气管切开术有多种方式，供不同情况下应用，基本方式为常规气管切开术；经皮扩张气管切开术；紧急气管切开术；气管造瘘术；环甲膜切开术；微创气管切开术等多种术式，下面介绍常规气管切开置管术。

1. 体位 一般取仰卧位，肩下垫一小枕头，头后仰，使下颌、喉结、胸骨切迹在同一直线上，以保证容易找到气管并正确切开，呼吸极度困难者可采用半坐位或坐位，但肩下仍需垫枕，使头向后仰伸。

2. 消毒铺巾 颈部皮肤常规消毒，操作者戴无菌手套，铺洞巾。

3. 麻醉 一般采用局部麻醉。自甲状软骨下缘至胸骨上窝，用 1%～2%盐酸普鲁卡因于颈前中线作皮下和筋膜下浸润麻醉。对于昏迷，窒息或其他危重患者，若患者已无知觉可不予麻醉。

4. 切口 多采用正中纵切口，术者用左手拇指和食指固定喉部，自甲状软骨下缘至胸骨上窝 1～1.5cm 处，沿颈前正中线切开皮肤和皮下组织，暴露两侧颈前带状肌交界的白线（图10-6）。

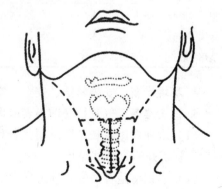

图 10-6 气管切开部位

5. 分离气管前组织 用血管钳或剪刀沿白线（中线）分离胸骨舌骨肌及胸骨甲状肌，用拉钩向两侧拉开组织，暴露甲状腺峡部，若峡部过宽，可在其下缘稍加分离，用小钩将峡部向上牵拉，必要时也可将峡部夹持切断缝扎，以便暴露气管。

6. 确认气管 用示指触摸有一定弹性及凹凸感。不能确认时，可用注射器穿刺，抽出气体即为气管。

7. 切开气管 一般于3~4（或4~5）气管软骨环之间用尖刀自下而上在正中挑开2个气管环，气管切口不能高于第1气管环，亦不能低于第5气管环。注意刀尖不宜插入过深，以免刺穿气管后壁，并发气管食管瘘。

8. 插入气管套管 用气管扩张器或弯血管钳撑开气管切口，顺势插入已规格合适的带管芯外套管。如患者有强烈咳嗽，应立即拔出管芯，并用吸引器吸尽气管内分泌物及血性液体，再放入内管。

9. 切口处理 切口上端适当全层缝合1~2针，下端一般不需要缝合，缝扎一般不宜过密过紧，以免发生皮下或纵隔气肿。切口周围垫1~2层干纱块（纱块上部正中作倒Y形切开、从套管底板下方往上套在切口周围），最后用带子将套管束于颈部，松紧度适宜，宜打死结，以防松脱。

四、护理

（一）术前准备

1. 检查 检查患者，如时间和病情允许可先行颈部胸部正侧位X线片，以了解气管及其毗邻结构关系，以选择何种手术方式。

2. 用物准备 备好吸氧设备、负压吸引器、手术照明灯、气管切开包一套、气管套管；必要时准备麻醉喉镜或直接喉镜、气管导管、支气管镜。另备皮肤消毒用物、无菌手套、生理盐水、1%普鲁卡因及肾上腺素等抢救药品。

3. 气管套管的选择 术前根据患者的年龄、性别、身高以及是否使用呼吸机等具体情况选用不同规格的气管套管（表10-1），包括外套管、内套管和套管芯（图10-7）。

表10-1 常用气管套管规格和适用年龄

号别	00	0	1	2	3	4	5	6
内径（mm）	4.0	4.5	5.5	6.0	7.0	8.0	9.0	10
长度（mm）	40	45	55	60	65	70	75	80
适用年龄	<5月	1岁	2岁	3~5岁	6~12岁	13~18岁	成年女性	成年男性

4. 环境准备 安静整洁、安全、空气流通、温湿度适宜、采光良好。

5. 患者准备 气管切开前患者应做好充分准备

（1）术前向患者和家属说明气管切开的必要性和安全性及可能出现的并发症，并讲解气管切开的简要过程及术中配合。

（2）意识清楚者做好心理疏导，消除患者的紧张情绪和思想顾虑。

（3）检查有无气管切开禁忌证，充分吸净患者口腔内的分泌物，保持患者气道通畅，给予有效的氧气吸入或呼吸机辅助通气。

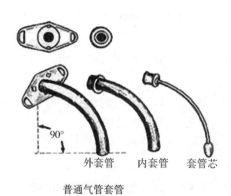

外套管　内套管　套管芯

普通气管套管

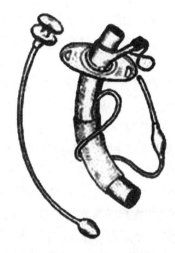

带气囊气管套管

图 10 - 7　各种气管套管

（二）术中配合

（1）协助患者采取正确的体位，患者头部应始终保持正中位，防止损伤颈前血管和甲状腺，引起较大出血。

（2）术中慎用镇静剂，以免加重呼吸抑制。穿刺过程中密切观察患者的生命体征、血氧饱和度及皮肤黏膜的改变。

（3）气管第 1 软骨环和环状软骨不可切断，以防后遗喉狭窄。气管切开时刀尖向上，以免穿透气管后壁形成气管食管瘘。

（4）当气管扩张器撑开气管切口后，痰液、血液自切口涌出，应及时吸净痰液和血液，了解呼吸道通畅情况。

（5）气管套管要牢固固定，松紧度以能插入 1 指为宜。

（6）凡行紧急气管切开的患者，床旁应备齐急救药品和物品。

（7）当确认气管套管在气管内，应尽快给予气管套管内吸氧或机械通气。

（8）整理气管切开用物放回原处。

（三）术后护理

1. 体位　术后患者一般取去枕平卧位，颈部稍垫高，使颈伸展，有利于呼吸和引流。

2. 饮食护理　术后无吞咽和意识障碍的患者，24h 后可进流质饮食，给予高蛋白、高热量、高维生素饮食。不能经口进食者，需给予肠外营养。

3. 气管与套管管理　保持内套管通畅，是术后护理的关键，一般每隔 4 ~ 6h 清洗内套管 1 次。分泌物过多时，甚至间隔半小时清洗一次。如分泌物粘结成痂阻塞气道，患者突然发生呼吸困难、发绀、烦躁不安，应立即将套管内管取出检查，及时清除结痂，保持气道通畅。

4. 加强气道湿化　室内保持清洁，空气新鲜，温度在 22℃ ~ 24℃，相对湿度在 50% ~ 60%。套管口可覆盖双层生理盐水浸湿的纱布，但要经常更换，室内经常洒水，或应用湿化器，定时以紫外线消毒 2 次。根据需要定时向气管套管滴入少许生理盐水，

0.05%糜蛋白酶、庆大霉素等，以稀释痰液预防上呼吸道炎症。

5. 及时吸痰　气管切开的患者，咳嗽排痰困难，应随时清除气道中的痰液，吸痰时要严格遵守操作规程，注意无菌观察。

6. 使用方法　如使用气囊套管，每2h放松套囊一次，30min再充气，使用双套囊者，交替充气，放气，防止气管黏膜受压而损伤。

7. 预防肺部感染　翻身、叩背，以利彻底排痰，并注意观察痰的性质、颜色、量及气味，必要时定期作痰液培养。

8. 加强口腔护理　保持口腔清洁，对保留气管切开12h以上的患者，每天进行口腔护理至少2～3次，选择合适的漱口液，有真菌感染时涂抹制霉菌素。

9. 并发症的观察与护理　注意观察有无窒息、脱管、出血、气胸、皮下气肿、纵隔气肿、肺部感染等并发症，根据情况随时处理。

10. 拔管　患者病情稳定，呼吸肌功能恢复，咳嗽有力，能自行排痰，解除对气管切开的依赖心理时，可考虑拔管。在拔管前先进行堵塞试验，堵管时，一般第一天塞住1/3，第二天塞住1/2，第三天全堵塞。如用带气囊的气管套管，应先排空囊，在堵塞套管。如堵塞24～48h后无呼吸苦难，能入睡、进食、咳嗽即可拔管（拔管前准备一套气管切开器械，以备万一拔管后出现呼吸困难时重新插管）。拔管后的瘘口用75%乙醇消毒后，用蝶形胶布拉拢2～3天即可愈合，愈合不良时可以缝合。

第四节　动、静脉穿刺置管术

一、深静脉穿刺置管术

（一）概述

深静脉穿刺置管术是经皮肤直接穿刺锁骨下静脉、颈内静脉和股静脉等深静脉，并插入导管的置管方法。是重症病房、大手术和救治危重患者不可缺少的手段，临床医护人员均应掌握。

（二）适应证和禁忌证

1. 适应证

（1）外周静脉穿刺困难，需建立静脉通路者。

（2）急救时需快速静脉输液、输血、给药者。

（3）胃肠外营养治疗

（4）心导管检查或安置心脏临时起搏器。

（5）危重患者抢救和大手术中行中心静脉压监测

（6）血液透析或血液净化、血浆置换术

2. 禁忌证

（1）穿刺部位局部皮肤有感染、静脉炎者

（2）凝血功能障碍，有出血倾向者。

（3）所选静脉通路有梗死和损伤的。

（4）不合作，躁动不安者慎用。

（三）操作方法

1. 锁骨下静脉穿刺置管术

（1）锁骨下静脉的解剖特点　锁骨下静脉位于锁骨后下方，其后上方有锁骨下动脉伴行，呈轻度向上的弓形，长 3～4cm，直径 1～2cm，是腋静脉的延续。始于第一肋骨外侧缘，向内侧走行，经第一肋骨干 1/3，通过前斜角肌前方至胸锁关节后方，与颈内静脉汇合成头臂静脉后，向下行至右第二肋软骨上缘，左右头臂静脉汇合成上腔静脉入右心房。右侧颈内静脉垂直汇入锁骨下静脉多于左侧，右侧胸膜顶部较左侧低，而胸导管在左侧，为避免损伤胸导管临床上常选用右侧置管。

（2）操作步骤　①患者取头低 15°～30°平卧位，肩下垫一薄枕，头后仰并转向穿刺点对侧；②定位穿刺点，用 1% 甲紫标记。可经锁骨上及锁骨下两种途径穿刺（锁骨上途径：取胸锁乳突肌外侧缘，锁骨上方约 1cm 处为穿刺点，针身与矢状面及锁骨各成 45°，在冠状面呈水平或向前略偏呈 15°，指向胸锁关节进针，一般进针 1.5～2cm 即可进入静脉。锁骨下途径：取锁骨中、内 1/3 交界处，锁骨下方约 1cm 为穿刺点，针尖向内，轻向上指，向同侧胸锁关节后上缘进针，如未刺入静脉，可退针至皮下，针尖改指向甲状软骨下缘进针，也可取锁骨中点、锁骨下方 1cm 处，针尖指向颈静脉切迹进针。针身与胸壁成 15°～30°，一般刺入 2～4cm 可入静脉）；③打开穿刺包，戴无菌手套，常规皮肤消毒，铺洞巾；④用 5ml 注射器连接 18 号长针头，抽取 1%～2% 普鲁卡因 2ml，持针指向胸锁关节，与皮肤呈 30～40°角进针，边进针边抽回血，不见回血可推注麻醉药，试穿锁骨下静脉以探测进针方向、角度与深度。一般进针 2.5～4cm 即可达到锁骨下静脉，见暗红色静脉回血后，轻轻拔出注射器；⑤换穿刺针同法进入锁骨下静脉，见回血后再进 0.1～0.2cm，使导针的斜面整个在静脉腔内，斜面向下便于导引钢丝等进入；⑥左手固定穿刺针，右手将导丝从穿刺针后小孔内缓慢导入，拔出穿刺针，将导丝留在深静脉内，一般右侧导入 12～15cm，左侧导入 16～19cm；⑦将扩皮针从导引钢丝尾端送入，扩张穿刺口处皮肤；⑧退出扩皮针，用右手将硅胶静脉导管通过导引钢丝送入血管内达预定长度。左手固定，右手将导引钢丝轻轻拔出。助手连接备好生理盐水的注射器，抽回血，以确定导管是否置入血管，见到回血立刻用生理盐水将回血冲回，夹闭硅胶管，连接正压接头，助手协助接好输液装置；⑨将导管固定夹子安放在预定长度外 1cm，用缝合线将皮肤与夹子的两翼各缝一针，线的游离端结扎在硅胶管的固有翼上。套上固定帽，以防滑脱。用酒精纱布消毒穿刺处皮肤，待干后，用透明敷贴覆盖。

2. 颈内静脉穿刺置管术

（1）颈内静脉的解剖特点　颈内静脉起源于颅底下行后与颈动脉、迷走神经一同走行，共同包裹于颈鞘之中。颈内静脉全程均被胸锁乳突肌覆盖，上部位于胸锁乳突肌的前缘内侧，中部位于胸锁乳突肌锁骨头前缘的下面和颈总动脉的后外侧，下行至胸锁关节处与锁骨下静脉汇合成无名静脉。右颈内静脉与上腔静脉几乎为一直线，同时右侧胸膜顶部较左侧低，且右侧无胸导管，故临床上常选用右侧颈内静脉穿刺置管。

（2）操作步骤　①患者取头低 15° 的平卧位，头后仰并转向对侧，尽量暴露颈部，必要时肩部垫高；②定位穿刺点：依照穿刺点与胸锁乳突肌的关系分三种进路（中路：胸锁乳突肌的熊骨头、锁骨头与锁骨上缘构成颈动脉三角，在此三角形顶点穿刺。针轴与皮肤呈 30°，针尖指向同侧乳头，一般刺入 2~3cm 即入颈内静脉。前路：将左手食指和中指放在胸锁乳突肌中点、颈总动脉外侧，右手持针，针尖指向同侧乳头，针轴与冠状面呈 30°~40°，常于胸锁乳突肌的中点前缘入颈内静脉。后路：在胸锁乳突肌外侧缘的中下 1/3 交点，约锁骨上 5cm 处进针，针轴一般保持水平位，针尖于胸锁乳突肌锁骨头的深部指向胸骨上切迹）；③常规皮肤消毒、戴无菌手套，铺洞巾，抽取 1%~2% 的普鲁卡因 2~4ml 行局部浸润麻醉。取抽吸有生理盐水 3ml 的注射器，连接穿刺针按上述穿刺部位、角度及方向进针，边进针边回抽，抽见回血即表明进入颈内静脉。当回抽血十分通畅时，固定针头不动。插入导引钢丝，退出穿刺针；④将导管顺着导引钢丝置入血管中，钢丝必须伸出导管尾部，以旋转方式送入适当深度（一般导管插入深度为 13~15cm），再退出导引钢丝。缝合 2 针固定导管，以无菌纱布覆盖并固定，连接输液装置或测压装置。

3. 股静脉穿刺置管术

（1）股静脉的解剖特点　股静脉是下肢的主要静脉干，其上段位于股三角内。股三角内有股神经、股动脉及其分支和腹股沟淋巴结等。股动脉居中，外侧为股神经，股静脉位于内侧，寻找股静脉时应以搏动的股动脉为标志。

（2）操作步骤　①患者取平卧位，下肢伸直，穿刺侧下肢轻度外展外旋，必要时臀部垫一薄枕，以充分暴露局部；②穿刺定位点：先摸出腹股沟韧带和股动脉搏动处。在腹股沟韧带内、中 1/3 的交界处下方二指（约 3cm）处，股动脉搏动点内侧约 1cm 处，定为穿刺点；③常规皮肤消毒，戴无菌手套，铺洞巾。术者位于穿刺侧，以左手食指扣及股动脉后，向内移 1cm 左右，即以食指、中指分开压迫股静脉；④右手持穿刺针，在腹股沟韧带下 2~3cm，股动脉内侧 0.5cm 处，与皮肤成 30°~45° 刺入，边进针边回抽，抽见回血即表明进入股静脉。当回抽血十分通畅时，固定针头不动。插入导引钢丝，退出穿刺针；⑤将导管顺着导引钢丝置入血管中，钢丝必须伸出导管尾部，以旋转方式送入适当深度（一般导管插入深度为 25~30cm），再退出导引钢丝。缝合 2 针固定导管，以无菌纱布覆盖并固定，连接输液装置或测压装置。

（四）护理

1. 术前准备

（1）用物准备　清洁治疗盘、深静脉穿刺包、中心静脉导管 1 根、穿刺套管针、扩张管、1%~2% 普鲁卡因 5ml、肝素稀释液（浓度为 25u/ml）、无菌手套 2 副，无菌纱布、生理盐水、碘伏、3M 透明敷贴、肝素帽、5ml 无菌注射器。

（2）环境准备　病室安静整洁、安全、空气流通、温湿度适宜、采光良好。

（3）患者准备　置管前向患者及家属介绍置管的目的及注意事项。让患者了解该操作术中和术后可能的并发症，取得患者的合作与理解，减轻患者紧张情绪。

2. 术中配合

（1）根据穿刺部位协助患者采取合适体位。

（2）术中穿刺部位必须严格消毒，不得选择有感染的部位穿刺。准确掌握进针方向，避免偏移刺破胸膜而造成气胸。避免反复多次穿刺，以免形成血肿。术中严格无菌操作，预防感染。

（3）中心静脉在吸气时可能形成负压，穿刺过程中，更换输液器及导管和接头脱开时，尤其是头高半卧位的患者，容易发生空气栓塞。患者应取头低位穿刺，插管时嘱患者不要大幅度呼吸，可避免空气栓塞的可能。

（4）严格掌握置入导管长度，若导管置入过深，进入心房，可致心律不齐，过浅未达到上腔静脉，输入刺激性液体可致静脉炎。

（5）操作过程中严密观察患者的反应，如有异常立即通知医师并采取相应的措施。

3. 术后护理

（1）妥善固定和密切观察　置管后应给与妥善固定，必要时用线将导管缝于皮肤上，穿刺处给予加压包扎24h，定时巡视，注意观察穿刺处有无渗血渗液，导管有无回血、滑脱，敷贴是否脱落等。如出现以上情况，应及时采取相应措施。

（2）严格无菌操作规程　病室要保持清洁，每日用紫外线消毒1～2次，保持穿刺部位清洁干燥，按时消毒换药；连续输液者，应每日更换输液器1次。肝素帽至少每周更换1次，预防感染发生。

（3）如输液不畅，可用急速负压抽吸，而不宜用力推注液体，以防将管内凝血冲入血管形成栓子。

（4）正确封管　每次静脉输液前，以生理盐水冲管，输液完毕后用2%肝素稀释液5ml正压封管，长期输脂肪乳类的要冲管，并夹管，以防堵塞。

（5）注意观察患者情况，及时预防和发现感染、心律异常、出血、血肿、气胸、血胸、气栓、血栓形成和血管栓塞等相关并发症。

（6）导管留置一般可保留3～5天，最好不超过7天。拔管后局部加压3～5min。

二、动脉穿刺置管术

（一）概述

动脉穿刺置管术是指经皮肤直接穿刺桡动脉、肱动脉、股动脉等插入导管的置管方法，是监测各类大手术和危重症患者的一项重要技术。

（二）适应证和禁忌证

1. 适应证

（1）重度休克须经动脉注射高渗葡萄糖及输血等，以提高冠状动脉灌注量及增加有效血容量。

（2）施行某些特殊检查，如选择性动脉造影及左心室造影等。

（3）对危重及大手术后患者进行有创血压监测。

（4）施行某些治疗，如经动脉注射抗癌药物、行区域性化疗。

（5）需动脉采血检验，如血气分析。

2. 禁忌证

（1）凝血功能障碍，有出血倾向者。

（2）穿刺部位局部有感染者。

（3）动脉侧支循环差。

（三）操作方法

1. 动脉穿刺部位选择　腹股沟处股动脉、肘部肱动脉、腕部桡动脉等，以左手桡动脉为首选。

2. 操作步骤　以桡动脉穿刺置管为例（图10-8，图10-9）。

（1）患者仰卧，上肢外展，掌侧向上，腕下垫纱布卷，四肢固定使腕部呈背曲抬高30°~40°。

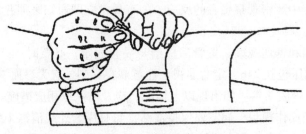

图10-8　桡动脉穿刺方法

（2）定位穿刺点　术者左手中指触及桡动脉，在桡骨茎突近端定位，食指在其远端轻轻牵拉，两指间隔0.5~1cm处进针处为穿刺点。

（3）常规皮肤消毒，铺洞巾，术者戴无菌手套，用1%普鲁卡因或利多卡因局部浸润麻醉后，术者右手持注射器或动脉插管套针，穿刺针与皮肤呈15°~30°向近心方向斜刺向动脉搏动点（图10-9），如针尖部传来搏动感，表示已触及动脉。再快速推入少许，见回血，表明已刺入桡动脉。然后将套管继续送入桡动脉推至所需深度，拔出针芯。如拔出针芯后无回血，可将外套管缓慢后退，直至有动脉血喷出，若无，则将套管退至皮下插入针芯，重新穿刺。

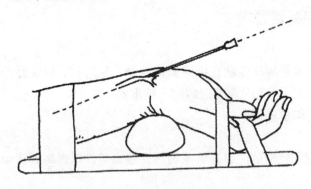

图10-9　桡动脉穿刺置管

（4）立即将套管与其他装置相连，并妥善固定套管。

（四）护理

1. 术前准备

（1）用物准备　普通注射盘、无菌注射器及针头、肝素注射液。动脉穿刺包：弯盘1个、洞巾1块、纱布4块、2ml注射器1支、动脉穿刺针1根，另加无菌三通开关及相关导管、无菌手套、1%普鲁卡因或利多卡因、动脉压检测仪。

（2）环境准备　病室安静整洁、安全、空气流通、温湿度适宜、采光良好。

（3）患者准备　置管前向患者及家属介绍置管的目的及注意事项，做好心理护理以减轻患者的担心和恐惧。

2. 术中配合

（1）根据穿刺部位协患者人采取合适体位。

（2）协助术者定位穿刺点并消毒皮肤。

（3）协助术者抽吸局麻药行穿刺点麻醉。

（4）操作过程中严密观察患者的反应，如有异常立即通知医师并采取相应的措施。

（5）妥善固定好套管，必要时用小夹板固定手腕。

3. 术后护理

（1）保持管道通畅　注意各管道接头连接处要衔接紧密，防止脱开或渗漏。稀释肝素盐水持续冲洗测压管道，每次经测压管抽取动脉血后，均应用稀释肝素盐水快速冲洗，以防凝血。管道内如有血块堵塞时应及时予以抽出，切勿将血块推入，以防发生动脉栓塞。

（2）置管后注意观察穿刺处有无渗血渗液，妥善固定套管针、延长管及测压肢体，防止导管受压或扭曲。

（3）严格执行无菌技术操作，加强穿刺周围皮肤的护理，保持其干燥、无菌。每24h 更换敷料 1 次，所用物品均应保持无菌，若有污染应随时更换。

（4）加强临床监测，当动脉波形出现异常、低钝、消失时，考虑动脉穿刺针处有打折或血栓堵塞现象。定时观察穿刺肢体的血运情况，包括肢体有无肿胀和疼痛、皮肤颜色、温度是否异常等。

（5）留置的时间一般为 3~5 天为宜，不超过 7 天，时间过长易发生感染和栓塞。

第五节　创伤患者的急救护理技术

创伤是因外部因素造成人体组织或器官的破坏和功能上的损害。对受创伤后发生的大出血、骨折、严重的软组织损伤等都必须进行现场急救。常用的急救技术主要包括止血、包扎、固定、搬运。其原则是：先抢后救，先重后轻，先急后缓，先近后远；先止血后包扎，先固定后搬运。

一、院外止血技术

出血是各种创伤均可发生的并发症，又是主要临床表现。当失血量达到总血量的20%（800ml）以上时，出血明显的休克症状；当失血量达到总血量的40%时，就有生命危险。因此在急救现场应根据伤口的部位、大小、深度及出血的颜色、速度，迅速判断出血的性质，采取有效、可靠的方法，分秒必争的止血，对减少创伤的死亡率和残障率具有非常重要的意义。

（一）出血的种类

1. 根据出血部位的不同分类

（1）外出血　由皮肤损伤向体外流出血液，能够看见出血情况。现场急救止血主要适用于外出血。

（2）内出血　深部组织和内脏损伤，血液由破裂的血管流入组织或脏器、体腔内，从体表看不见出血情况。

2. 根据出血的血管分类

（1）动脉出血　动脉血管压力较高，出血时血液呈喷射状，颜色鲜红，速度快，量多。动脉破裂时，人在短时间大量失血，将危及生命。现场急救止血时主要采用指压止血法或止血带止血法。

（2）静脉出血　血液暗红色，出血时血液呈涌出状，速度稍慢，多不自愈，如不及时止血，逐渐形成失血性休克。

（3）毛细血管出血　呈点状或片状渗出，色鲜红，量可大可小，多能自行凝固。

（二）止血方法

1. 加压包扎止血法　是最常用而有效的一种方法。方法是先将无菌敷料或纱布填塞或覆盖在伤口上，再用绷带或叠成带状的三角巾以适当压力包扎，其松紧度以能达到止血的目的为宜。包扎时敷料要垫厚、包扎范围要足够大、压力要适当，包扎后要抬高患肢，以增加静脉回流和减少出血。主要用于小动脉、静脉及毛细血管出血。

2. 填塞止血法　一般只能用于大腿根部、腋窝、肩部等难以加压包扎的较大出血。用无菌敷料填入伤口内，外加大块敷料加压包扎。此法缺点是止血不彻底且增加感染的机会。另外，此类患者在清创去除填塞的敷料时有可能发生再次大出血，因此应尽快手术彻底止血。

3. 指压迫止血法　用手指、手掌或拳头压迫动脉经过骨骼表面部位的近心端，阻断血流通畅，达到临时止血的目的。适用于头颈部及四肢中等或较大动脉出血。常见的有颞动脉压迫法、

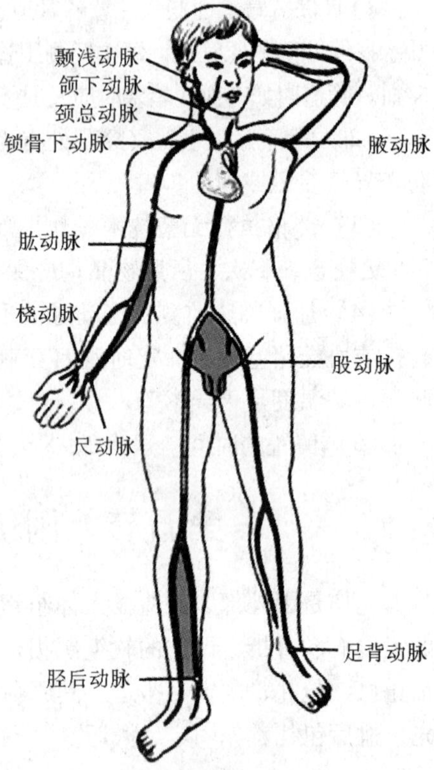

图 10-10　常用指压止血法的动脉分布

颌外动脉压迫法、颈总动脉压迫法、锁骨下动脉压迫法、肱动脉压迫法、股动脉压迫法和足背动脉压迫法。此种方法是一种现场应急措施，因四肢动脉有侧支循环，故其效果有限，且难以持久。因此，应根据具体情况适时改用其他止血方法。

> **知识链接**
>
> 人体的某些动脉血管位置比较表浅，走行过程中可经过骨骼表面，在这些血管出血时，可通过用手指将动脉压向骨骼表面的方法止血，人体常见的可用指压止血法止血的动脉分布。

4. 止血带止血法 一般只适用于四肢大动脉出血或采用加压包扎后不能有效控制的大出血时才选用。使用不当会造成更严重的出血或肢体缺血坏死。常用专用的止血带有充气止血带和橡皮止血带两种，以前者效果较好。在紧急情况下也可用橡皮管、绷带、布带等代替，禁止使用细绳索和电线等。

（1）橡皮止血带止血法 抬高患肢，在肢体伤口的近心端，用棉垫、纱布、衣服等软织物作为衬垫后在上用橡皮带紧缠肢体 2~3 圈，橡皮带的末端压在紧缠的橡皮带下即可。

（2）充气止血带止血法 充气止血带是根据血压计原理设计，有压力表指示压力的大小，压力均匀，效果较好。将袖带绑在伤口的近心端，充气后起到止血的作用。

（3）勒紧止血法 先在伤口上部用绷带或三角巾叠成带状或用带状布料，勒紧伤肢并扎两道，第一道作为衬垫，第二道压在第一道上面，并适当勒紧止血。

（4）绞紧止血法 将三角巾叠成带状或布条、手帕绕肢体一圈，打一活结，并在一头留一小套，用小木棒、笔杆、筷子等做绞棒，插在带圈内，绞紧，在将绞棒一头插入小套内，拉紧固定即可（图 10-11）。

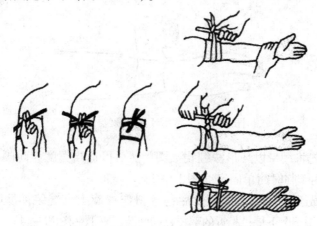

图 10-11 止血带止血法

（三）使用止血带止血注意事项

（1）使用血带部位要准确，止血带应扎在伤口近心端，尽量靠近伤口。前臂、小腿不适用止血带，因为动脉走行于两骨之间，止血效果差；上臂扎止血带时，不可扎在下 1/3 处，以防损伤桡神经。

（2）不可直接扎在皮肤上，应用绷带、毛巾、衣物、布料等做衬垫，切忌用绳索或铁丝等直接加压。

（3）使用止血带压力要适当，以刚好达到远端动脉搏动消失，恰能止血为度。

（4）止血带必须做出显著标志，记录日期和时间。使用一般不超过 1h，如必须延长，则应每隔 1h 放松 2~3min，并且总时间最长不宜超过 3h。

（5）松解止血带之前，应先输液或输血，补充血容量，打开伤口，准备好止血器材，然后再松止血带。

二、包扎技术

包扎在急救中应用广泛，其主要目的是保护伤口、减少污染、压迫止血、固定骨折、关节和敷料并止痛。原则上包扎之前要覆盖创面，包扎松紧要适度，使肢体处于功能位，打结时注意避开伤口。最常用的材料是绷带、三角巾和四头带。无上述物品时，可就地取材用干净的毛巾、包袱布、手绢、衣服等代替。

（一）绷带包扎法

绷带包扎法是最实用的、传统的方法，是各种包扎技术的基础。包扎时应从肢体远端向肢体近端，绷带头必须压住，即在原处环绕数周，以后每缠一周要盖住前一周1/3~1/2。主要的包扎方法如下：

1. 环形法 是最基本的的绷带包扎法，将绷带作环形重叠缠绕，第一圈的环绕稍呈斜行，第2~3圈作环形，并将第一圈斜出的一角压在环形圈内，最后用胶布将绷带尾部固定，也可将绷带尾部剪成两头并打结。多用于包扎的起始和终末处，也可用于肢体粗细相等部位，如胸、四肢、腹部（图10-12）。

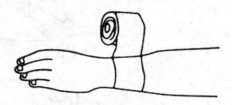

图10-12 常用环形绷带包扎法

2. 蛇形法 先将绷带以环形法缠绕数圈，然后以适当宽度为间隔，斜行上缠，各周互不遮盖。常用于临时简单固定（图10-13）。

3. 螺旋法 先环形缠绕数圈，然后稍倾斜作螺旋上升缠绕，每周遮盖上一周的1/3~1/2左右。适用于上下周径相近的部位，如四肢、躯干（图10-14）。

4. 螺旋反折法 在螺旋形包扎法的基础上，每圈缠绕时均将绷带向下反折，并遮盖上一圈的1/3~2/3，反折部位应相同，使之成一直线。适用于直径大小不等的部位，如前臂、小腿等（图10-15）。

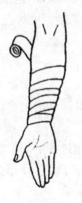

图10-13 常用蛇形绷带包扎法

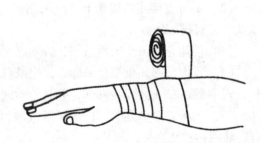

图10-14 常用螺旋形绷带包扎法

5.8 字形法　在伤处上下，将绷带自下而上，再自上而下，重复做"8"字形旋转缠绕，每圈遮盖前一圈的 1/3～2/3。用于肩、肘、膝、踝、手掌等处（图 10-16）。

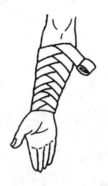
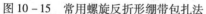
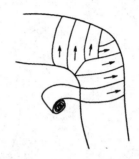

图 10-15　常用螺旋反折形绷带包扎法　　　　图 10-16　常用"8"字形绷带包扎法

6. 回返法　多用于包扎头部和断肢端。先以环形包扎数圈，之后由助手固定绷带，术者将绷带行 90°反折，经过肢端或者头部，达环形包扎处再向回反折，如此反复包扎，依次向两侧扩展，直至包住整个伤端（图 10-17）。

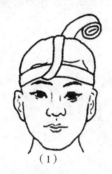
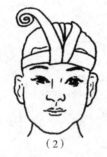
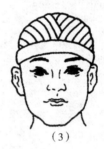

（1）　　　　　　　（2）　　　　　　　（3）

图 10-17　常用回返形绷带包扎法

（二）三角巾法

三角巾制作简单，应用方便，包扎部位广，用法易掌握。但不便加压，也不够牢固，一般多用于急救包扎。常见部位的三角巾包扎法主要有以下几种。

1. 头部包扎法　将三角巾底边的正中点放在患者眉间上部，顶角经头顶拉到头后枕部，将两底角在枕部交叉返回到额部中央打结，拉紧顶角并反折塞在枕部交叉处（图 10-18）。

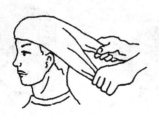
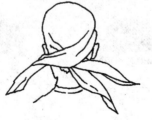
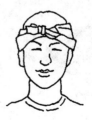

图 10-18　常用头部三角巾包扎法

2. 面部面具式包扎法 将三角巾顶角打一结，放于头顶上，然后将三角巾罩于面部，可根据需要在鼻孔、眼睛、口腔各剪一小口。再将两底角拉到枕后交叉，然后再绕到前额打结（图 10 – 19）。

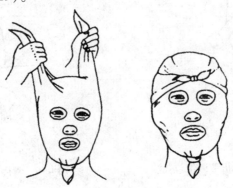

图 10 – 19 常用面部三角巾包扎法

3. 下颌部包扎法 将三角巾折叠成三、四横指宽带状，于 1/3 处放于下颌处，长端经耳前向上拉到头顶部到对侧耳前与短的一端交叉，然后两端均环绕头部后至对侧耳前打结（图 10 – 20）。

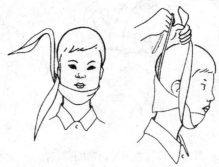

图 10 – 20 常用下颌部三角巾包扎法

4. 眼部包扎法 ①单眼包扎法：将三角巾折叠成四横指宽带状，其上 1/3 处盖住伤眼，下 2/3 从耳下端绕经枕部向健侧耳上额部并压住上端带巾，再绕经伤侧耳上，枕部至健侧耳上与带巾另一端在健耳上打结固定（图 10 – 21）；②双眼包扎法：将三角巾折叠成四横指宽带状，将带的中段斜置于一侧伤眼，下端经同侧耳下绕过枕后从对侧耳上至前额压住上端，再绕枕部至对侧耳下与反折的上端打结固定（图 10 – 22）。

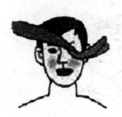 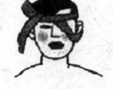 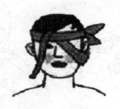 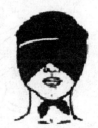

图 10 – 21 单眼包扎法 　　　　图 10 – 22 双眼包扎法

5. 上肢包扎法 将三角巾一底角打结后套在伤侧手上，结之余头留长些备用，另一底角沿着手臂后侧拉到对侧肩上，顶角包裹伤肢，前臂屈曲至胸前，拉紧两底角打结（图 10 - 23）。

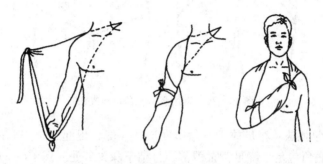

图 10 - 23 常用上肢三角巾包扎法

6. 手（足）部包扎法 将手放在三角巾上，手指对着三角巾的顶角，将手平放于三角巾中央，底边位于腕部，将顶角提起放于手背上，然后拉两底角在手背部交叉，再绕回腕部，于掌侧或背侧打结。足的包扎与手相同（图 10 - 24）。

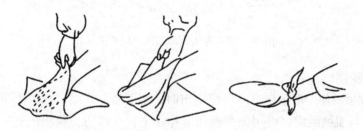

图 10 - 24 三角巾包扎手（足）

7. 胸背部包扎法 将三角巾底边横放在胸部，约在平剑突部位，顶角越过伤侧肩，垂向背部，三角巾的中部盖在胸部的伤处，两端拉向背部打结，顶带也和该结一起打结。此法同样适用于背部包扎，在胸前打结（图 10 - 25）。

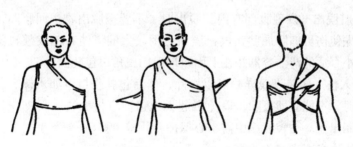

图 10 - 25 常用胸部三角巾包扎法

8. 腹（臀）部包扎法 三角巾顶角朝下，底边横放于脐部，拉紧底角至腰部打结，顶角经会阴拉至臀部上方，同底角余头打结。此法同样适用于臀部包扎，顶角和左右两底角在腹部打结（图 10 - 26）。

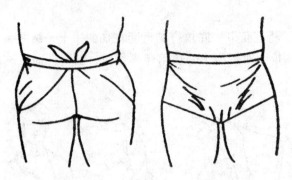

图 10-26　常用腹部三角巾包扎法

9. 腿与足部包扎法　将足放于三角巾底边的一侧，提起较长一侧的巾腰包裹小腿打结，再用另一底角包足，绕足背至踝部，打结于踝关节处（图 10-27）。

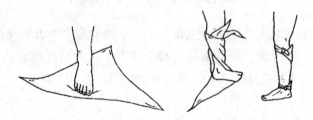

图 10-27　常用腹部三角巾包扎法

（三）特殊伤口包扎法

1. 开放性颅脑伤　颅脑伤有脑组织膨出时，不要随意还纳，以等渗生理盐水浸湿了的无菌纱布覆盖脑组织，再用无菌换药碗扣在上面，以防止脑组织进一步脱出，然后进行包扎固定。同时患者取侧卧位，并清除口腔内的分泌物、黏液或血块，保持呼吸道通畅。

2. 开放性气胸　伤者取半卧位，立即用比伤口面积大、厚实的棉布块或毛巾在患者呼气末迅速严密覆盖胸壁伤口，再用三角巾或绷带缠绕胸壁加压包扎，尽快送往医院。

3. 腹部内脏脱出　发现腹部有内脏脱出时，不要把脱出物送回腹腔，以免造成腹腔内感染。应先使伤员仰卧屈膝，放松腹肌。用较大的清洁布单或敷料覆盖脱出的内脏，然后用大小合适的清洁容器扣在上面，最后用三角巾包扎固定。

4. 异物刺入伤　伤口表浅异物可以去除，然后包扎伤口。如木棒、竹竿、铁器等异物刺入体内时，不能立即拔除，以免引起大出血。应将大块敷料支撑异物，然后用绷带固定以控制出血。在转运途中需小心保护，并避免移动。

（四）包扎注意事项

（1）包扎伤口时，先简单清创并盖上消毒纱布，然后再用绷带。操作宜小心、谨慎，不要触及伤口，以免加重疼痛或导致伤口出血及污染。

（2）包扎要牢固，松紧适宜。过紧会影响局部血液循环，过松容易使敷料脱落或脱落而达不到固定和压迫止血的目的。

（3）用绷带包扎时，要掌握"三点一行走"的操作要领，即起点、止点、着力点（多在伤处）和行走方向顺序。

（4）包扎方向为自下而上、由左向右，从远心端向近心端包扎，以促进静脉血液回流。绷带固定时的结应放在肢体的外侧面，切忌将结打在伤口上、骨隆突处或易于受压的部位。

（5）包扎四肢时应尽量暴露出指（趾）端，以便于观察末梢循环血供情况。

（6）包扎时要保持患者位置舒适。皮肤皱褶处如腋下、乳下、腹股沟等，应用棉垫或纱布作衬垫，骨隆突处也用棉垫保护。需要抬高肢体时，应给适当的扶托物。

（7）根据包扎部位，选用宽度适宜的绷带和大小合适的三角巾等。

（8）解除绷带时，先解开固定结或取下胶布，然后以两手互相传递松解。紧急时或绷带已被伤口分泌物浸透干涸时，可用剪刀剪开。

三、固定方法

固定的目的是减轻疼痛、避免骨折片损伤神经和血管等，防止损伤继续加重，并能防止休克，便于伤员的转运。所有的四肢骨折均应进行固定，脊柱和骨盆骨折、广泛软组织损伤在急救中也应相对固定。固定材料最理想的是夹板，类型有木质、金属、充气性塑料夹板或树脂做的可塑性夹板。但在紧急情况下，可就地取材，选用树枝、木棒等代替。还可直接用伤员的健侧肢体或躯干进行临时固定。

（一）固定方法

1. 锁骨骨折　将三角巾折叠成带状或用宽布带，呈"8"字形环绕双肩，两腋前上方用毛巾或敷料垫好，拉紧三角巾的两头在背后打结，尽量使两肩外展。也可用丁字形夹板贴于背后，在两肩及腰部各用绷带包扎固定。（图10–28）

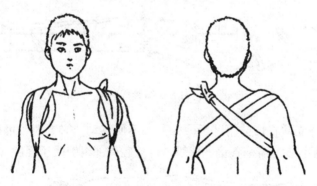

图10–28　锁骨骨折固定

2. 前臂骨折　协助伤员屈肘90°，拇指在上。取两块合适的夹板，其长度超过肘关节至腕关节的长度，置于断骨内外两侧，上下两端用绷带或三角巾扎牢固定，再用三角巾将前臂悬吊于胸前，呈功能位（图10–29）。

3. 肱骨骨折　用长、短两块夹板，长夹板放于上臂的后外侧，短夹板置于前内侧，用绷带或其他带状物绑扎，在骨折部位上下两端固定，并将屈肘90°使前臂呈中立位，再用三角巾将上肢悬吊于胸前。若无夹板，可用两块三角巾，其一将上臂呈90°悬吊于胸前，于颈后打结，其二叠成带状，环绕伤肢上臂包扎固定于胸侧（图10－30）。

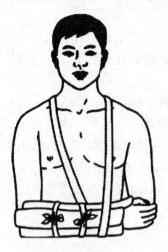
图10－29　前臂骨折固定

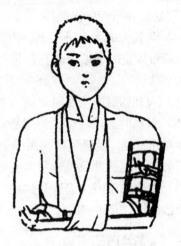
图10－30　肱骨骨折固定

4. 小腿骨折　取长短相等的夹板（从足跟至大腿）两块，分别放在伤腿内外侧，然后用绷带或三角巾分段扎牢，如无夹板，可将伤者两下肢并拢，两脚对齐，将健侧肢体与伤肢分段绑扎固定在一起，注意在关节和两小腿之间的空隙处垫一棉垫，以防包扎后骨折部弯曲。

5. 大腿骨折　用一长夹板放在伤腿的外侧，长度自足跟至腰部或腋窝部，另用一短夹板置于伤腿内侧，长度自足跟至大腿根部，骨隆突处垫棉垫，然后用绷带或三角巾分段将夹板固定（图10－31）。

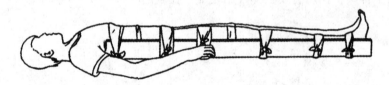
图10－31　大腿骨折固定

6. 脊柱骨折　立即将伤员俯卧于硬板上，不使移动。必要时，可用绷带将伤员固定于木板上。胸部与腹部需垫各垫一棉垫，以减轻局部组织受压程度（图10－32）。

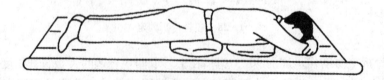
图10－32　脊柱骨折固定

（二）固定的注意事项

（1）外伤时，如有伤口和出血，应先止血，包扎，然后再固定骨折部位。如有生命危险时，应先处理危及生命的情况，如窒息、开放性气胸、休克等。然后再固定。

（2）对开放性骨折进行固定时，外露的骨折端不要还纳伤口内，以免造成感染。

（3）夹板的长度与宽度要与骨折的肢体相适应，其长度必须超过骨折的上、下两个关节。固定时除骨折部位上、下两端外，还要固定上、下两个关节。

（4）夹板不可与皮肤直接接触，其间应垫棉垫或其他柔软物品，尤其在夹板两端、骨突出部位和悬空部位应加厚衬垫，防止受压或固定不稳。

（5）固定应松紧适度，以免影响血液循环。肢体骨折固定时，一定要将指（趾）端露出，以便随时观察末梢血液循环情况，如发现指（趾）端苍白、发冷、麻木、疼痛、浮肿或青紫，说明血运不良，应松开重新固定。

（6）避免不必要的检查和搬运，严禁刻意检查怀疑有骨折的部位。

四、搬运

危重伤病员经现场急救后，要迅速安全地运送到医院或急救中心，做进一步的检查和治疗。搬运过程中要随时注意观察伤员的伤情变化。常用搬运方法有徒手搬运和担架搬运两种，其次有汽车、飞机、轮船等转运方法。由于每位伤员受伤部位、性质、病情不同，因此应明确搬运要求，选用相应的搬运方法，以免因搬运不当给伤病员加重痛苦，造成残疾甚至危及生命。

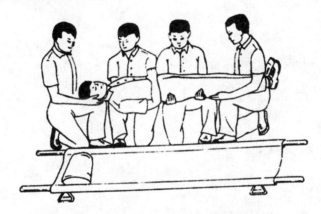

图 10－33 常用颈椎损伤搬运法

知识链接

脊柱损伤患者搬运时，应严防颈部和躯干前屈或扭转，应使脊柱保持伸直。颈椎伤的伤员，应有 3～4 人一起搬运，1 人专管头部的牵引固定，保持头部与躯干部成直线，其余 3 人蹲在伤员同一侧，2 人托躯干，1 人托住下肢，一齐起立，将伤员放在硬板担架上，然后将伤员的头部两侧用沙袋固定（图 10－33）。

目标检测

一、问答题

1．护士如何对气管切开置管患者进行护理？

2．对动脉、静脉穿刺置管的患者实施护理时应注意哪些问题？

3．使用止血带止血时有哪些注意事项？

4．简述使用包扎法时的注意事项？

二、案例分析

患者，男，26岁，利器刺伤左侧腹部，伤后腹痛伴内容物脱出，患者因受惊吓而摔倒在地，进而引起右小腿骨折，同时伴有左前掌出血（颜色鲜红，出血很快）。患者面色苍白，紧张不安。如果你在现场将给予哪些急救措施？应做好哪些护理工作？

（刘艳慧　寇　哲）

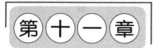

第十一章

灾害救援医学

学习目标

掌握：搜索与营救常识。

熟悉：通讯设备的使用；体能、心理训练的实施与考核。

了解：灾害救援医学的任务、意义、分类；野外生存常识和救援人文知识。

第一节 概 述

【任务引导】

2008年汶川地震，如果你是一名现场抢救人员，为及时抢救受灾区群众，你认为你应该做好哪些工作呢？

灾害救援医学（disaster rescue medicine，DRM）是研究在灾害条件下，进行医学救援的科学规律、方式、方法、组织的一门学科。涉及灾害救援的各个方面、各个阶段，是灾害救援的重要组成部分。灾害救援医学涉及院外急救、创伤急救、心肺复苏等方面，涵盖的内容较多，与其他学科及章节重复的内容本章不再赘述。

灾害发生后，应及时组织各级救援力量，利用搜救、通讯、医疗设备，在灾害现场给受灾群体提供及时有效的医疗救助，进行必要的医学处理，挽救生命，减少伤残，并在医疗监护下，采用各种交通手段尽快将患者运送至医院接受进一步救治与护理。

一、灾害救援医学的意义

1. 政治和社会意义 灾害救援医学的研究对于一个国家的政治和社会稳定具有重要意义。灾害发生后，如政府不能及时有效地救援就有可能造成灾民的不满，增加社会不稳定因素，所以，发展灾害救援医学有利于稳定社会大局。

2. 降低灾害的经济损失 灾害造成大量人员伤亡不仅使得国家社会保险损失巨额赔偿金，也给个人和家庭带来巨大的经济损失。此外，伤残人员和传染病患者的增加也使国家和地区医疗费用大幅上升。

3. 提高群众健康水平和医护水平 灾害救援医学的首要目的就是采取各种措施把

灾害对广大人民群众的健康危害降到最低点。灾害救援医学的发展有助于降低灾害所致伤员的病死率，降低灾后传染病的发生率。因此，研究灾害救援医学有利于提高人们的健康水平和医护水平。

二、灾害的分类

广义上的灾害包括突发公共事件和战争。

突发公共事件是指突然发生、造成或者可能造成重大人员伤亡、财产损失、生态环境破坏和严重社会危害、危及公共安全的紧急事件。根据突发公共事件的发生过程、性质和机制，突发公共事件主要分为以下几类：

1. 事故灾难　主要包括工矿商贸等企业的各类安全事故、交通运输事故、公共设施和设备事故、环境污染和生态破坏事件等。

2. 公共卫生事件　主要包括传染病疫情、群体性不明原因疾病、食品安全和职业危害、动物疫情以及其他严重影响公共健康和生命安全的事件。

3. 自然灾害　主要包括水旱灾害、气象灾害、地震灾害、地质灾害、海洋灾害、生物灾害、森林草原火灾等。

4. 社会安全事件　主要包括恐怖袭击事件、经济安全事件和涉外突发事件等。

三、灾害救援医学的特点

（1）灾害救援医学是一项社会系统工程，是需要由政府主导、全社会投入的一门实践性很强的新兴交叉学科。它以灾害医学、临床医学、预防医学、护理学、心理学为基础，涉及社会学、管理学、工程力学、国际法学、通讯、运输、建筑、消防、地理、气象等学科。

（2）灾害救援医学涵盖广泛，包括：灾害现场伤员的大规模搜救、分类、救治、护理；危重伤员的运输；移动医院的建立和运作；当地医院的恢复重建；灾区的防疫等。因此，它既不同于医院内急诊科、ICU，也不同于入院前急救（急救中心）。

（3）灾害救援医学需要强有力的组织体系和多部门协作。

（4）短时间内需要大量医务人员和医疗物品进入灾区。

（5）防疫工作是灾害救援医学的重要组成部分。

四、灾害救援医学的任务

（1）灾害现场伤员的救治，包括在灾害现场搜索、营救幸存者、进行检伤分类，分级救治。

（2）为灾区群众提供紧急医疗救助。

（3）灾区的卫生防疫工作，包括检水检毒、灾区传染病的预防和处理。

（4）灾害心理障碍的处理。

（5）灾后医院重建和医疗培训工作。

五、我国灾害救援医学组织体系的发展趋势

（1）国家注重灾害救援。

（2）"军民一体化"模式的推进。

（3）成立专业灾害医学学术团体。2001年1月，经国家民政部批准，中国灾害防御协会正式成立救援医学专业委员会，学会办公地址设在武警总医院，标志着我国灾害救援医学作为一门学科正式成立。

第二节 搜索与营救常识

一、搜索

搜索就是找寻遇难者并判断其位置，为营救行动提供依据。搜索方式包括人工搜索、犬搜索和仪器搜索。

1. 人工搜索 出现灾难后，一般先进行初步的人工搜索。人工搜索由搜索组与营救组人员进行，目的是迅速发现地表或浅埋的遇难者，搜索方法包括：

（1）地毯式搜索 即队员一字排开，利用敲、喊、听、看的方法整体推进寻找幸存者（适用于大片开阔的场地），要求大声喊叫，语言差异并不重要。

（2）旋转式搜索 即5~6人为一组，围成直径约5米的圆圈，相互间隔2~3米，卧倒、敲击、静听。此种方法适用于小范围内重点区域。缺点是用人较多，进度不快，对于被埋在深处的幸存者效果不佳。

2. 犬搜索 犬搜索一般在人工搜索后进行。犬搜索是指驯犬员引导搜索犬进行搜索，利用搜索犬的灵敏嗅觉，找寻被掩埋于废墟下的遇难者。每个犬搜索组的3条犬轮流使用：第一条犬进行搜索，后两条逐次确认。

3. 仪器搜索 经过人工搜索和犬搜索，认为可能有遇难者被压埋或确定有遇难者被压埋但不易定位，需要进一步展开仪器搜索。仪器搜索包括三种手段：

（1）使用声波/振动探测仪，在废墟上方通过仪器搜索，来找寻被压埋于废墟下的遇难者，并精确定位。

（2）使用光学探测仪器深入废墟内部，在确定有遇难者被压埋，而且位于覆盖层背后的部位，进行细致的搜索，直接寻找目标位置；并且可以观察、监视遇难者状况。

（3）使用热成像生命探测器，在暗室或能见度极低的环境中，进行细致的搜索。

以上各种搜索方式应综合应用，相互印证，相互补充。

二、营救

营救行动指运用起重、支撑、破拆及其他方法使遇难者脱离险境。

1. 封控现场 事件现场会有大量群众、亲友及志愿救助者。警戒分队应首先迅速封锁现场，疏散围观群众，劝退亲友，划定警戒区域，排除警戒人员，并在公安、交通部门的协助下，保证现场的秩序和安全。其目的是消除人为干扰，确保救援行动的顺利展开。

2. 安全评估 首先由工程技术人员对现场进行安全评估，确定是否存在二次倒塌等危险的可能性，制定搜索的方法、路线和手段；而后派出搜排组对现场进行周密细致的搜排，确认残留爆炸物情况；最后对救援现场进行支撑加固。其目的是确保救援现场的安全性，以防施救过程中发生的事故。

3. 搜索确认 通过现场询问、调查等方法，了解现场的基本情况，而后采取人工搜索、犬搜索、仪器搜索等方法，确认是否有生存人员及其准确的位置。搜索确认的目的是为营救创造条件。

4. 实施营救 当确认被困人员位置后，利用救援专用设备和就便器材采用破拆、顶升、凿破等方法，创造通道，抵达被困人员，必要时可扩大施救空间，以保证救援人员的进入和装备器材的使用。针对不同的建筑物和构件，在进行破拆作业时，通常使用无齿锯、剪切钳、千斤顶等；在对墙体、构件进行凿破作业时，通常使用凿岩机、手动凿破工具等。

5. 医疗救护 在清理废墟并抵达被困人员被困位置后，医疗人员应立即展开救护，对被困人员进行心理安慰，实施固定包扎，并指导救援队员的行动，以保证被困人员的安全。医疗救护应贯穿营救实施的全过程。

6. 救助转移 依据现场的情况，采取相应的方法将人员救出，并进行简单的医疗处理，然后送专门医疗机构。

7. 行动小结 救援行动完成后，及时进行工作小结，总结经验，查找问题，制定改进措施，并向上级部门提交完成任务情况报告。

第三节 通讯设备的使用

通讯系统是灾害救援工作最重要的一环，它保证了全部信息的通信联络。平时设置的通讯线路在灾难中可能被破坏，即使尚未被毁或未完全毁坏，在灾害发生后也常常不敷使用。故在灾害救援计划中必须要有可代替的有线和无线通讯设备，以保证救援指挥部与灾害现场、交通运输部门、各医疗机构、公安、消防、武警、药械和血液供应等部门的通信联络畅通无阻。

急救医疗服务系统作为灾害卫生救援的重要组成部分，它承担的指挥、协调、联络的功能，必须依靠专用的、先进的、灵敏的通讯设施和设备来实现。包括有线通讯系统、无线通讯系统和卫星通讯系统。

1. 急救电话

（1）统一的呼救电话号码：为便于社会各界、公众、灾害事故现场随时随地地进行急救服务，不少国家规定并设立了便于记忆、使用方便的统一的呼救电话号码。我国统一的急救电话号码为"120"，许多城市均已开通。

（2）急救机构间专线直拨电话：这是急救中心与其他医疗机构、上级主管部门的直通专线电话。便于指挥协调急救工作，迅速进行急救反应，以及掌握各级各类医院可利用的医疗资源。

当发生大地震、洪水等自然灾害时，电话线路可能遭到破坏而中断，严重影响急救信息的传递。近年来，光纤通讯的飞速发展，对有线通讯的进一步快捷化、大容量化起了很大作用，但是光纤通讯依然"有线"，其抗灾能力还是不强，在灾害救援的通讯保证上很局限。

2. 无线电通讯装备 无线电通讯装备在灾害卫生救援中是非常重要的，它通过无线电台、移动电话、对讲机系统等设备来实现通讯联络。急救中心的通讯调度室与救灾人员通过无线电台等传播灾情信息和急救信息，发出急救指令，协调指导现场救援人员将患者运送到指定医院。

3. 卫星通讯系统 随着科学技术的不断发展，通讯卫星技术已逐步成熟，近几年，我国的卫星通讯发展迅速。在灾害救援中，利用卫星通讯技术来保持通信联络的作用是很明显的。

第四节 灾害救援中护理工作的组织管理与特点

一、护理工作的任务

（1）救援护士进入灾害现场，要积极采取抢救措施，使患者尽快脱离险区、险情。

（2）先救命再救伤，要迅速对伤员进行检伤分类，快速处理直接威胁伤员生命的伤情和症状，如内脏严重创伤等应先抢救生命，后处理局部伤情；锐器插入体内要原位固定，现场不可拔出，否则可引起大出血等；脱出外溢的内脏不要还纳，覆盖后立即后送。

（3）保留标本，如呕吐物、断肢等，为进一步诊治提供条件。

（4）争分夺秒、就地取材，危重患者可位于工地、街道、车间、家庭等，抢救物品可就地取材。如多发性骨折所用夹板，群体中毒所需的洗胃液体，输液时的吊瓶架等，如现场无专用的医用设备，都可就地取材。

（5）尽快将伤员送至救治机构，以便更正规、有效治疗。

二、护理人员的业务素质要求

（1）从事救援工作的护士应具有 2 年以上在临床各科室实践的经验。整个救援护理队伍设 1 名护士长、若干名护士组长、若干名组员，护士长和护士组长应由主管护师或护师担任。

（2）要掌握基础急救理论和基本操作技术，反应敏捷、判断准确、处理问题安全迅速。如徒手复苏、气管插管、气管切开、止血、检伤分类、骨折临时固定、止血、清创、缝合等。

（3）应掌握常用急救药品的作用机制、应用剂量、副作用、观察要点等。

（4）熟悉掌握救援物资设备的使用技术和一般维护。如了解医疗监护仪器等设备的性能、使用方法、操作技术，迅速分析判断物理、生化监测数据。

（5）要有良好的心理素质，较好的人文基础，态度和蔼、语言贴切、举止稳重，要同情、理解和体贴患者，耐心正确地诱导和抚慰伤员，使患者树立战胜伤情的信心、理智地对待他人。

（6）熟练配合医生完成现场救援工作，提前做好各项准备工作，尤其是在恶劣的环境条件下，救援护士更应配合医生完成现场救援工作，并应协助灾民重新安排生活，做好防疫工作，防止灾后的传染病流行。

三、护理工作的组织管理

（1）救援护理人员的数量根据所在单位的规模及承担的救援任务而定。救援中心或医院要注意培训兼职救援护士，以完成特大意外事故和自然灾害的救援。救援护士由护理部派遣，以保证护理人员的数量、业务水平和素质，使大型救援工作得以顺利进行，以尽可能地降低伤残和病死率。

（2）救援护士在行政上受科主任、护士长的双重领导，在参加具体抢救工作时，要服从调度的统一指挥，与医生、急救员、司机紧密配合，共同完成救援任务。

（3）救援护士要服从现场抢救医生的指挥，明确救援护理的任务，积极主动协助医生做好各种创伤后的各项护理工作。

四、护理人员的工作特点

1. 救援护理工作的技术性 灾害所致的患者伤情复杂、严重，病情变化迅速，容易并发休克、挤压综合征、呼吸窘迫综合征、感染等。在紧急救援护理中，护士需要具有高度的观察判断伤情的能力，果断娴熟的技术，必须掌握监护技术，能应用各种检测仪器，能熟练地应用引流、导尿、鼻饲、输液、胃肠减压等各种管管技术及人工呼吸机。

2. 救援护理工作的突击性 面对地震、水灾、火灾、爆炸事故、恶性交通事故、化学中毒等灾害，数十乃至上百名伤员需要同时救治。救援护理工作需要全面铺开，救援护士要争分夺秒、夜以继日地进行抢救工作。

3. 救援护理工作的连续性 现场初步护理救治，必须为后一个救治机构创造良好的条件。对脊柱损伤的伤员搬运时，应避免在搬运中加重损伤，造成不应有的截瘫或者其他继发性损伤。要积极采取"事先控制"措施，预防各种灾害所致的并发症和差错事故。

4. 救援护理工作的工作量和烦琐性 因灾害所致的伤员数量多，需要成批运送，药品和敷料消耗量大，特别是各种液体、消毒药品、抗生素、纱布和绷带需要量大。另外，还要使用大量的医疗器械和护理用品。对生活不能自理的重伤者，护理人员要帮助进水、进餐、照顾二便等。救援护理工作既要抢救生命，又要尽最大努力减少致残率，并做好生活上的护理工作，护士要井井有条地做好大量烦琐的护理工作。

第五节 灾害心理障碍

一、灾害心理障碍的特点

灾害不但影响受害者的心理状态，而且超强度的心理刺激还可以导致精神健康问题。灾害中的幸存者称为第一受害者。灾害中死亡者和幸存者的直系亲属及与死难者有密切关系的其他亲友为第二受害者，应激效应见于第一受害者和第二受害者。灾害未完全平息或者刚刚平息就亲临现场的各类救灾人员（如医护人员）称为第三受害者。灾区外围接触死难者和幸存者的救灾人员为第四受害者。灾区外围的其他人群称为第五受害者。第六受害者是指所有受到灾害振动的人。受害者的心理反应与个人的心身特点、灾害特点、个人受损程度等诸多因素有关。直接受害者和间接受害者的特点有：

（一）直接受害者的心理反应

1. 反应类型

（1）心理休克型　此型以持久的严重抑郁和精神运动抑制为特点。不知道逃避危险、呆坐呆立、哭泣不止、大小便失禁、不思饮食，甚至不能认识亲人、不能分辨时间和地点。

（2）急性恐惧反应型　此型表现为立即发生、严重而持久的惊恐反应，如惊叫不已、持续颤抖、紧抓他人不放、时常出现错觉和幻觉。

（3）兴奋型　其表现为：一种是难以自制的缺乏明确动机、阵阵突发冲动的不协调性精神运动兴奋；另一种是执意要进行某种对挽回灾害毫无意义而危险性极大的行为。

（4）创伤后应激障碍型　此型主要表现为灾害虽然时过境迁，受害者似乎恢复正常，但遇到他人提及相关话题时，受害者立即表现出如重现灾害情景的反应，其言行和内心体验与受害者当时极为相似。

（5）正常反应型　此型是指幸存者在灾害打击后仍能与外界他人保持基本良好的沟通，能在他人帮助下逐渐适应环境，该类型占受害者的大多数。

2. 心理变化的时间特征

（1）灾前预报期　心理问题在预报期就开始出现，大多表现为焦虑不安、恐惧，有些则表现为怀疑、否认、侥幸的心态对待预报。

（2）灾害期　灾害降临时，多数受灾的人表现为惊恐万分、慌忙逃避、呆滞、感情麻木、对刺激缺乏反应。

（3）灾害后期　初期正常的心理反应有庆幸自己逃脱灾害的打击、渴望安全。病态的心理包括惊恐、心理性休克、兴奋性攻击等。后期即灾后数月到1年内，病态心理包括过分悲伤、自责、激怒等。

（4）灾害后跨时空反应期　一般人们即使在灾害后数年对灾害仍有较深的印象，不愿提及。但是，只要日常生活正常，而且触及往事不出现强烈反应、不扰乱已经形成的生活模式均属正常。

（二）间接受害者的心理反应

（1）第二受害者及个别其他间接受害者可以出现与直接受害者完全相同的心理异常，如极度恐惧、愤怒、攻击、创伤后应激障碍等。

（2）摆脱不掉恶劣的心情，白天不自主反复回忆可怕的灾害情景，晚上频繁做噩梦、难以入睡。

（3）持久的悲痛、抑郁，甚至自杀或酗酒。

（4）过度内疚和自责。

（5）对类似灾害的环境和日期过度恐惧、回避，并泛华到其他情境中。

二、灾害心理障碍的治疗

受到灾害的心理打击后，一般的心理转化方法可以解除大多数人的精神紧张。少数患者心理障碍不能缓解者，不能适应新的生活，就必须接受专业性心理治疗。

（一）心理治疗的基本原则

1. 整体－综合原则　人的机体是整体性和综合性心身结合的完整物体，表现为躯体健康与心理健康相结合的心身结合整体性和综合性；内外环境的适应性和完整性；精神活动的整体性和综合性。因此，进行心理治疗时要对患者的精神活动和性格特征全面分析，应用综合性医疗措施。

2. 可接受原则　治疗时必须根据不同患者的年龄、性别、性格特征、文化修养、思想意识和疾病阶段的整体精神状态有针对性地进行心理治疗。

3. 调动自我心理防御的原则　治疗时必须通过患者的内因，在实践中调动患者与疾病斗争的主观能动性和自觉性。

4. 巩固原则　心理治疗的疗效有时会出现反复和波折，因此，医者和患者必须坚定信心，循序渐进，逐步巩固。在结束治疗前要做好社会归复的适应性锻炼，以减少复发或再受挫折。

5. 信任原则　对治疗者高度信任，是心理治疗成败的重要先决条件，成功率与信任度呈正比关系。治疗效果的好坏，取决于医生丰富的专业知识、技巧和患者的信心。

（二）常用的心理转化方法

1. 暗示法　用言语暗示可影响患者的内在心理活动，这是心理治疗的基础。在催眠状态下易接受暗示。暗示除通过语言外，还包括药物和理疗。

2. 疏泄法　通过患者倾吐积聚已久的内心压抑情绪，使心情变得平静安定，达到心身平衡。

3. 转移替代法　可采用近似目标代替，如动员克服困难，积极参加救灾活动，建设新家园等。

4. 洞察法　患者通过心理治疗，正确地认识自己心身的症状，分析生活环境的压力和性格缺陷存在的问题，从而正确对待生活、疾病、工作等矛盾，树立积极的人生观。

5. 抑制法　抑制法又称"有意识遗忘法"。引导患者对悲痛的精神创伤压抑、回避、不想、不说、隐藏内心深处不去接触，随着时间的推移，逐渐淡漠忘却。此法可与疏泄法结合应用。

6. 升华法　对待个人某些缺陷、失业、失学、失恋、丧失亲人等问题造成的心理矛盾，可以指导其在事业上或者其他方面做出贡献，转移矛盾，升华出社会能接受的高层次要求。

7. 补偿法　对一时失足而做错者，应鼓励其用实际行动弥补过失，或者重新做人，多做有益的事情，为社会、为他人服务。

8. 合理化法 引导患者对自己做过的不满意的事情或者对心理矛盾寻找一种比较合理的理由加以解释。

9. 自我解围法 引导患者对遗憾、难堪、令人不悦的事，用幽默和自我解嘲方式减少自身的痛苦。

10. 否定法 否定痛苦和刺激的事情，以减轻心理痛苦。

11. 侧击法 医者并不当面批评患者的心理和性格缺陷，用旁敲侧击的方法，劝其改正。常利用实例、历史资料、典故等影响患者。洞察法是正面引导，此法是侧面引导。

12. 依赖法 当患者因心身挫折丧失自信心时，可寻找一位患者最信赖的人共同做好心理转化工作。

（三）几种常用的心理疗法

心理治疗的方法多，常用的有以下几种，具体的治疗方法可参见专业书刊。

1. 催眠疗法 其适应证有：神经症，尤其是癔症（癔症性瘫痪、失语症、遗忘症等）、焦虑性神经症、恐惧症。

2. 生物反馈疗法 其适应证有：神经症如偏头痛、焦虑症、恐惧症。心身疾病如高血压病、溃疡病、哮喘、心因性皮肤瘙痒等。

3. 行为疗法 其适应证有：神经症如恐惧症、焦虑症、强迫症等；习惯性不良习惯、自控不良行为、性功能障碍、慢性精神分裂症患者的一些不良行为及心身疾病等。

4. 精神分析法 其适应证有：歇斯底里、强迫性神经症、恐惧症、抑郁症及某些心身疾病。

5. 森田疗法 其适应证有：神经衰弱、强迫性神经症、恐惧症、焦虑症、疑病性神经症等。

第六节 体能训练的实施与考核

进行救援队员体能训练的目的是为推动救援队员的体育锻炼，培养能够在野外、恶劣环境、高负荷下开展医疗急救工作的医务人员。

一、救援队员体能标准

根据开展工作的任务、性质不同，制定三类标准，即搜索与营救队员体能标准、医疗队员体能标准、专家及其他人员（灾情评估专家、工程力学专家、医疗专家）体能标准。分述如下。

（一）搜索与营救队员体能标准

（1）该类队员年龄在 18～25 岁之间，主要承担灾害救援中的搜索与营救工作，搬运重型机械设备、操作机械工具、高空地下搬运营救伤员均需要强健的体魄。

（2）体能标准见表 11-1。

表 11 – 1　搜索与营救队员体能标准

项目	达标	项目	达标
10m×5	27s (32s)	俯卧撑	40 个 (10)
3000m	13′40″s (17min)	仰卧起坐	45 个 (32)

注：（ ）内为女队员体能标准。

（二）医疗队员体能标准

（1）该类队员年龄在 18～40 岁之间，主要承担灾害救援中的医疗工作，集体包括医疗、护理、技术方面的人员。以医疗技术操作为主，但搬运伤员、野外巡诊时也需要队员具备一定的体能。

（2）体能标准见表 11 – 2。

表 11 – 2　医疗队员体能标准

项目	达标	项目	达标
10m×5	29s (35s)	俯卧撑	32 个 (7)
3000m	15min (18min)	仰卧起坐	35 个 (28)

注：（ ）内为女队员体能标准。

（三）专家及其他人员体能标准

（1）该类队员（灾情评估专家、工程力学专家、医疗专家）年龄在 50 岁以上，主要承担灾害救援中的指挥和灾情评估工作，不从事重体力作业，但也需具备一定的体能。

（2）体能标准见表 11 – 3。

表 11 – 3　专家及其他人员体能标准

项目	达标	项目	达标
10m×5	48s (55s)	俯卧撑	5 个 (2)
3000m	24min (26min)	仰卧起坐	10 个 (5)

注：（ ）内为女队员体能标准。

（四）体能训练考核

救援队医疗队员每年集中两次进行体能训练和考核。如其中两个测评项目不能通过则视为不达标，将退出救援队。

二、体能训练的方法

（一）耐力训练

运用多种耐力训练方式，主要发展救援队员的一般耐力水平和速度耐力水平，使救援队员可以保证充足的体能储备以适应艰苦的救援环境，为长期困难作战做好准备。训练方法主要采用长距离耐力跑和多距离组合跑。

1. 发展一般耐力练习方法举例　①800m，3～4 次，间歇 10～12min；②负重越野：负重量为自身体重的 20%～30%，选择跑程多为崎岖小径，或爬障碍、穿丛林，越野距离 20～30km；③定时跑：50～60min 定时跑，完成 2～3 组，组间休息 30min 左右。

2. 发展速度耐力练习方法举例 ①（300m 快 + 50m 慢 + 100m 冲刺）组合跑，4 ~ 5 组，组间间歇 8 ~ 10min；②（300m + 200m + 100m）组合跑，4 ~ 5 组，间歇 2 ~ 3min，组间间歇 8 ~ 10min；③300m，6 ~ 8 次，间歇 6 ~ 8min。

（二）力量训练

综合运用多种力量训练方式，主要发展救援队员四肢、腰腹及背部肌肉力量，增强队员救援能力，提高救援效率，为将要进行的救援工作做好准备。

1. 健身器械综合练习举例 器械练习是提高各部位肌肉力量最有效的训练法方法之一。根据所发展肌肉部位不同，可根据器械说明，结合身体素质情况，听取健身教练建议，采用多种练习方式相结合的方法，发展肌肉力量。

2. 其他练习方法举例

（1）大腿力量训练方法 蛙跳 30m + 加速跑 15 ~ 20m，5 ~ 6 组，组间休息 4 ~ 5min；"鸭步" 30m + 加速跑 15 ~ 20m，5 ~ 6 组，组间休息 4 ~ 5min。

（2）小腿力量训练方法 地踮脚跳 40 ~ 50 次 + 加速跑 15 ~ 20m，5 ~ 6 组，组间休息 4 ~ 5min。

（3）上肢力量训练方法 俯卧撑 8 次 + 快速摆臂 20 次，5 ~ 6 组，组间休息 4 ~ 5min；引体向上 6 次 + 快速摆臂 20 次，5 ~ 6 组，组间休息 4 ~ 5min。

（4）腰腹力量训练方法 卧起坐带转体 15 ~ 20 次 + 放松跑 15m，5 ~ 6 组，组间休息 2 ~ 3min；"V" 字两头起 10 ~ 15 次 + 放松跑 15m，5 ~ 6 组，组间休息 2 ~ 3min。

（5）腰背肌力量训练方法 "燕飞" 3 ~ 5s（6 ~ 8 次）+ 放松跑 15m，5 ~ 6 组，组间休息 2 ~ 3min。

（三）平衡能力与协调性训练

救援队员必须具备一定的平衡与协调能力。在紧急救援行动中，很多时候队员需要携带大量救援装备穿过多重险阻，克服是极为苛刻的环境到达指定位置。平衡能力与协调性的发展有助于保证队员安全迅速顺利地到达，并及时对受灾对象予以施救。

1. 平衡能力训练方法举例

（1）"燕式平衡" 锻炼静态平衡能力。要求迅速达到平衡状态，并尽可能地保持较长时间。

（2）头顶物走 锻炼在动态中平衡。在练习达到一定程度时，可以将直线改为圈线。切忌用手扶头上的东西。

（3）倒走练习 发展平衡知觉能力。地面上画一直线，沿直线倒着走在平稳的基础上计时，训练速度。上下楼梯时可以练习倒着上、下台阶。

（4）"不倒翁" 游戏 训练旧的平衡状态破坏后建立新的平衡状态的能力。方法：在座位上保持良好的坐姿。坐正后，从一侧推动练习者以破坏其平衡，要求再度保持坐正的体姿。在推动下要保持平衡，可在其不注意的情况下进行推动，并继续保持平衡。注意：推动力由轻到重，并注意保护，以免跌倒而受伤。

2. 协调性练习方法举例 ①用不习惯的动作完成各种身体练习；②反向完成动作；③立卧撑：先站立后蹲，然后双手撑地双脚向后蹬直，双脚再收回原地，最后站起。

（四）柔韧性训练

1. 力拉伸　拉伸是指通过缓慢的动作拉伸，将肌肉、肌腱、韧带等软组织拉长。当拉长到一定程度时保持静止不动，使这些软组织受到拉长的持续刺激。

2 "神经－肌肉本体促进"拉伸　神经－肌肉本体促进"拉伸是一种由练习者和同伴互相配合，通过一系列的主动和被动的动力、静力拉伸步骤，能够避免被拉伸肌肉牵张反射现象的发生和获得更大拉伸效果的训练方法类型。以拉伸大腿后部群机群为例，它可以分为三个相连的具体操作步骤。

（1）练习者仰卧，被拉伸腿的膝关节伸直，踝关节呈90°，同伴帮助上推被拉伸腿弯曲髋关节至有轻微疼痛感，保持10s。而后放松片刻。

（2）练习者静力收缩大腿后部肌群，下压腿部对抗同伴上推力，保持6s。而后放松片刻。

（3）练习者放松大腿后部肌群，用力收缩大腿前部肌群，帮助同伴继续上推腿部，保持6s。而后放松片刻，重复练习。

第七节　心理训练的实施与考核

进行救援队员心理训练的目的是为了提高救援队员在灾害现场、恶劣环境下开展医疗急救工作的心理耐受能力，更好地执行救援任务。具体实施方法如下。

一、心理训练的实施

（一）野外营救

1. 准备工作　把救援队员送至野外山区，单独在野外搭建帐篷、宿营、过夜，并等待下达救援任务。

2. 心理测试及其心理辅导　第二天训练完毕后进行心理问卷，测量血压、心率，根据存在问题进行心理辅导和疏导。

（二）太平间

1. 实施　把救援队员送至医院太平间，关闭灯源，与尸体接触30~60min。

2. 心理测试及其心理辅导　训练完毕后进行心理问卷测试，测量血压、心率，根据存在问题进行心理辅导和疏导。

（三）观看灾害现场实况录像、参与救援演习

通过观看灾害现场实况录像、参与救援演习，提高队员们的心理承受能力。

二、心理训练考评

（一）具体实施

（1）测量救援队队员血压、心率、呼吸次数、血氧饱和度，之后把救援队员夜间送至医院太平间，关闭灯源，在尸体房静坐30min。完毕后随即测量队员血压、心率、呼吸次数、血氧饱和度（表11-4）。

表 11 – 4 心理训练考评测量项目

项目	接触前	接触后
血压		
心率		
呼吸次数		
血氧饱和度		

（2）进入医院太平间后进行心理问卷测试，根据焦虑自评量（SAS）表进行评测（表 11 – 5）。

表 11 – 5 焦虑自评量表

请您仔细阅读每一个陈述，根据您一周来的实际感觉在适当的数字上划上"√"表示，请不要漏评任何一个项目，也不要在相同的一个项目上重复地评定。

您的姓名（   ）性别（   ）出生日期（   ）职业（   ）文化程度（   ）

序号	题目	没有或很少时间有（1分）	有时有（2分）	大部分时间有（3分）	绝大部分或全部时间都有（4分）	评分
1	我觉得比平常容易紧张和着急（焦虑）					
2	我无缘无故地感到害怕（害怕）					
3	我容易心里烦乱或觉得惊恐（惊恐）					
4	我觉得我可能将要发疯(发疯感)					
5	我觉得一切都很好，也不会发生什么不幸（不幸预感）					
6	我手脚发抖打战（手足颤抖）					
7	我因为头痛，颈痛和背痛而苦恼（躯体疼痛）					
8	我感觉容易衰弱和疲乏（乏力）					
9	我觉得心平气和，并且容易安静坐着（静坐不能）					
10	我觉得心跳很快（心慌）					
11	我因为一阵阵头晕而苦恼（头昏）					
12	我有晕倒发作或觉得要晕倒似的（晕厥感）					
13	我呼气吸气都感到很容易（呼吸困难）					
14	我手脚麻木和刺痛（手足刺痛）					
15	我因为胃痛和消化不良而苦恼（胃痛或消化不良）					
16	我常常要小便（尿意频数）					
17	我的手常常是干燥温暖的（多汗）					
18	我脸红发热（面部潮红）					
19	我容易入睡并且一夜睡得很好（睡眠障碍）					
20	我做噩梦					

总分统计

主要统计指标为总分。把20题的得分相加为粗分，粗分乘以1.25，四舍五入取整数，即得到标准分。焦虑评定的分界值为50分，分数越高，焦虑倾向越明显。

第八节　野外生存常识

野外生存，即人在住宿无着的山野丛林中求生。

一、利用自然特征判定方向

在没有地形图和指北针等器材的情况下，要掌握一些利用自然特征判定方向的方法。

1. 利用太阳判定方位　利用标杆对判定法：可以用一根标杆（直杆），使其与地面垂直，把一块石子放在标杆影子的顶点 A 处；约 10min 后，当标杆影子的顶点移动到 B 处时，再放一块石子。将 A、B 两点连成一条直线，这条直线的指向就是东西方向。与 AB 连线垂直的方向则是南北方向，向太阳的一端是南方。

2. 利用北极星判定方向　夜间天气晴朗的情况下，可以利用北极星判定方向。寻找北极星首先要找到大熊星座（即俗称的北斗星）。该星座由七颗星组成，开头就像一把勺子一样。当找到北斗星后，沿着勺边 A、B 两颗星的连线，向勺口方向延伸约为 A、B 两星间隔的 5 倍处一颗较明亮的星就是北极星。北极星指示的方向就是北方。还可以利用与北斗星相对的仙后座寻找北极星。仙后星座由 5 颗与北斗星亮度差不多的星组成，形状像 W。在 W 字缺口中间的前方，约为整个缺口宽度的两倍处，即可找到北极星。

3. 利用地物特征判定方向　利用地物特征判定方位是一种补助方法。使用时，应根据不同情况灵活运用。独立树通常南面枝叶茂盛，树皮光滑。树桩上的年轮线通常是南面稀、背面密。农村的房屋门窗和庙宇的正门通常朝南开。建筑物、土堆、田埂、高地的积雪通常是南面融化快、背面融化慢。大岩石、土堆、大树南面草木茂盛，而北面易生青苔。

在野外迷失方向时，切勿惊慌失措，而是要立即停下来，冷静地回忆一下所走过的道路，想办法找一切可能利用的标志重新制定方向，然后再寻找道路。最可靠的方法是"迷途知返"，退回原出发地。

在山地迷失方向后，应先登高远望，判断应该向什么方向走。通常应朝地势低的方向走，这样容易碰到水源、顺河而行最为保险，这一点在森林中尤为重要。因为道路、居民点常常是滨水临河而筑的。

如果遇到岔路口，道路多而令人无所适从时，首先要明确要去的方向，无法判定，则应先走中间那条路，这样可以左右逢源，即便走错了路，也不会偏差太远。

二、选择野外住宿营地的方法

野外宿营地的选择要注意以下几点：

1. 近水　营地要选择离水源近的地方，这样既能保证做饭饮用的用水，又能提供洗漱用水。但在深山密林中，近靠水源会遇到野生动物，要格外小心注意。

2. 背风 最好是在小山丘的背风处，林间或林边空地、山洞、山脊的侧面和岩石下面等等。

3. 避险 营地上方不要有滚石、滚木，不要在泥石流多发地建营，雷雨天不要在山顶或空旷地上安营，以免遭到雷击。

4. 防兽 建营地时要仔细观察营地周围是否有野兽的足迹、粪便和巢穴，不要建在多蛇多鼠地带，以防伤人或损坏装备设施。要有驱蚊、虫、蝎药品和防护措施。在营地周围遍撒些草木灰，会有效防止蛇、蝎、毒虫的侵扰。

5. 日照 营地要尽可能选在日照时间较长的地方，这样会使营地比较温暖、干燥、清洁。便于晾晒衣服、物品和装备。

6. 平整 营地的地面要平整，不要存有树根草根和尖石碎物，也不要有凹凸或斜坡，这样会损坏装备或刺伤人员，同时也会影响人员的休息质量。

在野外要保护自然环境，撤营时必须将燃火彻底熄灭，垃圾废物要尽可能带出，丢放在指定的地方，特殊情况无法带走时可将垃圾挖坑掩埋。

三、火的引燃及实际应用

1. 寻找易燃的引燃物 如枯草、干树叶、桦树皮、松针、松脂、细树枝、纸、棉花等。

2. 捡拾干柴 干柴要选择干燥、未腐朽的树干或枝条。要尽可能选择松树、栎树、柞树、桦树、槐树、山樱桃、山杏之类的硬木，燃烧时间长，火势大，木炭多。不要捡拾贴近地面的木柴，贴近地面的木柴湿度大，不易燃烧，烟多熏人。

3. 选择易于生火的空地 要清理出一块避风、平坦、远离枯草和干柴的空地。将引火物放置中间，上面轻轻放上细松枝、细干柴等，再架起较大较长的木柴，然后点燃引火物。火堆的设置要因地制宜，可设计成锥形、星形、"并"字形、并排形、屋顶形、牧场形等等。也可利用石块支起干柴或在石壁下面，把干柴斜靠在岩壁上，在下面放置引火物后点燃即可。一般情况下，在避风处挖一个直径1cm左右，深约30cm的坑。如果地面坚硬无法挖坑也可找些石块垒成一个圆圈，圆圈的大小根据火堆的大小而定。然后将引火物放在圆圈中间，上面架些干柴后，点燃引火物引燃干柴即成篝火。如果引火物将要燃尽时干柴还未燃起，则应从干柴的缝隙中继续添入引火物，直到把干柴燃烧起来为止，而不要重新架柴点火。点篝火最好选在近水处，或在篝火旁预备些泥土、砂石、青苔等用于及时灭火。

四、选择水源的方法

（一）依靠感觉器官辨别水源

1. 听 凭借灵敏的听觉器官，多注意山脚、山洞、断崖、盆地、谷底等是否有山溪或瀑布的流水声，有无蛙声和水鸟的叫声等。如果能听到这些声音，说明你已经离有水源的地方不远了，并可证明这里的水源是流动的活水，可以直接饮用。但要特别注意的是，不要把风吹树叶的"哗哗"声当作流水的声音。

2. 嗅 尽可能地嗅到潮湿气味，或因刮风带过来的泥土腥味及水草的味道，然后沿气味的方向寻找水源。当然这要有一定的经验积累。

3. 看 凭着丰富的经验和知识去观察动物、植物、气象、气候及地理环境等也可以找到水源。

（二）根据地形地势（地理环境）判断地下水位的高低

如山脚下往往会有地下水，低洼处、雨水集中处以及水库的下游等地下水位较高。另外，在干河床的下面。河道的转弯处外侧的最低处，往下挖掘几米左右就能有水。但泥浆较多，需净化处理后，方可饮用。

（三）根据气候及地面干湿情况寻找水源

如在炎热的夏季地面总是非常潮湿，在相同的气候条件下，地面久晒而不干不热的地方地下水位较高；在秋季地表有水汽上升，凌晨常出现像纱似的薄雾，晚上露水较重，且地面潮湿，说明地下水位高，水量充足；在寒冷的冬季，地表面的隙缝处有白霜时，地下水位也比较高；春季解冻早的地方和冬季封冻晚的地方及降雪后融化快的地方地下水位均高。

（四）根据植物生长情况寻找水源

生长着香蒲、沙柳、马莲、金针（也称黄花）、木芥的地方，水位比较高，水质也好；生长着灰菜、蓬蒿、沙里旺的地方，也有地下水，但水质不好，有苦味或涩味，或带铁锈。初春时，其他树枝还没发芽时，独有一处树枝已发芽，此处有地下水；入秋时，同一地方其他树叶已经枯黄，而独有一处树叶不黄，此处有地下水；另外，还如三角叶扬、梧桐、柳树、盐香柏，这些植物只长在有水的地方，在它们下面定能挖出地下水来。

（五）根据动植物、昆虫的活动情况寻找水源

夏季蚊虫聚集，且飞成圆柱形状的地方一定有水；有青蛙、大蚂蚁、蜗牛居住的地方也有水；燕子飞过的路线和衔泥筑巢的地方，都是有水源和地下水位较高的地方。再有，鹌鹑傍晚时向水飞，清晨时背水飞；斑鸠群早晚飞向水源，这些也是判断水源的依据。

（六）根据天气变化寻找水源

天空出现彩虹的地方，肯定有雨水；在乌黑、带有雷电的积雨云下面，定有雨水或冰雹；在总有浓雾的山谷定有水源；靠收集露水也可缓解些燃眉之急。

（七）直接从植物中取水源

在南方的丛林中，到处都有野芭蕉，也叫仙人蕉。这种植物的芯含水量很大，只要用刀将其从底部迅速砍断，就会有干净的液体从茎中滴出，野芭蕉的嫩心也可食用，在断粮的情况下，可以充饥。如果能找到野葛藤、葡萄藤、猕猴桃藤、五味子藤等藤本植物也可从中获取饮用水。另外，在春天树木要发芽之时，还可从桦树、山榆树等乔木的树干及枝条中获取饮用水。但千万不要饮用那些带有乳浊液的藤或灌、乔木的汁液，有毒。另外，还可以从芦荟、仙人掌及其果实中获取饮水。从植物中获取的饮用"水"，容易变质，最好即取即饮，不要长时间存放。

上述取水方法在野外缺水时是有效的。然而，单纯地依靠上述方法去寻找水源却不是长久之计，且很复杂很辛苦。只限于少数人员（3～7人）和短时间（3～5天），不适合人员众多或时间过长。就安全而言，不要远离水源一两天的路程，也不要单枪匹马独闯丛林。

五、采捕食物的方法

野外生存获取食物的途径主要有两种，一种是猎捕野生动物，另一种是采集野生植物。

猎捕野生动物首先要知道动物的栖息地，掌握动物的生活规律，然后再采取压捕、套猎、捕兽卡以及射杀等方法进行猎捕。这需要在专家指导下经过较长时间的训练和实践后才能真正掌握。下面仅简单介绍一下可食用昆虫和可食野地生植物的种类、食用方法。

目前，世界上人们在食用的昆虫有蜗牛、蚯蚓、蚂蚁、蝉、蟑螂、蟋蟀、蝴蝶、蝗虫、蚱蜢、湖蝇、蜘蛛、螳螂等。人们对吃昆虫虽然还不习惯，甚至感到厌恶，但在万不得已的情况下，为维持生命，保持战斗力，继而完成任务，不妨一试。但是应注意，要煮熟或烤透，以免昆虫体内的寄生虫进入人体，导致中毒或患病。

常见的可食昆虫有：蝗虫，浸酱油烤着吃，煮或炒也可以；螳螂，去翅后烤或炒，煮也可以；蜻蜓，干炸后可食；蝉，生吃或干炸，幼虫也可食；蜈蚣，干炸，但味道不佳；天牛，幼虫可生食或烤；蚂蚁，炒食，味道好；蜘蛛，除去脚烤食；白蚁，可生食或炒食；松毛虫，烤食。

可食野生植物包括可食的野果、野菜、藻类、地衣、蘑菇等。对可食野生植物的识别是野外知识的主要内容。我国地域广大，适合各种植物生长，其中能食用的就有2000种左右。我国常见的可食野果有山葡萄、笃斯、黑瞎子果、茅莓、沙棘、火把果、桃金娘、胡颓子、乌饭树、余甘子等，特别是野栗子、椰子、木瓜更容易识别，是应急求生的好食物。常见的野菜有苦菜、蒲公英、鱼腥草、马齿苋、刺儿草、扫帚菜、菱、莲、芦苇、青苔等。野菜可生食、炒食、煮食或通过煮浸食用。

但是，一般人需要在专家指导下经过一定时间的训练才能掌握这些知识，这里介绍一种最简单的鉴别野生植物有毒无毒的方法，供紧急情况下使用，通常将采集的植物割开一个小口子，放进一小撮盐，然后仔细观察是否改变原来的颜色，通常变色的植物不能食用。

六、复杂地形行进方法

在山地上行进，为避免迷失方向，节省体力，提高行进速度，应遵循有道路不穿林翻山、有大路不走小路的原则。如没有道路，可选择在纵向的山梁、山脊、山腰、河流小溪边缘，以及树高林稀、空隙大、草丛低的地形上行进。要遵循走梁不走沟，走纵不走横的原则。

行进时，能大步走就不要小步走。这样走几十千米下来，可以减少步数。疲劳时，应用放松的慢步来休息，而不要停下来。攀登岩石时，应对岩石进行细致的观察，慎重地识别岩石的质量和风化程度，确定攀登的方向和路线。

攀登岩石的基本方法是"三点固定"法，即两手一脚或两脚一手固定后再移动剩余的一手或一脚，使身体重心上移。手脚要很好地配合，避免两点同时移动，一定要稳、轻、快，根据自己的情况选择最合适的距离和最稳固的支点，不要跨大步和抓、蹬过远的点。

攀登30°以下的山坡可沿直线上升。坡度大于30°时，一般采用"之"字形攀登路线。攀登时，腿微曲，上体前倾，内侧脚尖向前，全脚掌着地，外侧脚尖稍向外撇。在行进中不小心滑倒时，应立即面向山坡，张开两臂伸直两腿，脚尖翘起，使身体尽量上移，以减低滑行的速度。这样，就可设法在滑行中寻找攀引和支撑物。千万不要面朝外坐，因为那样不但会滑得更快，而且在较陡的斜坡上还容易翻滚。

河流是山区和平原地区经常遇到障碍。遇到河流不要草率入水，要仔细地观察之后再确定渡河的地点和方法。山区河流通常水流湍急，水温低，河床坎坷不平。涉渡时，为了保持身体平衡，应当用一根杆子支撑在水的上游方向，或者手执重达15～20kg的石头。集体涉渡时，可三人或四人一排，彼此环抱肩部，身体最强壮的位于上游方向。

七、野外常见伤病的预防

野外常见的疾病有昆虫叮咬、昏厥、蜇伤、冻伤、中毒、中暑等，部分内容前面章节已经叙述。

1. 昆虫叮咬的防治　在野外为了防止昆虫的叮咬，人员应穿长袖衣和裤，扎紧袖口、领口，皮肤暴露部位涂搽防蚊药。不要在潮湿的树阴和草地上坐卧。宿营时，烧点艾叶、青蒿、柏树叶、野菊花等驱赶昆虫。被昆虫叮咬后，可用稀氨溶液、肥皂水、盐水、碳酸氢钠水、氧化锌软膏涂抹患处止痒消毒。

蚂蟥是危害很大的虫类。遇到蚂蟥叮咬时，不要硬拔，可用手拍或用肥皂液、盐水、烟油、酒精滴在其前吸盘处，或用燃烧着的香烟烫，让其自行脱落，然后压迫伤口止血，并用碘酒涂搽伤口以防感染。队伍行进中，应经常查看有无蚂蟥爬到脚上。如在鞋面上涂些肥皂、防蚊油，可以防止蚂蟥上爬，涂一次的有效时间约为4～8h。此外，将大蒜汁涂抹于鞋袜和裤脚，也能起到驱避蚂蟥的作用。

2. 昏厥　野外昏厥多是由于摔伤、疲劳过度、饥饿过度等原因造成的。主要表现为面色突然苍白，脉搏微弱而缓慢，失去知觉。遇到这种情况，不必惊慌，一般过一会儿便会苏醒。醒来后，应喝些热水，并注意休息。

第九节　救援的人文知识

救援队到国内各地或国外参加灾害救援必将涉及民族、宗教问题，为了更好地开展救援工作，就要对民族风俗习惯、世界宗教有所了解。

一、中国各民族风俗习惯

（一）藏族

藏族是信仰喇嘛教的民族，主要风俗有以下几种。

1. 献哈达 献哈达是藏族最普遍的一种礼节。婚丧嫁娶、民俗节庆、拜会尊长、拜佛、迎送宾客等场合，通常都要献哈达。哈达是一种生丝制品，长短不一，献哈达是对人表示纯洁、诚心、忠诚的意思。敬献动作因客人身份而异：对尊者、长辈，要举双手过顶；对平辈，只要双手送到对方手上；对晚辈则系在他们颈上。献哈达都必须鞠躬，不得用手接送。

2. 敬酒茶 到藏族人家做客，主人便会敬酒，一般是青稞酒。青稞酒是不经蒸馏、近似黄酒的水酒。敬客人时，客人须先啜三口，每喝一口主人都要加满，最后再喝干一满杯。喝茶则是日常的礼节，客人进屋坐定，主妇或子女会来倒酥油茶，但客人不必自行端喝，得等主人捧到你面前接过去喝，这样才算懂得礼貌。

3. 其他 与藏族人打招呼时，一般在其名字后面加一个"啦"字，以示尊称；行路时，不抢在他人前面，相遇必先礼让；在饮食方面，还有食不满口、嚼不出声、喝不作响等规矩。

主要禁忌有：不可触摸佛像、佛经、经书、钟鼓、活佛身躯和佛徒佩戴的佛珠，因为都是圣物；男坐左边，女坐右边，不可混坐；家有患者或产妇，不得进入。

（二）傣族

傣族集中分布在云南西双版纳，信奉中国小乘佛教，所以其风俗禁忌大多与佛教有关。遇上傣族群众在祭祀寨神时，千万别进寨子；不能摸小和尚的头；进寺庙参观一定要脱鞋；进了傣族群众家，千万不能窥看主人的卧室，也不能从过堂的三脚架上跨过。

（三）蒙古族

热情好客，讲究礼貌。他们以蒙古包为中心的待客礼仪，主客之间都要有许多规矩，要分别遵守。主人迎客要立于门外西侧；要"浅茶满酒"；佳宴是手抓羊肉或全羊席；送客要送到包外或边界，要扶客人上马，目送客人走出一段后方可返回包房。

人应在包房后下马；勿手持马鞭进入包房；不要踢打牲畜，不得骑马闯入羊群，不得追打猎犬和看家犬；不要称赞主人的孩子和牲畜；未经允许不要进入包房；在包房内不要随便就坐，不能蹲，不能将腿伸向西北方或炉灶，不要吐痰，不要从主人的衣帽、枕头、被褥上跨过；出入包房不要踩踏门槛；不要用烟杆、筷子、剪刀指别人的头部；礼品要成双，送接礼品用双手，忌用单手，更忌左手接礼；告辞时从左侧离开包房，出门后，不应马上上马或上车等。

（四）苗族

讲究真情实意，非常热情，最忌浮华与虚伪。主人路遇客人不抢走第一步，不走在前面；交谈中用敬语称呼；迎客要穿节日服装；对宾客要到寨外摆酒迎候；客人到家门，男主人要叫门，告知在家的女主人，女主人要唱歌开门迎客；在客人面前，女主人不登高上楼；宴会上以鸡、鸭待客为佳肴，尤以心、肝最贵重，要先给客人或长者，客人则分给众人享用，次序是先长后幼。

客人不要称主人"苗子"，他们喜自称"蒙"；禁杀犬、打犬，不吃犬肉；不能坐苗家祖先神位的地方，火炕上三脚架不能用脚踩；不许在家或夜间吹口哨；不能拍了灰吃火烤的糍粑；嬉闹时不许用带捆苗家人；遇门上悬挂草帽、树枝或婚丧祭日，不要进屋；路遇新婚夫妇，不要从中间穿过等。

（五）维吾尔族

待人接物很讲礼貌：路遇长者或宾朋，手按胸部中心，向前倾斜30°；来客时全家出迎，尔后女主人托盘端上茶水敬客；老人吃饭或到别人家做客，要做"都瓦"（一种用双手摸脸的祝福）。

维吾尔族的饮食禁忌与伊斯兰教相同。他们忌用单手接送礼物；忌穿短裤、短小衣物外出；睡觉时禁头东脚西，禁四肢平伸仰卧。做客时洗手不可将湿手乱甩；不能在长者就座之前入座；吃抓饭不要用手乱抓或抓了再放回去；吃剩残物不要乱扔；用餐时不要从餐布或主人面前跨过；不要当着主客的面吐痰、擤鼻涕等。

（六）朝鲜族

有热情待客、尊老爱幼的传统。客人进门前，要先干咳一声，或以"在家吗？"向主人示问；脱鞋进门，进门上炕；对长者起立让座，为长者让路；让客人吃饱吃好；客人吃饱，汤匙应放在桌上，或放在汤碗内；请客吃饭，主人要奉陪到底，不在客人之前离席；对稀客、贵客要以酒相待；节日饮食要与邻居分享。朝鲜族家庭礼节严格，讲究父慈子孝，晚辈敬重长辈。一般老少不同席，老人单独设席；晚辈要待长者用餐后方可举筷，不得在老人面前喝酒抽烟，如无法回避也要转身而饮；对六十岁的老人，全家要举行庆花甲仪式，跪拜敬酒祝寿。朝鲜族的禁忌有：严禁同宗、表亲通婚；不喜食羊、鸭、鹅及油腻食物，喜食狗肉，尤喜狗肉汤，但婚丧及佳节时禁止杀狗、食狗肉。

（七）黎族

海南船形屋，是黎族的一种传统居住房屋。您如果想去屋内参观一定要记住尊重黎族风俗。在船形屋内有禁忌：不得戴草笠进屋，不得在屋内吹口哨，不得在屋内扛锄头。

二、世界三大宗教

宗教是影响各地风俗文化的重要因素，要参加灾害救援，就必须对世界宗教有所了解，这样才能适应、理解当地的风土人情，才便于开展救援工作。世界上有三大宗教，分为基督教、伊斯兰教、佛教。

（一）基督教

1. 概述　基督教是世界上信仰人数最多的宗教，目前基督教在全世界有约为21.4亿信徒，以亚洲、非洲的信徒数量增长最快。基督教形成于亚洲的西部，目前主要集中分布在欧洲、美洲和大洋洲。基督教是以信仰耶稣基督为教主的宗教，它的经典是《圣经》。

2. 饮食宜忌　基督教在饮食上没有太多禁忌，但在节日时对饮食有一些规定。圣诞节要举行斋戒，不吃肉食，不用刀叉进食，减少娱乐。复活节是孩子们欢乐的节日，拣拾彩蛋是节日期间的重要活动，小动物形状的巧克力糖果等精美甜点，是节日中的重要礼物。

3. 主要节日

（1）圣诞节　12月25日，耶稣的诞辰，纪元的开始。圣诞节是基督教各派信徒为纪念耶稣诞辰而举行的节日。

（2）复活节　复活节是为庆祝基督的复活而举行的节日，世界各地的基督徒都要在教堂庆祝这一节日。复活节指的是春分月圆后的第一个星期日，如果月圆那天正好是星期日，复活节则推迟一星期。因而复活节可能是从 3 月 22 日到 4 月 25 日之间的某一天，是最古老、最有意义的基督教节日。

4. 宗教仪式

（1）洗礼　洗礼成为基督教徒的庄严仪式，具有赦免入教者的"原罪"、"本罪"的作用。教派不同，方法也不同，有的注水礼，有的是浸礼。

（2）坚信礼　入教者在洗礼一段时间后，再接受主教的按手礼和敷油礼。

（3）告解　告解也叫"办神工"。举行时，由教徒把自己所犯的罪行告诉神父，并表示忏悔，神父为其保密，并告知如何补赎。

（4）圣体　圣体的意思是"感谢祭"。

（5）终缚　在教徒临终时，由神父用经主教祝圣的橄榄油擦其身、目、口、鼻、和手足，并诵念一段祈祷经文，帮助他忍受痛苦，赦免罪过，安心去见上帝。

（6）神品　授予神职人员神职，并使之神圣化的一种称之为"按礼"的仪式。

（7）婚配　教徒的婚礼，由神父主持。

（二）伊斯兰教

1. 概述　伊斯兰教中国旧称大食法、大食教度、天方教、清真教、回回教、回教等。伊斯兰系阿拉伯语音译，原意为"顺从"、"和平"，指顺从和信仰宇宙独一的最高主宰安拉及其意志，以求得两世的和平与安宁。信奉伊斯兰教的人统称为"穆斯林"（Muslim，意为"顺从者"）。公元 7 世纪初兴起于阿拉伯半岛，由麦加人穆罕默德（约公元 570～632 年）所创传。主要传播于亚洲、非洲，以西亚、北非、中亚、南亚次大陆和东南亚最为盛行，它的经典是《古兰经》。伊斯兰教的主要节日是古尔邦节，又称宰生节。

2. 饮食禁忌　伊斯兰教的饮食禁忌较多，主要是不食不洁食物，这包括猪肉、驴肉、马肉、狗肉、兔肉、无鳞鱼、动物的血以及非阿訇宰杀的动物和自死的动物，同时还禁止饮酒。

3. 主要节日

（1）开斋节　又叫肉孜节，肉孜是阿拉伯语斋戒的意思。伊斯兰教教历的 9 月，是一年之中迹象尊贵的月份，教规中规定每一位虔诚的健康成年的穆斯林，应全月封斋，每日从拂晓到日落，禁绝饮食，封斋 29 天，第 29 天傍晚如见新月，次日即为开斋节，如不见新月，再把斋 1 天，共为 30 天。次日即为开斋节，亦称为小年，届时要欢庆 3 日，家家宰牛羊，做炸馓子、油果子等食品，是伊斯兰教的重大节日。

（2）古尔邦节　又叫宰生节、忠孝节。古尔邦是阿拉伯语献牧的意思，是伊斯兰教的重大节日。在中国这个节日是穆斯林的最大节日。伊斯兰教历的 12 月 10 日，为宰生祭礼的节日。这一天伊斯兰教要宰杀牛羊，炸馓子、羊、烤羊腿等。

（3）圣纪节　又叫圣祭节、圣忌节、牟噜得节。圣纪节为伊斯兰教历的 3 月 12 日，是伊斯兰教的创始人先知穆罕默德的生日和祭日。

4. 五大功课

（1）礼功　1日5次礼拜，即晨拜、晌拜、晡拜、昏拜、宵拜。礼拜必须面向麦加的方向，在中国则朝向西方。

（2）斋功　每年伊斯兰教教历9月全月斋戒，斋月期间，每天从黎明到日落禁止饮食和房事，日落后开斋。患者、旅行者、孕妇、哺乳者可延缓补斋或施舍罚赎。

（3）念功　念诵"万物非主，唯有真主，穆罕默德是主的使者"，以表白自身的信仰。

（4）课功　这是伊斯兰教以神的名义征收的一种课税，由初期的施舍发展而来。

（5）朝功　朝觐，指定期到"圣地"麦加的克尔白寺庙，举行大型礼拜仪式。伊斯兰教规定，凡身体健康、备有路费和旅途方便的教徒，不分性别，一生中都要去麦加朝觐一次。

（三）佛教

1. 概述　佛教创始于公元前6世纪的古印度，创始人为乔达摩悉达多。他出生在今天的尼泊尔境内，是释迦部落的王子。他29岁开始修行，创立了佛教的教义。后来传入亚洲其他地区，现主要分布在亚洲的东部和东南部。广义地说，佛教是一种宗教，包括它的经典、仪式、习惯、教团的组织等。但佛教在世界性的各大宗教和思想之中显得非常特殊，凡是宗教，无不信奉神的创造及神的主宰，佛教却是无神论。因此，佛教似宗教而又非宗教，类哲学而又非哲学，通科学而又非科学，这是佛教的最大特色。它的经典是《金刚经》。

2. 饮食禁忌　中国佛教是在公元1世纪传入的，以后逐渐形成了饮食禁忌：一是不吃荤，"荤"包括一切动物性食品和葱、蒜、韭菜等辛香味食物；二是不饮酒。但南传佛教和西传佛教饮食禁忌较少。

3. 主要节日

（1）涅槃节　农历二月十五，这一天寺院举行佛涅槃法会，挂释迦牟尼图像，诵《遗教经》等，并且准备茶果美食香花灯烛以申供养之意。

（2）浴佛节　在农历四月初八，释迦牟尼是这一天出生，是佛的诞生日。各寺都要举行"浴佛法会"，在大殿正中用水盆供奉佛诞生像。全寺僧众都要以香汤沐浴佛诞生像，来纪念佛的诞生。佛诞生像为身高数寸的童子形立像，左手指地，右手指天。

（3）成道节　农历十二月初八，相传佛祖在这一天悟道成佛。中国佛教徒在这一天有喝腊八粥的习俗。

（4）传召　传召是藏传佛教最重要的法会，同时又带有民间节日的性质。有两种，一种是传大召，是在拉萨大昭寺举行的大祈愿会，从藏历正月初三到正月二十；一种传小召，在藏历二月举行。

4. 常见佛事

（1）水陆法会　全名为"法界法界圣凡水陆普度大斋胜会"，也称"水陆道场"、"水陆大会"、"水陆斋"。因普济水陆一切鬼魂，普济六道众生，故称次名。少的有7天，多的有49天。

（2）众姓道场　水陆法会一般信徒经济上难以承受，众姓道场则容易接受，主要为追荐亡灵的道场。

（3）忏悔　为改恶从善，精进修行的一种法事，为死者祈福超度，或为忏悔罪行，或为结缘建功德。

（4）增福延寿道场　为活着的人做道场，用红纸表示（追荐亡灵用黄纸）。

（5）焰口施食　焰口施食或称放焰口，或称施食会，用以祭饿鬼王面然。一般在重大法会圆满之日，或丧事中举行，通常在黄昏进行。

 学习小结

灾害救援医学是研究在灾害条件下，进行医学救援的科学规律、方式、方法组织的一门学科。涉及灾害救援的各个方面、各个阶段，是灾害救援的重要组成部分。作为一名急救护理人员，应当了解灾难现场搜索与营救常识，进行严格的体能与心理训练，掌握野外生存技能，了解不同民族地区的风俗习惯和人文知识，为更好地参与灾害救援打好基础。

思考题

1. 灾害救援医学的意义有哪些?
2. 简述如何利用自然特征判定方向?
3. 简述野外昆虫叮咬应如何防治?
4. 灾害救援中护理人员的工作特点有哪些?
5. 直接受害者的心理反应有哪些类型?
6. 常用的心理治疗方法有哪几种? 简述五种心理转化方法?

（李一杰）

急救护理常用名词中英文索引

（按汉语拼音排序）

C

成比例辅助通气	PAV
持续气道正压通气	CPAP
出血	Hemorrhage
触发灵敏度	sensitivity

D

代偿性抗炎反应综合征	compensatory anti – inflammatory response syndrome
代谢支持	metabolic support
淡水淹溺	freshwater drowning
低温	hypothermia
电击伤	electrical injury
冻僵	cold stiffening
冻伤	frostbite
多器官功能衰竭综合征	multiple organs failure syndrome
多器官功能障碍综合征	multiple organ dysfunction syndrome

F

分钟指令性通气	MMV

G

干性淹溺	dry drowning
高频通气	HFV
高山病	mountain sickness
高原病	high altitude sickness

H

海水淹溺	saltwater drowning
呼气末正压通气	positive end – expiratory pressure，PEEP
华 – 佛综合征	Waterhouse – Friderichsen syndrome

J

机械辅助呼吸	MAV
机械控制呼吸	CMV
急性呼吸窘迫综合征	acute respiratory distress syndrome
急性热致疾患	acute heat illness
急性肾衰竭	acute renal failure
间歇正压通气	IPPV

压力支持通气	PSV
淹溺	drowning
一氧化碳	carbon monoxide, CO
意外低温	accidental hypothermia
Z	
中毒	poisoning
中暑	heat illness
自主呼吸	SPONT

参考文献

［1］周秀华．急危重症护理学．2 版．北京：人民卫生出版社，2011.

［2］傅一鸣．急救护理技术．北京：人民卫生出版社，2010.

［3］李树东．急救护理技术．北京：人民卫生出版社，2010.

［4］孙菁．急重症护理学．北京：人民卫生出版社，2004.

［5］李一杰．急救护理技术．北京：人民军医出版社，2011.

［6］吴在德，吴肇汉．外科学．7 版．北京：人民卫生出版社，2010.

［7］陈晓松．现场急救学．北京：人民卫生出版社，2009.

［8］贾彩凤，黄志红．创伤与急救．郑州：河南出版社，2009.

［9］熊世熙．临床技能学．武汉：湖北科学技术出版社，2009.

［10］黄艺仪，张美芬，李欣．现代急诊急救护理学．北京：人民军医出版社，2008.

［11］陈灏珠，林果为．实用内科学．北京：人民卫生出版社，2009.

［12］于学忠．协和急诊医学．北京：科学出版社，2011.

［13］刘玉莹，曹力，陈兴华．实用急救护理学．北京：化学工业出版社，2006.

［14］王明晓，于乾海．户外医学．北京：人民军医出版社，2010.

［15］吴显和，李新娥．急危重症护理学．西安：第四军医大学出版社，2011.

［16］张凤梅，贾丽萍．急救护理技术．北京：科学出版社，2010.

［17］敖薪．急救护理技术．北京：高等教育出版社，2003.

［18］沈洪．急诊医学．北京：人民卫生出版社，2008.

［19］王晓军，许翠萍．临床急危重症护理．北京：中国医药科技出版社，2011.

［20］何国平，杨丽．急救护理学．湖南：中南大学出版社，2011.

［21］孟庆义．急诊护理学．北京：人民卫生出版社，2009.

［22］殷翠，王青丽．急救护理．北京：科学出版社，2011.

［23］王振杰，石建华．实用急诊医学．3 版．北京：人民军医出版社，2012.